现代药物
临床应用实践

张艳秋　主编

中国纺织出版社有限公司

图书在版编目（CIP）数据

现代药物临床应用实践 / 张艳秋主编. -- 北京：
中国纺织出版社有限公司, 2020.10

ISBN 978-7-5180-8037-3

Ⅰ. ①现… Ⅱ. ①张… Ⅲ. ①临床药学—研究 Ⅳ.
①R97

中国版本图书馆CIP数据核字（2020）第203641号

责任编辑：樊雅莉　　责任校对：高　涵　　责任印制：王艳丽

中国纺织出版社有限公司出版发行
地址：北京市朝阳区百子湾东里A407号楼　邮政编码：100124
销售电话：010 — 67004422　传真：010 — 87155801
http://www.c-textilep.com
中国纺织出版社天猫旗舰店
官方微博 http://weibo.com/2119887771
北京玺诚印务有限公司印刷　各地新华书店经销
2020年10月第1版第1次印刷
开本：889×1194　1 / 16　印张：12.25
字数：359千字　定价：78.00元

凡购本书，如有缺页、倒页、脱页，由本社图书营销中心调换

编 委 会

前　言

近年来，随着分子生物学、分子遗传学、分子药理学以及遗传药理学等的广泛应用和深入研究，新药物和新制剂不断涌现，极大地丰富了临床药物学的内容，临床医药人员必须不断学习新知识，才能更好地为患者服务。鉴于此，我们从临床安全合理使用药物的角度出发，结合自身多年的临床用药实践，并参阅大量近期医药文献，汇总提炼，编写了这部实用的药物学著作。

本书首先介绍药剂学基础理论、常见药物制剂类型及制备技术，然后详细介绍临床常用药物。全书内容力求严谨准确、科学实用，尽可能做到全面覆盖，重点突出，既体现理论的完整性，又强调实践的系统性，希望能为广大医药同仁提供参考。

鉴于医学的飞速发展，随着时间的推移，本书一定存在知识滞后、需要更新的地方，望广大读者取其精华、弃其糟粕。由于编者时间和书中篇幅有限，不足之处在所难免，望广大读者提出宝贵意见和建议，以便以后修订。

编　者
2020 年 8 月

目　录

第一章

药剂学基本理论

第一节 药物溶液的形成理论

药物溶液的形成是制备液体制剂的基础，以溶液状态使用的制剂有注射剂，供内服的合剂、芳香水剂、糖浆剂、溶液剂和酊剂等，以及供外用的洗剂、搽剂、灌肠剂、含漱剂、滴耳剂、滴鼻剂等。另外，药物溶液还包括高分子溶液，如右旋糖酐注射剂等代用血浆制剂等。药物的溶解性能是决定其能否形成溶剂的首要条件。药用溶剂的选择有一定的要求，尤其是注射用非水溶剂，其种类、用量等均受限制。

一、常用药用溶剂的种类与用途

在制备液体制剂时，溶剂选择合适与否直接影响药物的质量和疗效。优良的溶剂应具有理化性质稳定、不干扰主药的含量测定和药理作用、无刺激性、毒性小、成本低、无不良气味、对药物具有良好的溶解性和分散性，且有一定的防腐能力等特点。药物溶解度与溶剂的极性密切相关。溶剂的极性通常用介电常数表示，介电常数大则表示溶剂分子极性大。根据介电常数大小，可将溶剂分为极性溶剂、半极性溶剂和非极性溶剂。

1. 极性溶剂

水是最常用的极性溶剂，其本身无任何药理作用及毒理作用，有很好的生理相容性，价廉易得，能与乙醇、甘油、丙二醇等极性溶剂任意混合。根据制剂的需要，可将水制成注射用水、纯化水与无菌用水等使用。

2. 半极性溶剂

（1）乙醇：无特殊说明时，溶剂用乙醇通常指95%（V/V）乙醇。乙醇可与水、甘油、丙二醇等溶剂以任意比例混合，能溶解大部分有机药物和中药材中的有效成分，如生物碱及其盐类、挥发油、树脂、鞣质、有机酸和色素等。当乙醇浓度 >20%时，即可发挥防腐作用。与水比较，乙醇具有一定的生理活性，具有易挥发、易燃烧等缺点。

（2）丙二醇：溶剂一般选择1，2-丙二醇。1，2-丙二醇的性质与甘油相近，但黏度比甘油小，可作为内服及肌内注射剂的溶剂。丙二醇毒性小、无刺激性，能溶解许多有机药物，合适配比的丙二醇和水的混合溶剂可延缓许多药物的水解，增加药物的稳定性。丙二醇可对药物在皮肤和黏膜的吸收产生一定的促进作用。

（3）聚乙二醇：制备液体制剂时，常用聚乙二醇300~600。聚乙二醇为无色澄明液体，理化性质稳定，能与水、乙醇、丙二醇、甘油等溶剂任意混合。一定配比的聚乙二醇、水混合溶液是良好的溶剂，能溶解许多水溶性无机盐和水不溶性的有机药物。聚乙二醇对一些易水解的药物，有一定的稳定作用。在洗剂中，聚乙二醇能增加皮肤的柔韧性，具有一定的保湿作用。

3. 非极性溶剂

（1）脂肪油：脂肪油为常用非极性溶剂，如麻油、豆油、花生油、橄榄油等植物油。植物油能与非极性溶剂混合，而不能与极性溶剂混合。在制剂中，脂肪油能溶解油溶性药物，如激素、挥发油、游离生物碱和许多芳香族药物。脂肪油容易酸败，也易受碱性药物的影响而发生皂化反应，进而影响制剂的质量。脂肪油多作为外用制剂的溶剂，如洗剂、擦剂、滴鼻剂等。

（2）液状石蜡：液状石蜡是从石油产品中分离得到的液状烃混合物，无色无臭，化学性质稳定。液状石蜡接触空气，可被氧化并产生令人不快的臭味，加入油性抗氧化剂可抑制其氧化过程。本品能与非极性溶剂混合，能溶解生物碱、挥发油及一些非极性药物等。本品在肠道中不分解也不吸收，能使粪便变软，有润肠通便的作用。此外，液状石蜡还可作为口服制剂和搽剂的溶剂。

（3）乙酸乙酯：乙酸乙酯是一种无色油状的液体，微臭，相对密度（20℃）为 0.897~0.906，有挥发性和可燃性。本品在空气中易氧化、变色，需加入抗氧化剂。本品能溶解挥发油、甾体药物及其他油溶性药物，常作为搽剂的溶剂。

二、药物的溶解度、溶解速度

1. 溶解度

在一定温度下（气体要求在一定压力下），药物在一定量溶剂中所能溶解的最大溶质量称为溶解度。通常情况下，用一定温度下 100g 溶剂（或 100g 溶液或 100mL 溶液）中溶解药物的最大克数表示。《中国药典》2010 版关于药物溶解度有 7 种规定，具体见表 1-1。

表 1-1　中国药典 2010 版关于溶解度的规定

溶解度描述	溶解限度
极易溶解	溶质 1g（mL）能在溶剂不到 1mL 中溶解
易溶	溶质 1g（mL）能在溶剂 1~10mL 中溶解
溶解	溶质 1g（mL）能在溶剂 10~30mL 中溶解
略溶	溶质 1g（mL）能在溶剂 30~100mL 中溶解
微溶	溶质 1g（mL）能在溶剂 100~1 000mL 中溶解
极微溶	溶质 1g（mL）能在溶剂 1 000~10 000mL 中溶解
几乎不溶或不溶	溶质 1g（mL）在溶剂 10 000mL 中不能完全溶解

2. 影响溶解度的因素

（1）药物的化学结构和溶剂的极性：各种药物具有不同的化学结构，因而极性也不尽相同。当溶剂的极性与药物的极性相似或相近时，药物的溶解度高。

（2）温度：温度对药物溶解度的影响取决于药物的溶解过程是吸热或放热。绝大多数固体药物的溶解是吸热过程，温度升高药物的溶解度增大。与固体药物不同，气体药物的溶解多属于放热过程，溶解度随温度升高而下降。

（3）粒子大小：对于可溶性药物，粒子的大小对溶解度没有影响；对于难溶性药物，当粒径 < 0.01μm 时，其溶解度随粒径减小而增大。

（4）晶型：不同晶格排列的结晶，称多晶型。晶型不同，晶格能不同。晶格能越小，晶型越稳定，溶解度就越小，溶解速度也慢。与稳定型晶型比较，亚稳定型晶型溶解度较大，溶解速度更快。无定形晶型由于无晶格能，自由能大，其溶解度和溶解速度均比结晶型晶型大。

（5）溶剂化物：药物在结晶过程中，因溶剂分子的加入而使结晶的晶格发生改变，得到的结晶称为溶剂化物。溶剂化物和非溶剂化物的熔点、溶解度和溶解速度等均有差异，多数情况下，溶解度和溶解速度的顺序按水化物 < 无水物 < 有机溶剂化物排列。

（6）pH：有机弱酸、有机弱碱的溶解度受 pH 影响较大。弱酸性药物的溶解度随着溶液 pH 升高而增大，弱碱性药物的溶解度则随着溶液的 pH 下降而增大。两性化合物在等电点的 pH 时，溶解度最小。

（7）同离子效应：对于电解质类药物，当水溶液中含有的离子与其解离产生的离子相同时，可使其溶解度下降。

（8）其他：电解质溶液中加入非电解质（如乙醇），由于溶液的极性降低，可使电解质溶液的溶解度下降；非电解质溶液中加入电解质，由于电解质的强亲水性，破坏了非电解质溶液与水的弱结合键，可使其溶解度下降。

3. 增加药物溶解度的方法

（1）增溶作用：表面活性剂因其在水中可形成"胶束"，故能增加难溶性药物在水中的溶解度。溶剂中加入表面活性剂后，非极性药物可溶解于胶束的非极性中心区；而具有极性基团且不溶于水的药物，则可在胶束中定向排列，分子中的非极性部分插入胶束中心区，极性部分则伸入胶束的亲水基团方向；对于极性基团占优势的药物，则可完全分布在胶束的亲水基团之间。

（2）助溶作用：由于第三种物质的加入，在溶剂中形成可溶性的络合物或复合物，从而增加难溶性药物溶解度的过程称为助溶。常用的助溶剂有：①有机酸及其钠盐，如苯甲酸（钠）、水杨酸（钠）、对氨基苯甲酸等。②酰胺类，如乌拉坦、尿素、烟酰胺、乙酰胺等。③无机盐类，如碘化钾等。例如，碘在10%碘化钾水溶液中可制成含碘达5%的水溶液，即是利用碘与碘化钾形成了可溶性络合物，进而增大了碘在水中的溶解度；咖啡因在水中的溶解度为1:50，用苯甲酸钠助溶，则可形成安钠咖复合物，咖啡因的溶解度可增大至1:1.2。

（3）成盐：一些难溶性的弱酸或弱碱药物，因其极性小，在水中溶解度很小或不溶。若加入适当的碱或酸，将它们制成盐类，使之成为离子型极性化合物，则可增加其溶解度。含羧基、磺酰胺基、亚胺基等酸性基团的药物，常可用氢氧化钠、碳酸氢钠、氢氧化钾、氢氧化铵、乙二胺、二乙醇胺等碱性化合物作用生成溶解度较大的盐。天然及合成的有机碱，一般用盐酸、醋酸、硫酸、硝酸、磷酸、氢溴酸、枸橼酸、水杨酸、马来酸、酒石酸等制成盐类。通过制成盐类来增加药物的溶解度时，还需考虑成盐后溶液的pH、溶解性、毒性、刺激性、稳定性、吸潮性等因素对药物的影响。

（4）药物分子结构修饰：在一些难溶性药物的分子中引入亲水基团，可增加药物在水中的溶解度。难溶性药物中可引入的亲水基团包括：磺酸钠基（—SO₃Na）、羧酸钠基（—COONa）、醇基（—OH）、氨基（—NH₂）及多元醇或糖基等。例如，樟脑在水中微溶（1:800），但制成樟脑磺酸钠后，则易溶于水，且毒性低；维生素K₃（甲萘醌）在水中不溶，引入亚硫酸氢钠基团（—SO₃HNa），制成亚硫酸氢钠甲萘醌后，溶解度可增大至1:20。

（5）更换溶剂或选用混合溶剂：药物在单一溶剂中的溶解能力差，但在混合溶剂比单一溶剂更易溶解的现象称为潜溶，这种混合溶剂称为潜溶剂。潜溶剂可提高药物溶解度的原因在于两溶剂间发生氢键缔合后，改变了原来溶剂的介电常数，更有利于药物溶解。常用的潜溶剂包括乙醇、丙二醇、甘油和聚乙二醇等。

此外，升高温度、应用微粉化技术和β-环糊精包合技术等，均可促进药物的溶解。

4. 溶解速度

溶解速度是指在某一溶剂中单位时间内溶解溶质的量。溶解速度的快慢，取决于溶剂与溶质间的吸引力胜过固体溶质结合力的程度及溶质的扩散速度。有些药物虽然溶解度较大，但因其达到溶解平衡的时间较长，所以溶解速度也较小，直接影响药物的吸收与疗效。对于这样的药物，常需要设法提高其溶解速度。

5. 影响溶解速度的因素和改善药物溶出速度的方法

药物的溶解符合 Noyes-Whitney 方程：

$$\mathrm{d}C/\mathrm{d}t = KS\,(C_s - C)$$

$$K = D/V_h$$

式中，K 为溶解速度常数；D 为溶质在溶出介质中的扩散系数；h 为扩散边界层厚；V 为溶出介质的体积；S 为溶出界面积；C_s 为溶质在溶解介质中的溶解度；C 为 t 时间溶液主体中溶质的浓度。在漏槽条件下，C 趋于0：

$$\mathrm{d}C/\mathrm{d}t = KSC_s$$

从上式可知，影响溶解速度的因素主要有以下几点。

（1）药物的粒径：同一重量的固体药物，其粒径小，表面积大，溶出速度快；对于相同表面积的固体药物，孔隙率高，溶出速度慢；对于颗粒状或粉末状的固体药物，如其在溶出介质中易结块，可加入润湿剂改善。

（2）药物的溶解度 C_s：药物在溶出介质中的溶解度增大，能增加溶出速度。所有影响药物溶解度的因素，均能影响药物的溶出速度，如温度、溶出介质的性质和晶型等。

（3）溶出介质的体积 V：溶出介质的体积小，溶液中药物的浓度高，溶出速度慢；溶出介质的体积大，溶液中药物的浓度低，则溶出速度快。

（4）扩散系数 D：溶质在溶出介质中的扩散系数越大，溶出速度越快。在一定温度时，D 的大小与溶出介质的黏度和扩散分子大小相关。

（5）扩散层的厚度 h：扩散层的厚度越大，溶出速度越慢。扩散层的厚度与搅拌程度有关。搅拌程度取决于搅拌或振摇的速度，搅拌器的形状、大小、位置，溶出介质的体积，容器的形状、大小及溶出介质的黏度。

因此，可采取以下措施改善药物的溶出速度。例如，通过粉碎减小粒径、崩解等措施来增大药物的溶出面积；通过加强搅拌，以减少药物扩散边界层厚度或提高药物的扩散系数，从而增大溶解速度常数；通过提高温度，改变晶型，制成固体分散物等措施来提高药物的溶解度。

第二节　表面活性剂

一、表面活性剂的概念及结构

表面活性剂是指能够显著降低液体表面张力的物质。表面活性剂为双亲性分子结构，包含了亲油的非极性烃链和一个以上亲水的极性基团。其结构中，亲油部分的烃链碳原子多在 8 个以上。

二、表面活性剂的基本性质

1. 形成胶束与增溶作用

当水中表面活性剂的浓度很低时，表面活性剂分子在水—空气界面产生定向排列，亲水基团朝向水而亲油基团朝向空气。当溶液中的表面活性剂浓度较稀时，表面活性剂几乎完全集中在溶液表面并形成单分子层。此时，溶液表面层的表面活性剂浓度大大高于溶液中的浓度，可将溶液的表面张力降低至纯水表面张力以下。当表面活性剂的正吸附到达饱和后，如继续加入表面活性剂，则其分子进一步转入溶液中。因其亲油基团的存在，水分子与表面活性剂分子间的相互排斥力远大于吸引力，导致表面活性剂分子自身依赖范德华力相互聚集，形成亲油基团向内、亲水基团向外，在水中稳定分散，由多个表面活性剂分子缔合形成的胶束。可形成胶束的表面活性剂最低浓度，即为临界胶束浓度（CMC）。表面活性剂在水中达到 CMC 后，由真溶液变为胶体溶液，并具有增溶作用。一些水不溶性或微溶性药物会进入胶束的不同位置而使其在水中的溶解度显著增加，该过程称为增溶，而表面活性剂则称为增溶剂。

2. 亲水亲油平衡值

表面活性剂分子中亲水基团和亲油基团对油或水的综合亲和力称为亲水亲油平衡值（HLB）。HLB 值越高，亲水性越强；HLB 值越低，亲油性越强。非离子型表面活性剂的 HLB 值介于 0～20，不同的非离子型表面活性剂混合使用时，其 HLB 值具有加和性。

$$HLB_{ab} = （HLB_a \times W_a + HLB_b \times W_b）/（W_a + W_b）$$

式中，HLB_a、HLB_b 分别为表面活性剂 a、b 的 HLB 值；W_a、W_b 分别为表面活性剂 a、b 的质量；HLB_{ab}，为混合表面活性剂的 HLB 值。

HLB 值不同的表面活性剂，其用途也不同，详见表 1-2。

表 1-2 *HLB* 值的范围与应用关系

HLB 值范围	应用
2~3	消泡剂
3~8	W/O 乳化剂
7~9	润湿剂与铺展剂
8~16	O/W 乳化剂
13~16	去污剂
15~18	增溶剂

3. Krafft 点与浊点

（1）Krafft 点：离子型表面活性剂的溶解度随温度升高而增大，当达到某一温度时，溶解度可急剧增大，该温度即为 Krafft 点。Krafft 点越高的表面活性剂，其临界胶束浓度越小。Krafft 点是表面活性剂应用温度的下限。

（2）浊点：对于某些聚氧乙烯型非离子表面活性剂，当温度升高到一定程度时，可导致聚氧乙烯链与水分子之间的氢键断裂，而在水中的溶解度急剧下降并析出，溶液出现浑浊，这一现象称为起昙，此温度称为浊点或昙点。起浊是一种可逆的现象，当温度低于浊点时，溶液仍可恢复澄明。吐温类表面活性剂可发生起昙现象，浊点范围是 70~100℃，而泊洛沙姆 188 等聚氧乙烯类非离子表面活性剂在常压下则观察不到浊点。

4. 对药物吸收的影响

有研究发现，表面活性剂可增进药物的吸收，也可降低药物的吸收。表面活性剂对药物吸收的影响取决于多种因素，如药物在胶束中的扩散、生物膜的通透性改变、对胃排空速率的影响等，所以很难做出准确预测。如果药物顺利从胶束内扩散或胶束本身迅速与胃肠黏膜融合，则可以增加药物的吸收，如应用吐温 80 可明显促进螺内酯的口服吸收；如果表面活性剂溶解生物膜脂质，增加上皮细胞的通透性，则可以改善药物的吸收，如十二烷基硫酸钠改进头孢菌素钠、四环素、磺胺脒、氨基苯磺酸等药物的吸收，而吐温 80 和吐温 85 因其在胃肠中形成高黏度团块降低胃排空速率，进而增加一些难溶性药物的吸收等。此外，表面活性剂可促进胰岛素在鼻黏膜的吸收，如分别将含有 1% 泊洛沙姆 108、1% 苄泽 35 或癸酸钠的胰岛素溶液，经大鼠鼻腔给药 30min 后，即可引起血糖较大幅度的降低。当以 8U/kg 剂量的胰岛素给药 30min 后，血糖可降至给药前血糖值的 60% 左右。这一结果表明含 1% 表面活性剂的胰岛素溶液，可从鼻黏膜迅速吸收并起效。与上述过程不同，当聚氧乙烯类或纤维素类表面活性剂增加胃液黏度而阻止药物向黏膜面的扩散时，药物的吸收速率随胃液黏度上升而降低，此类表面活性剂延缓了药物的吸收过程。

5. 与蛋白质的相互作用

蛋白质分子结构中氨基酸的羧基，在碱性条件下发生解离而带有负电荷；在酸性条件下，结构中的氨基或胍基发生解离而带有正电荷。因此，在两种不同带电情况下，可分别与阳离子型表面活性剂或阴离子型表面活性剂发生电性结合。此外，表面活性剂还可破坏蛋白质二维结构中的盐键、氢键和疏水键，使蛋白质各残基之间的交联作用减弱，螺旋结构变得无序或受到破坏，最终使蛋白质发生变性。

6. 毒性

一般而言，阳离子型表面活性剂的毒性最大，其次是阴离子型表面活性剂，非离子型表面活性剂毒性最小。两性离子型表面活性剂的毒性小于阳离子型表面活性剂。表面活性剂用于静脉给药时的毒性大于口服。阳离子型及阴离子型表面活性剂不仅毒性较大，而且还有较强的溶血作用。非离子型表面活性剂的溶血作用较轻微，在亲水基为聚氧乙烯基非离子型表面活性剂中，以吐温类的溶血作用最小，其顺序为聚氧乙烯烷基醚 > 聚氧乙烯烷芳基醚 > 聚氧乙烯脂肪酸酯 > 吐温类；吐温 20 > 吐温 60 > 吐温 40 > 吐温 80。阳离子型表面活性剂由于毒性较大，只能作为消毒杀菌药使用；阴离子型表面活性剂有较强的溶血作用和刺激性，只能外用；非离子型表面活性剂毒性较小，可用作口服使用。

7. 刺激性

各类表面活性剂都可用于外用制剂，但长期或高浓度使用，可对皮肤或黏膜造成损害。阳离子型表面活性剂的刺激性最强，阴离子型表面活性剂次之，两性离子型和非离子型表面活性最弱。表面活性剂的刺激性，随温度和湿度的增加而增加。

三、表面活性剂的种类及应用

1. 阴离子型表面活性剂

此类表面活性剂中发挥表面活性作用的是阴离子，主要包括肥皂类、硫酸化物和磺酸化物 3 类。

（1）肥皂类：通式为（RCOO$)^{n-}$M^{n+}，具体可分为碱金属皂（如硬脂酸钠、硬脂酸钾等）、碱土金属皂（如硬脂酸钙、硬脂酸镁等）和有机胺皂（如三乙醇胺皂）3 类。碱金属皂和有机胺皂具有较强的亲水性，可作增溶剂和 O/W 型乳化剂使用。碱土金属皂（如硬脂酸钙、硬脂酸镁等）的亲水性较弱，只能作 W/O 型乳化剂及疏水性润滑剂使用。

（2）硫酸化物：通式为 ROSO$_3^-$M$^+$，对黏膜有一定刺激性。硫酸化物中以十二烷基硫酸钠（又称月桂硫酸钠）最为常用，易溶于水，以 pH 6 ~ 7 为宜。在硬水中，硫酸化物仍能发挥表面活性作用，常用作湿润剂及外用乳剂的乳化剂。

（3）磺酸化物：通式为 RSO$_3^-$M$^+$。磺酸化物在酸性介质中不水解，对热也较稳定。常用的磺酸化物是丁二酸二辛酯磺酸钠（商品名阿洛索 - OT），可用作湿润剂，或与其他乳化剂联合作为软膏及其他外用乳剂的乳化剂。另一种常用的磺酸化物是十二烷基苯磺酸钠，是广泛使用的洗涤剂。

2. 阳离子型表面活性剂

此类表面活性剂中，发挥表面活性作用的是阳离子，故也称为阳性皂。阳离子型表面活性剂为季铵化物，通式为［RNH$_3^+$］X$^-$。阳离子型表面活性剂的表面活性弱、毒性大，杀菌力强，常用作消毒、杀菌防腐剂，很少单独用作药剂辅料，如苯扎氯铵（洁尔灭）和苯扎溴铵（新洁尔灭）等。

3. 两性离子型表面活性剂

该类表面活性剂的结构中同时存在正、负电荷基团，并随着溶液 pH 的变化而表现出不同的性质。在等电点以上时，表现出阴离子型表面活性剂的性质，即具有很好的起泡、去污作用；在等电点以下时，则呈现出阳离子型表面活性剂的性质，即具有很强的杀菌能力。天然的两性离子型表面活性剂包括卵磷脂（图 1 - 1）、脑磷脂等，毒性很小，可供静脉注射使用，是制备注射用乳剂及脂质体制剂的主要辅料。

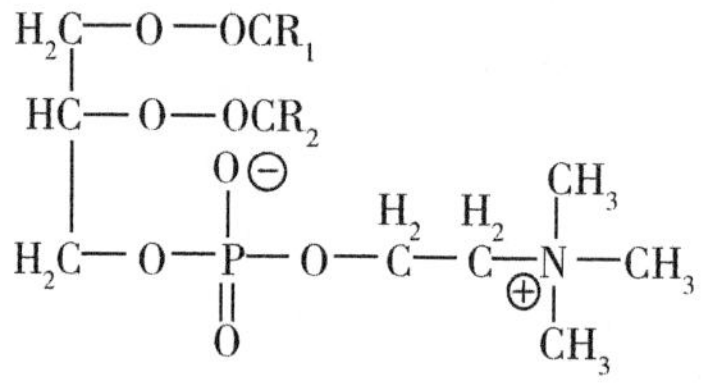

图 1 - 1 卵磷脂分子结构式

4. 非离子型表面活性剂

该类表面活性剂在水中不解离，亲水基团一般为多元醇，亲油基团是长链脂肪酸或长链脂肪醇以及烷基或芳基等。非离子型表面活性剂的配伍禁忌少、毒性小，广泛用于外用、口服制剂和注射剂中，个别品种的非离子型表面活性剂也可用于静脉注射。

（1）脱水山梨醇脂肪酸酯（脂肪酸山梨坦）：商品名为司盘，多不溶于水，是常用的 W/O 型乳化剂（图 1 - 2）。根据脂肪酸的不同，可将司盘分为司盘 20、司盘 40、司盘 60、司盘 65、司盘 80 和司盘 85 等。其 H/B 值为 1.8 ~ 3.8，常与吐温配合使用。

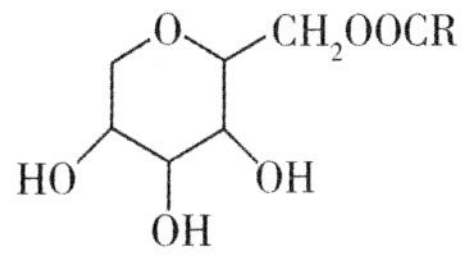

图 1 - 2　司盘分子结构式

（2）聚氧乙烯脱水山梨醇脂肪酸酯（聚山梨酯）：商品名为吐温，多溶于水，可用作增溶剂、分散剂、润湿剂及 O/W 型乳化剂（图 1 - 3）。与司盘的命名相对应，根据脂肪酸不同，有吐温（聚山梨酯）20、吐温 40、吐温 60、吐温 65、吐温 80、吐温 85 等多种。由于吐温的结构中增加了聚氧乙烯基团，使得其亲水性大大提高，*HLB* 值均在 8 以上。

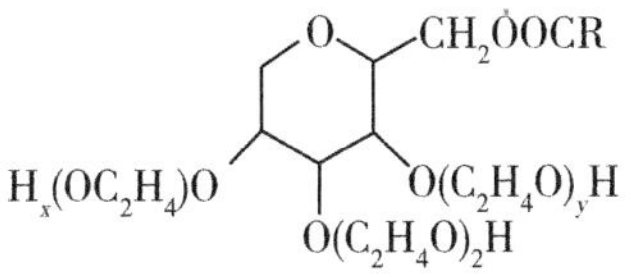

图 1 - 3　吐温分子结构式

（3）聚氧乙烯脂肪酸酯/醇醚：商品名为卖泽/苄泽，两类都具有较高的 *HLB* 值，亲水性较强，可作为增溶剂及 O/W 型乳化剂使用。

（4）聚氧乙烯-聚氧丙烯共聚物：又称泊洛沙姆，商品名普朗尼克，通式为 HO（C_2H_4O）$_a$—（C_3H_6O）$_b$—（C_2H_4O）$_a$H，相对分子量在 1 000 ~ 1 400。当聚氧乙烯-聚氧丙烯共聚物结构中的聚氧丙烯基团比例增加时，其亲水性增加。本品具有乳化、润湿、分散、起泡和消泡等作用，但增溶能力较弱。本品毒性低、刺激性小、不易过敏，可高压灭菌，常用于静脉注射用的脂肪乳剂中。Poloxamer188（Pluronic F68）是一种 O/W 型乳化剂，是目前可用于静脉乳剂的极少数乳化剂之一。

（5）其他：非离子型表面活性剂除以上品种外，尚有脂肪酸的蔗糖醚、蔗糖酯、烷基酚基聚醚醇类等。

第三节　微粒分散体系

一、微粒分散体系的定义与分类

分散体系是一种或几种物质高度分散在某种介质中所形成的体系。连续的介质称为分散介质，被分散的物质称为分散相。将微粒直径在 10^{-9} ~ 10^{-4}nm 范围的分散相统称为微粒，由微粒构成的分散体系则统称为微粒分散体系。分散体系按分散相粒子的直径大小分为真溶液：<1nm；胶体分散体系：1 ~ 100nm；粗分散体系：>100nm；微粒分散体系：1nm ~ 100μm。

二、微粒分散体系的主要性质与特点

微粒分散体系的性质包括其热力学性质、动力学性质、光学性质和电学性质等。这里主要介绍与其粒径大小和物理稳定性有关的基本性质。

1. 微粒大小

微粒大小是微粒分散体系的重要参数，对其体内外的性能有十分重要的影响。微粒大小完全均一的体系称为单分散体系；微粒大小不均一的体系称为多分散体系。微粒大小的测定方法有光学显微镜法、电子显微镜法、激光散射法、库尔特计数法、Stoke's 沉降法、吸附法等。

2. 微粒大小与体内分布

不同大小的微粒分散体系在体内具有不同的分布特征。小于 50nm 的微粒能够穿透肝内皮，通过毛细血管末梢或淋巴传递而进入骨髓组织。静脉或腹腔注射 0.1 ~ 3.0μm 的微粒分散体系，则能很快被网状内皮系统（RES）的巨噬细胞吞噬。最终，多数药物微粒将浓集于巨噬细胞丰富的肝和脾等组织，而血液中的微粒则逐渐被清除。若注射 >50μm 的微粒至肠系膜动脉、门静脉、肝动脉或肾动脉，则微粒可分别被截留在肠、肝、肾等相应组织。

3. 微粒的动力学性质和热力学性质

布朗运动是微粒扩散的微观基础，而扩散现象又是布朗运动的宏观表现。正是由于布朗运动，使得很小的微粒具有了动力学的稳定性。微粒分散体系是典型的多相分散体系，存在大量的相界面。随着微粒粒径的变小，表面积不断增加，表面张力降低。分散系中普遍存在微粒的絮凝、聚结、沉降等物理稳定性问题，属于热力学与动力学不稳定体系。

当微粒的半径 >1μm 后，在分散介质中受重力场作用而匀速运动，此时应按 Stoke's 定律，其沉降或上浮的速度 μ 以下式表示：

$$\mu = \frac{2\alpha^2 (\rho - \rho_0) g}{9\eta}$$

式中，α 为微粒的半径；g 为重力加速度；η 为分散介质的黏度；ρ 和 ρ_0 为微粒和分散介质的密度。由 Stoke's 定律可知，沉降速度 μ 与微粒半径 α 的平方成正比；所以，减小粒径是防止微粒沉降的最有效的方法。同时，沉降速度与 η 成反比；所以，增加分散介质的黏度，也可降低微粒的沉降速度。

4. 微粒的光学性质

当微粒的半径大小适当时，对光的散射现象十分明显。当一束光线在暗室内通过微粒分散体系时，可在其侧面观察到明显的乳光，称为丁达尔现象（Tyndall）。丁达尔现象是微粒散射光的宏观表现，同时也是判断纳米体系的一个简单的方法。同样条件下，粗分散体系由于以反射光为主，不能观察到丁达尔现象；而低分子的真溶液则是以透射光为主，同样也观察不到。可见，微粒大小不同，光学性质差异较大。

5. 微粒的电学性质

微粒的表面可因电离、吸附或摩擦等而带上电荷。如果将两个电极插入微粒分散体系的溶液中，再通以电流，则分散于溶液中的微粒可向阴极或阳极移动，这种在电场作用下微粒的定向移动就是电泳。微粒在电场作用下移动的速度与其粒径大小成反比，其他条件相同时，微粒越小，移动越快。

三、微粒分散体系在药剂学中的应用

在药剂学中，微粒分散体系已被发展成为微粒给药系统。属于粗分散体系的微粒给药系统主要包括微球、微囊、乳剂、混悬剂等，其粒径在 500nm ~ 100μm 范围内；属于胶体分散体系的微粒给药系统主要包括纳米微乳、脂质体、纳米粒、纳米囊、纳米胶束等，其粒径一般都 < 1 000nm。上述两者的粒径范围有一定交叉。微粒分散制剂可供静脉、动脉注射，也可用于口服、皮下注射或植入，还可供肌内注射、关节腔内注射、眼内及鼻腔用药等。

微粒分散体系在药剂学中具有重要的意义，如可以提高药物在分散介质中的溶解度和分散性；提高制剂稳定性及口服生物利用度；通过粒径和处方的设计，构建药物靶向载体，控制药物进入特定的靶器官或靶细胞；延长药物在体内的作用时间，减少剂量，降低不良反应等。在恶性肿瘤化疗中，可将较大微粒的分散体系用于动脉栓塞，治疗肝癌、肾癌等（40 ~ 200μm）。含药的微粒一方面使肿瘤部位血管闭锁，切断对肿瘤的营养；另一方面，也使肿瘤细胞内的药物浓度较高且持久，而在体循环中的药物浓度相对较低，因而极大提高疗效，降低化疗药物的不良反应。脂质体静脉注射后，可优先被富含网状内皮系统的组织，如肝、脾等摄取。利用脂质体这一被动靶向性的特点，可将用于杀灭某特定生长周期且主要在网状内皮系统繁殖的寄生虫的药物及主要作用于网状内皮系统白细胞的免疫调节药物制备成脂质体，可极大改善药物的疗效、降低不良反应。

微粒分散体系因具有诸多的优良性能，故在缓控释、靶向制剂等方面发挥着重要的作用。纳米药物载体的应用，为现代给药系统的研究提供了新途径，同时也对微粒分散体系的发展提出了更高、更新的要求。纳米药物载体的研究方向是开发智能化的给药系统：研究并制备可与药物特异性结合的纳米级载体，该载体需具有自动靶向和定量、定时释药的特点，以改善并提高疾病的诊断和治疗效果。随着纳米生物技术的发展，药剂工作者在未来将制备出更为理想且具有智能效果的纳米药物载体，围绕着微粒给药体系的研究和应用，必将有一个非常广阔的前景。

第四节　粉体学基础

一、粉体学的概念

粉体是无数个固体粒子集合体的总称。粉体学是研究粉体的表面性质、力学性质、电学性质及其应用的科学。通常所说的"粉""粒"都属于粉体的范畴，将粒径 $< 100\mu m$ 的粒子叫"粉"，粒径 $> 100\mu m$ 的粒子叫"粒"。

二、粉体的性质

物态通常有 3 种，即固体、液体和气体，液体与气体具有流动性，而固体无流动性。将较大粒径的固体粉碎成粒子群后，该粒子群则具有与液体类似的流动性、与气体类似的压缩性和与固体相似的抗变形能力。因此，人们也常把"粉体"视为第 4 种物态处理。由于在散剂、颗粒剂、片剂和胶囊剂等固体制剂的生产中需要对原辅料进行粉碎、混合等处理，以改善粉体的性质，使之满足工艺操作和制剂加工的要求，所以粉体的性质在固体制剂中占有较为重要的地位。

1. 粉体的粒子大小与粒度分布及其测定方法

（1）粉体的粒子大小与粒度分布：粉体的粒子大小是粉体的基本性质，它对粉体的溶解性、可压性、密度和流动性等均有显著影响，进而影响药物的溶出与吸收等过程。采用一般方法处理过的粉体，多数情况是组成粉体的各个粒子的大小不同、各方向长度不同、形态不同且不规则，很难像球体、立方体等规则粒子以特征的长度表示其大小。因此，根据实际应用情况选择适当的测定方法，求算其相当径或有效径等。粉体粒径的几种表示方法有：定方向径（显微镜测定）、等价径（粒子的外接圆的直径）、体积等价径（库尔特计数法测定）、有效径（又称 Stock's 径，根据沉降公式计算所得）和筛分径（筛分法测得）等。

粉体的大小不可能均匀一致，而是存在粒度分布的问题，分布不均会导致制剂的分剂量不准、可压性差异以及粒子密度不同等问题。粉体的粒径分布，常用频率分布来表示，即各个平均粒径相对应的粒子占全体粒子群中的百分比（图 1 - 4）。

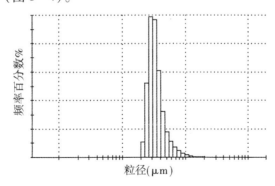

图 1 - 4　用频率分布表示的粒径分布示意图

（2）粒径测定方法

1）光学显微镜法：该法是使用最早、应用最广泛的粒径测定方法之一，测定的粒径范围为 0.5 ～ 100μm，但通常用于测定粒径 >45μm 的粒子。一般需测定 200 ～ 500 个粒子，才具有统计学意义。

2）库尔特计数法：该法的原理是利用电阻与粒子的体积成正比的关系，将电信号换算成粒径，以测得定粒径及其分布情况。本法测得的粒径为等体积球的相当径，可求得以个数为基准的粒度分布或以体积为基准的粒度分布。本法可用于混悬剂、乳剂、脂质体和粉末药物等粒径的测定。

3）沉降法：该法是液相中混悬的粒子在重力场中恒速沉降时，根据 Stock's 方程求出粒径的方法。Stock's 方程适用于粒径 $<100\mu m$ 粒子的测定。沉降法中，比较常用的为 Andreasen 吸管法。该法即设定一定的沉降高度，假设在此高度范围内粒子以等速沉降（求出粒子径），并在一定时间间隔内再用吸管取样，测定粒子的浓度或沉降量，最后求得粒度分布。该法测得的粒度分布是以重量为基准的。

4）比表面积法：比表面积法是利用粉体的比表面积随粒径的减少而迅速增加的原理，通过粉体层中比表面积的信息与粒径的关系，最后求得平均粒径的方法。比表面积可用吸附法和透过法测定。本法不能求得粒度分布，可测定的粒度范围在 $100\mu m$ 以下。

5）筛分法：筛分法是利用筛孔将粉体机械阻挡的分级方法。将筛子由粗到细按筛号顺序上下排列，将一定量粉体样品置于最上层中，振动一定时间后，称量各个筛号上的粉体重量，求得各筛号上的不同粒级的重量百分数，最后据此获得以重量为基准的筛分粒径分布及平均粒径。与光学显微镜法相同，筛分法也是使用最早、应用最广泛的粒径测定方法之一，常用于测定 $45\mu m$ 以上的粒子。筛分法中所用筛子的筛号常用"目"表示，"目"是指在筛面的 25.4mm 长度上开有的孔数。

2. 粉体的比表面积

粉体的比表面积是表征粉体中粒子粗细及固体吸附能力的一种量度，可用于计算无孔粒子和高度分散粉末的平均粒径。比表面积不仅对粉体性质，而且对制剂性质和药理性质都具有重要意义。

（1）比表面积的表示方法：粒子比表面积的表示方法根据计算基准不同，可分为体积比表面积（S_v）和重量比表面积（S_w）。

$$S_v = 6/d$$
$$S_w = 6/\rho d$$

式中，d 为面积平均径，ρ 为粉体的粒密度。体积比表面积（S_v）是单位体积粉体的表面积，单位为 cm^2/cm^3；重量比表面积（S_w）是单位重量粉体的表面积，单位为 cm^2/g。

（2）比表面积的测定方法：直接测定粉体的比表面积时，常用的方法有气体吸附法和气体透过法。

3. 粉体的孔隙率

孔隙率是粉体中总孔隙所占有的比率。总空隙包括粉体内孔隙和粉体间空隙。孔隙率大小与粒子的形态、大小、排列等有关，孔隙率对散剂、胶囊剂的吸湿性，片剂的崩解度等均有很大影响。粉体的充填体积（V）为粉体的真体积（V）、粉体内孔隙体积（$V_内$）与粉体间空隙体积（$V_间$）之和。

$$V = V_t + V_内 + V_间$$

孔隙率的测定方法有压汞法和气体吸附法等。常用的测定粉体孔隙率的方法是将粉体用液体或气体置换法测得的，粉体通过加热或减压法脱气后，将粉体浸入液体中，测定粉体排出液体的体积，从而求得孔隙率。

4. 粉体的密度

粉体的密度是指单位体积粉体的质量。由于粉体的颗粒内部和颗粒间存在空隙，粉体的体积具有不同含义。粉体的密度根据所指的体积不同分为真密度、颗粒密度和松密度 3 种。各种密度的定义如下。

（1）真密度：ρ_t 是指粉体质量（W）除以不包括颗粒内外空隙的体积（真体积 V_t）所求得的密度，即 $\rho_t = W/V_t$；

（2）粒密度：ρ_g 是指粉体质量除以包括开口细孔与封闭细孔在内的颗粒体积 V_g 所求得的密度，即 $\rho_g = W/V_g$；

（3）松密度：ρ_b 是指粉体质量除以该粉体所占容器的体积 V 求得的密度，亦称堆密度，即 $\rho_b = W/V$。

5. 粉体的流动性

粉体的流动性与粒子的形状、大小、表面状态、密度和空隙率等有关，是粉体的重要性质之一。粉体的流动性对散剂、颗粒剂、胶囊的分装和片剂的分剂量等均有较大影响。

（1）流动性的评价：粉体的流动形式很多，如重力流动、振动流动、压缩流动和流态化流动等，其对应的流动性的评价方法也有所不同。流动性的评价可用休止角、流出速度和压缩度衡量。

1）休止角：一定量的粉体堆层的自由斜面与水平面间形成的最大夹角，用 θ 表示（图1-5）。

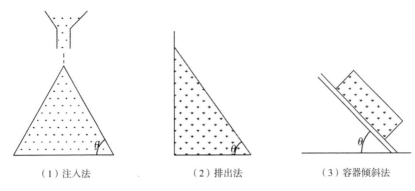

（1）注入法　　　　（2）排出法　　　　（3）容器倾斜法

图1-5　休止角的测定方法

$$\tan\theta = h/r$$

式中，r 为圆盘形堆集体的半径，h 为堆集体的高度。θ 越小，表明粉体的流动性越好。当 $\theta \leq 40°$ 时，粉体的流动性可满足生产的需要；当 $\theta > 40°$ 时，粉体的流动性差。例如，淀粉的 θ 大于 $45°$，所以流动性差。粉体吸湿后，θ 会增大；而细粉率高，θ 也增大。

2）流出速度：流出速度是指将粉体加入漏斗中，测定粉体全部流出的时间。流出速度可用粉体流动性实验装置进行测定。

3）压缩度：压缩度是粉体流动性的重要指标，其大小反映粉体的凝聚性和松软状态。当压缩度在20%以下时，粉体的流动性较好；压缩度增大时，粉体的流动性下降。

（2）改善粉体流动性的措施：粒子间的黏着力、摩擦力、范德华力和静电力等，均可阻碍粒子的自由流动，影响粉体的流动性。为了减弱这些力的作用，可采取以下措施。

1）适当增大粒径：对于黏附性的粉末粒子，可通过制粒，减少粒子间的接触，降低粒子间的吸着力。

2）改进粒子的表面光滑度及形状：球形粒子的表面光滑，可减少接触点数，减少粒子间的摩擦力。当粉体中加入粗粉或改进粒子形状，均可改善粉体的流动性。

3）加入助流剂：在粉体中加入0.5%～2%滑石粉和微粉硅胶等助流剂时，可极大改善粉体的流动性。其原因主要是微粉粒子可填平粉体粒子的粗糙面而形成光滑表面，减少阻力和静电力等。但若在粉体中加入过多的助流剂，反而会增加阻力。

4）适当干燥：由于粉体具有吸湿作用，其粒子表面吸附的水分可增加粒子间的黏着力。因此，对粉体进行适当干燥，有利于减弱粉体粒子间的作用力。

6. 粉体的吸湿性

吸湿性是指固体表面吸附水分的现象。将药物粉末置于湿度较大的空气中时，易发生不同程度的吸湿现象，致使粉末的流动性下降、固结、润湿和液化等，甚至加速化学反应而降低药物的稳定性。因此，制定合适的防湿对策是药物制剂中的一个重要课题。

（1）水溶性药物的吸湿性特点：水溶性药物在相对湿度较低的环境时，几乎不吸湿；而当相对湿度增大到一定值时，水溶性药物的吸湿量可急剧增加。一般情况下，把吸湿量开始急剧增加时的相对湿度称为临界相对湿度（CRH）。CRH 是水溶性药物固定的特征参数（表1-3），CRH 越小，越易吸水；反之，则不易吸水。在药物制剂的处方中，多数为两种或两种以上的药物或辅料的混合物。与其他混合物比较，水溶性药物的混合物吸湿性更强。根据 Flder 假说，水溶性药物混合物的 CRH 约等于各成分 CRH 的乘积，而与各成分的量无关。

— 11 —

表 1-3　某些水溶性药物的 CRH (37℃)

药物名称	CRH 值 (%)	药物名称	CRH 值 (%)
果糖	53.5	氯化钾	82.3
溴化钠（二分子结晶水）	53.7	枸橼酸钠	84
盐酸毛果芸香碱	59	蔗糖	84.5
重酒石酸胆碱	63	米格来宁	86
硫代硫酸钠	65	咖啡因	86.3
尿素	69	硫酸镁	86.6
枸橼酸	70	安乃近	87
安钠咖（苯甲酸钠咖啡因）	71	苯甲酸钠	88
抗坏血酸钠	71	对氨基水杨酸	88
酒石酸	74	盐酸硫胺	88
六甲溴铵（溴化六烃季铵）	75	氨茶碱	92
氯化钠	75.1	烟酸胺	92.8
盐酸苯海拉明	77	葡醛内酯	95
水杨酸钠	78	半乳糖	95.5
乌洛托品	78	抗坏血酸	96
葡萄糖	82	烟酸	99.5

（2）非水溶性药物的吸湿性特点：非水溶性药物的吸湿性随着相对湿度的变化而缓慢变化，无临界点，无特定 CRH。当非水溶性药物的混合物各组分间无相互作用时，其吸湿量具有加和性。

三、粉体学在药剂学中的应用

　　粉体学是药剂学的基础理论，可为固体制剂的处方设计、生产过程控制、质量控制和包装等提供重要的理论依据和试验方法。药物颗粒的大小可影响固体制剂的外观质量、色泽、味道、含量均匀度、稳定性和生物利用度等。一些重要的单元操作，如粉碎、分级、混合、制粒、干燥、压片、包装、输送和储存等，都涉及粉体学的相关理论。另外，药用辅料的粉体学性质对制剂工艺和制剂质量均有重要影响。例如，控释制剂辅料的粒度分布、密度及弹塑性可影响制片的孔隙率和孔径分布，进而影响不溶性骨架控释片的药物释放。在制剂过程中，通过研究辅料的粉体学性质及其与制剂间的关系，可以寻找到更适宜的辅料，优化药物处方。粉末气雾剂和混悬剂中粒子的大小均可改变药物的沉降速度，影响制剂的稳定性，干扰药物的吸收。综上所述，粉体学是药剂学理论的重要组成部分之一，对药物制剂的设计、生产、包装和使用等均具有重要的指导意义。

第五节　流变学基础

一、概述

　　流变学是力学的一个分支学科，它主要研究物质在应力、应变、温度、湿度和辐射等条件下，与时间因素有关的变形和流动的规律。流变学研究的对象是流体的流动性质、半固体的黏弹性和固体的弹性形变等性质。

　　变形是指对某一物体施加外力时，它的几何形状和尺寸发生变化的过程。固体在外应力作用下产生固体变形，当去除外应力时恢复原状的现象，称为弹性。黏性是指液体内部存在并阻碍液体流动的摩擦力，也称内摩擦力。流动是液体的主要性质，流动的难易程度与物质本身的黏性相关，因此，流动也可视为一种非可逆变形过程。在药剂学中，流变学原理已在混悬剂、乳剂、软膏剂和栓剂等剂型中得到了广泛应用，并为这些剂型的开发研究和质量控制提供了重要的理论基础。

物体按流动和变形的特点一般分为牛顿流体（图 1-6）和非牛顿流体两类。水、甘油、真溶液和稀溶胶体系等属于牛顿流体；乳剂、混悬剂、软膏和糊剂等属于非牛顿流体。

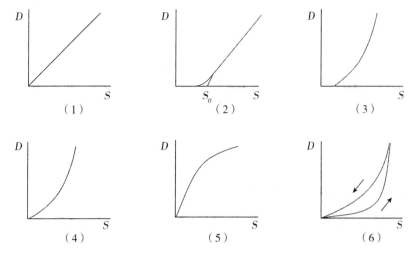

图 1-6　各类型液体的流动曲线

（1）牛顿流体；（2）塑性流体（S_0：屈服值）；（3）假塑性流体；（4）准塑性流动；（5）胀性流动；（6）触变流动

二、牛顿流体与非牛顿流体

牛顿流体是指在受力后极易变形，且切应力与变形速率成正比的低黏性流体。凡不同于牛顿流体的，都称为非牛顿流体。

牛顿内摩擦定律表达式：

$$S = \eta D$$

式中，S 为所加的切应力；D 为剪切速率（流速梯度）；η 为度量液体黏滞性大小的物理量，简称为黏度，物理意义是产生单位剪切速率所需要的剪切应力。

从流体力学的角度看，凡是服从牛顿内摩擦定律的流体称为牛顿流体，否则称为非牛顿流体。所谓服从内摩擦定律，是指在温度不变的条件下，随着流速梯度的变化，η 值始终不变。对于牛顿流体来说，黏度仅与温度和压强有关，而与流体所受的力无关。水、乙醇等大多数纯液体、轻质油、低分子化合物溶液以及低速流动的气体等，均属于牛顿流体；高分子溶液、胶体溶液、乳剂、混悬剂、软膏以及固—液的不均匀体系的流动均不遵循牛顿定律，属于非牛顿流体。

非牛顿流体又分为塑性流体、假塑性流体、胀性流体和触变流体等（图 1-6）。

1. 塑性流体

塑性流体是指当切应力 S 小于某临界值 S_0 时，流体根本不流动，即剪切速率 $D = 0$；当 $S > S_0$ 时，才产生牛顿流动。剪切速度 D 和切应力 S 呈直线关系。引起液体流动的最低切应力为屈服值 S_0。流动方程：

$$D = \frac{S - S_0}{\eta}$$

式中，η 为塑性黏度，S_0 为屈服值。在制剂中表现为塑性流动的剂型有浓度较高的乳剂、混悬剂、单糖浆和涂剂等。

2. 假塑性流体

绝大多数的高分子液体均属于假塑性流体。假塑性流体流动性的主要特征是该流体流动很慢时，剪切黏度为常数；而随剪切速率增大，黏度则反常地降低—即为切变稀化现象。

$$D = \frac{S^n}{\eta_a}$$

式中，η_a 为表观黏度，随剪切速度的改变而改变；n 为指数，n 越大，非牛顿性越大，$n=1$ 时为牛顿流体。甲基纤维素、西黄芪胶和海藻酸钠等链状高分子的 1% 水溶液，常表现为假塑性流动。

3. 胀性流体

胀性流体的主要流动特征是 S 很低时，其流动行为近似于牛顿流体；当 S 超过某临界值后，剪切黏度随 S 增大而增大，呈剪切变稠效应，流体表观体积略有膨胀，故称胀性流体。胀性流体无屈服应力，一个无限小的剪切应力就能使其开始运动。如上式中（$n<1$）的情况所示，n 值越大，胀性特性越显著。某些含有大量固体微粒的高浓度混悬剂，如 50% 的淀粉混悬剂、糊剂、淀粉和滑石粉等，均表现为胀性流动。

4. 触变流体

触变流体是指在恒温和恒剪切速率作用下，切应力随时间递减的流体。触变流体在剪切作用下，可由黏稠状态变为流动性较大的状态；而剪切作用取消后，则需要滞后一段时间才可恢复到原来状态。广义上讲，假塑性流动和胀性流动也可以归类到触变性流动的范围。药剂学中的很多制剂均具有触变性，如普鲁卡因、青霉素注射液，液体或半固体制剂如糖浆和某些软膏等。

三、流变学在药剂学中的应用

流变学理论对乳剂、混悬剂和半固体制剂等剂型设计、处方组成以及制备、质量控制等研究均具有重要意义。

在混悬液中，流变学原理可用于讨论黏性对粒子沉降的影响，如混悬液经振荡后从容器中倒出时的流动性变化和混悬液应用于某投药部位时的伸（铺）展性等。良好的混悬剂应该是在贮藏过程中的切变速度很小，呈现较高的黏性；而在应用时，切变速度变大，显示较低的黏性。混悬剂在振摇、倒出及铺展时均能自由流动，是形成理想的混悬剂的最佳条件。

乳剂在制备和使用过程中经常会受到各种剪切力的影响，大部分乳剂表现为非牛顿流动。乳剂的流动性体现在铺展性、通过性和适应性等方面。掌握制剂处方对乳剂流动性的影响非常重要，据此可以改变乳剂的相体积比、粒度和黏度等。

半固体制剂的处方组成发生变化时，也可改变其流变性质。此外，外界因素（如温度等）也可对半固体制剂的流变性质产生影响。具有适宜的黏度，是半固体制剂的处方设计和制备工艺过程优化的关键。

第六节　药物制剂的设计

药物必须制成适宜的剂型才能用于临床。制剂设计的目的是根据药物的理化性质和临床的用药需要，选择合适的剂型和给药途径。其基本原则为保证药品的安全性、有效性、稳定性、可控性和顺应性。如果剂型选择不当，处方、工艺设计不合理，会对药品质量产生不良影响，甚至可影响药品的药效及安全性。因此，制剂研究在药物研发中占有十分重要的地位。药物制剂的设计主要包括处方设计前工作、给药途径和剂型的选择、处方和工艺研究及制剂评价等。

一、药物制剂处方设计前工作

原料药的某些理化性质和生物学性质可对制剂质量及制剂生产造成影响。原料药的理化性质包括原料药的色泽、嗅味、pH、pKa、粒度、晶型、熔点、水分、溶解度和油/水分配系数等，以及原料药在固态和（或）溶液状态下对光、热、湿和氧等条件的稳定性情况。原料药的生物学性质包括对生物膜的通透性，原料药的吸收、分布、代谢、消除等药物动力学性质，药物的不良反应及治疗窗等。因此，建议根据剂型的特点及药品给药途径，对原料药的理化性质和生物学性质进行了解。药物的理化参数可通过 Chemical Abstracts、MEDLINE 和中国药学文摘等数据库检索或通过网络搜索引擎检索。原料药关键的理化性质研究主要涉及以下几个方面的内容。

1. 溶解度和解离常数（pKa）

药物必须处于溶解状态才能被吸收。大多数药物均为有机弱酸和弱碱，在不同的 pH 环境中，其溶解度不同，存在的形式也不同（离子型或分子型），其吸收也有较大差异。分子型的药物易吸收，而离子型的则不易吸收。了解药物的 pKa，可指导研究人员根据已知的 pH 变化解决药物的溶解度问题或选用合适的盐，以提高制剂的稳定性。pKa 可用滴定法测定（图1-7），溶解度一般测定平衡溶解度和 pH—溶解度曲线。

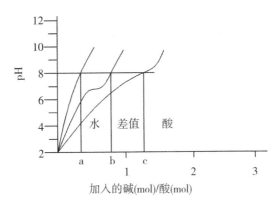

图1-7 典型的滴定曲线图

Handerson - Hasselbach 公式可以说明药物的解离状态，pKa 和 pH 的关系：

对弱酸性药物 $pH = pKa + \log \dfrac{[A^-]}{[HA]}$

对弱碱性药物 $pH = pKa + \log \dfrac{[B]}{[BH^+]}$

根据以上两式，研究人员可根据不同 pH 时对应的药物溶解度，进一步测定 pKa；若已知［HA］或［B］和 pKa，可预测任何 pH 条件下的药物溶解度（解离型和非解离型之和）；还可预测盐的溶解度及其与 pH 的关系，有助于为药物选择合适的盐。

2. 分配系数

油/水分配系数（P）代表药物分配在油相和水相中的比例，是分子亲脂性特征的度量，可表示分子是否容易透过生物膜。

$$P = 药物在油相中药物的质量浓度/药物在水相中药物的质量浓度$$

分配系数可用于预测同系列药物的体内吸收（不同酸的盐或不同碱的盐）；有助于药品从样品中（特别是生物样品血或尿中）的提取测定；在分配色谱法中有助于选择 HPLC 色谱柱、TLC 薄层板和流动相等。

最容易的分配系数测定方法是用 V_2（mL）体积的有机溶剂提取 V_1 体积（mL）药物的饱和水溶液，测得平衡时 V_2 的浓度为 C_2，水相中的剩余药量 M：

$$M = C_1 V_1 - C_2 V_2$$

则分配系数可由下式求得：

$$P = C_2 V_1 / M$$

式中，V_1 为水溶液体积；C_1 为药物饱和水溶液的溶解度；V_2 为有机溶剂的体积；C_2 为平衡时药物在有机溶剂中的溶解度。

如果药物杂粮相中都是以单体存在，则分配系数为药物在两相中的溶解度之比，只要测定药物在两个溶剂中的溶解度即可求得分配系数。

3. 多晶型

许多药物具有同质多晶型现象，一个药物如果是同质多晶型，则其中仅有一种晶型为稳定型，其他都是亚稳定型和不稳定型。亚稳定型和不稳定性最终均可转变为稳定型，但这种转变所需时间差异较大，从几分钟至几十年不等。实际上，亚稳定型是药物存在的高能状态，该型溶解度大、溶解速度快，制剂制备常需要亚稳定型。如果某药物显示出较好的药理学和生理学特征，则下一步的开发应主要集中在晶型。当采用的研究方法不得当时，制剂制备时可引起晶型的转变，进而导致制剂稳定性差和生物利用度低等问题。因此，处方前工作要研究药物是否存在多晶型，具有多少种晶型，能否存在无定型，每种晶型的溶解度及稳定性如何等。研究晶型时，最常用的方法有熔点法、X 射线衍射法、红外光谱法、差示热分析法和溶出速率法等。应根据化合物自身特点，选择适宜的具有专属性的检查方法。在制剂研究的整个过程中，药剂工作者都应充分考虑处方和工艺上的各种因素对晶型可能产生的影响，最大限度地减少低效、无效晶型的产生，保证药品的有效性和安全性。

4. 吸湿性

能从周围环境空气中吸收水分的药物即具有吸湿性。吸湿性的大小，一般决定于周围空气中的相对湿度。室温时，绝大多数药物在相对湿度为 30%~45% 时，与空气相平衡的水分含量低，此条件下储存较稳定。多数药物最好置于相对湿度低于 50% 的环境储存，可在一定程度上降低湿度对药物的影响。考核药物的吸湿性时，可将药物置于已知相对湿度的环境中进行测定，以一定的时间间隔称重，测定其吸水量。对药物吸湿性的研究，可为选择稳定的处方设计和辅料提供科学依据。

5. 粉体学性质

药物的粉体学性质主要包括粒子的形状、大小、粒度分布、粉体的密度、附着性、流动性、润湿性和吸湿性等。该性质对药物制剂的处方设计工艺和产品质量产生较大影响，如流动性、含量均匀度、稳定性、颜色、味道、溶出度和吸收速度等都受药物粉体学性质的影响。

6. 生物利用度和体内药动学参数

生物利用度主要指制剂中药物吸收的速度和程度。药物制剂因素可影响药物的吸收，从而影响药效。所以，在新剂型和新制剂的设计过程中，都必须进行生物利用度和体内药动学研究，以保证用药的安全性和有效性。

7. 药物的稳定性

制剂处方前研究还涉及药物的稳定性研究，包括药物本身的稳定性、药物与辅料配伍的稳定性、处方因素与稳定性、环境因素与稳定性等。

二、给药途径和剂型的选择

通过对原料药的理化性质及生物学性质的考察，根据临床治疗和应用的需要，选择适宜的剂型。

1. 根据疾病的种类和给药途径的特点选择

疾病类别多样，每种疾病又有轻重缓急的差异。有些疾病的治疗要求全身用药，有些疾病的治疗则要求局部用药而避免全身吸收；有些疾病的治疗要求快速吸收，而有些疾病的治疗则要求缓慢吸收。针对上述特点，设计不同的给药途径和相应的剂型和制剂。

口服给药方便、安全，但胃肠道环境和生理因素可对药物的稳定性和生物有效性产生影响；注射给药起效快，生物利用度高，但患者依从性差，且注射剂受药物的稳定性和溶解性限制；皮肤或黏膜部位给药应用于眼、鼻腔、口腔、耳道、直肠、阴道等黏膜或腔道部位，药物可产生局部或全身治疗作用，满足治疗的特殊需要，但通常制剂容量小、药物剂量小。

用于出血、休克、中毒等急救治疗的药物，通常应选择注射剂型；心律失常抢救用药宜选择静脉推注的注射剂；控制哮喘急性发作，宜选择吸入剂；对于老年人、儿童及吞咽困难的患者，选择口服溶液、泡腾片或分散片等剂型有一定优点。

2. 根据药物的理化性质和生物学特性选择

药物的理化性质和生物学特性是剂型选择的重要依据。药物的性质在某种程度上限制了其剂型和给药途径的选择，尤以溶解度和稳定性最为重要。

对于易溶于水的药物，可制成各种固体剂型和液体剂型；对于难溶于水的药物，药物的溶解度低限制了其在肠道的吸收，可采取增溶措施促进药物的溶出，提高其生物利用度。例如，在液体制剂中加入增溶剂或助溶剂、采用混合溶剂、改变药物的结构（在结构中增加亲水基团）等；对于固体制剂，则可选择适当的制剂技术将其制成固体分散体，主药微粉化以及制成包合物、微囊脂质体、纳米制剂等。

对于在胃液中不稳定的药物，一般不宜开发为胃溶制剂。对于一些稳定性差、宜在固态下贮藏的药物（如某些头孢类抗生素），因其在溶液状态下易降解或产生聚合物而导致临床使用的安全性问题，则不适宜开发成注射液等液体剂型。对于存在明显肝首关效应的药物，可考虑将其制成非口服给药途径的制剂。

三、处方与工艺研究

根据处方前研究工作所掌握的药物理化性质、生物学性质及稳定性试验结果等情况，结合所选剂型的特点，确定适当的技术参数，选择适宜的辅料，至少设计 3 种以上的处方与工艺操作，进行小样试制，并对制剂进行相关评价。

1. 辅料的选择及相关研究

辅料是制剂中除主药外其他物料的总称，是药物制剂的重要组成部分。实际工作中，可根据剂型特点及给药途径的需要选择辅料。选择辅料时，辅料不应与主药发生不良的相互作用，不影响制剂的含量测定及有关物质检查。生产药品所需的药用辅料，必须符合相关法规的药用要求。

在选定辅料前，可通过前期调研，了解辅料在上市药品中的给药途径及其合理的用量范围，辅料与辅料、辅料与药物间的相互作用情况，以避免处方设计时选择不适宜的辅料。对于缺乏相关研究数据的，可考虑进行相容性研究。对某些具有生理活性的辅料、超出常规用量且无文献支持的辅料、改变给药途径的辅料，需进行必要的安全性试验。

辅料理化性质（包括分子量及其分布、取代度、黏度、性状、粒度及其分布、流动性、水分和 pH 等）的变化，可影响制剂的质量。因此，需要根据制剂的特点及给药途径，分析处方中辅料可能影响制剂质量的理化性质，进一步制订或完善相应的质控指标，选择适宜的供货来源，明确辅料的规格和型号。

2. 处方筛选与工艺研究

处方筛选是在前期对药物和辅料有关研究的基础上，根据剂型特点及临床应用的需要，制订几种基本合理的处方，通过相应的实验开展处方筛选和优化研究。处方包括主药及符合剂型要求的各类辅料，如片剂处方的组成通常为稀释剂、黏合剂、崩解剂和润滑剂等；对于难溶性药物，可考虑使用适量的可改善药物溶出度的辅料；对于某些稳定性差的药物，可考虑使用适量的抗氧剂和金属离子络合剂等。

工艺研究的目的是保证生产过程中药品的质量及其重现性，重点是确定影响制剂生产的关键环节和因素，并建立生产过程的质量控制指标和工艺参数。例如，片剂的工艺操作一般包括粉碎、过筛、混合、配制、干燥和成型等过程，在工艺研究中应针对上述步骤对制剂的影响，进行深入研究，特别应注意温度、转速和时间等工艺条件对制剂的影响。

制剂处方筛选与工艺研究，在进行预试验的基础上，可以采用比较法，也可用正交设计、均一设计或其他适宜的方法。

3. 制剂的评价

制剂的评价是指根据不同剂型，选择合理的指标，对处方和工艺进行全面的评价。制剂的评价一般包括基本性能评价、稳定性评价、毒理学评价、药效学评价、药物动力学和生物利用度评价、毒理学评价。

（1）基本性能评价：对处方和工艺研究过程中发现的可影响制剂质量的重要因素，如原料药或辅料的某些指标，应进行评价和控制，以保证制剂的质量和药效。在进行制剂的基本性能评价时，除了应考察与主药相关的性质外，还应选择能反映剂型特征的相关项目。例如，对于液体制剂，需要考察 pH、溶液澄清度与颜色、澄明度、不溶性微粒、无菌、细菌内毒素或热源等项目；对于混悬剂，则应考察沉降体积比、粒度、再分散性和干燥失重等项目。

（2）稳定性评价：对经过制剂基本项目考察合格的样品，选择两种批次以上的样品进行制剂影响因素的考察，主要的考察项目包括含量、有关物质及外观变化情况，具体的实验方法参见药物稳定性指导原则。

（3）药效学评价：新制剂应进行药效学评价，以证明制剂的等效或有效。临床前研究需在动物体内进行，已上市的原料药的相关数据可用文献资料代替。

（4）药物动力学与生物利用度评价：一般单纯改变剂型的制剂不要求做临床试验，但要求进行新制剂与参比制剂之间的生物等效性试验。

（5）毒理学评价：新制剂还应进行急性毒性与慢性毒性试验，有时还要进行致畸、致癌和致突变等试验。如是单纯的改变剂型，且能检索到相关的毒理学资料，则可免做部分试验。局部用药时，必须做刺激性试验。对于大输液，还需做过敏性试验、溶血试验及热源检查。

制剂的研究还涉及工艺的放大研究、制剂质量研究等环节，各项工作既有其侧重点和需要解决的关键问题，彼此间又有密切联系。剂型的选择是以对药物的理化性质、生物学性质及临床应用需求等综合分析为基础的，而这些方面也正是处方及工艺研究中的重要问题。质量研究和稳定性考察是处方筛选和工艺优化的重要的科学基础；同时，处方及工艺研究中获取的信息为药品质量控制中项目的设定和建立提供了参考依据。因此，研究中需要注意加强各项工作间的沟通和协调，研究结果需注意进行全面、综合的分析。

第二章

药物制剂的稳定性

第一节　概述

一、药物制剂稳定性的范畴和内容

药物制剂的稳定性不仅指制剂内有效成分的化学降解，还包括导致药物疗效下降、不良反应增加以及外观改变的任何物理变化和无菌状态的变化。例如，在液体制剂中，溶液剂产生沉淀、乳剂发生分层、混悬剂出现结块；在半固体制剂中，乳膏剂的破乳和凝胶剂的失水；在固体制剂中则有药物晶型的转变，溶出度的变异，吸湿及潮解等。所有制剂都可能因为处方工艺问题或包装不良、贮存条件不善、使用不当等而发生染菌、细菌数超标和长霉等微生物变化的现象。因此，对药物制剂稳定性的研究应包括化学稳定性、物理稳定性和微生物稳定性3方面的内容。表2-1列出了药物制剂的稳定性基本要求。

表 2-1　药物制剂的稳定性基本要求

稳定性类型	对药物制剂的要求
化学稳定性	制剂中全部主药，在所示规格范围内，其化学特性不变，效价不变
物理稳定性	外观、嗅味、均匀性、崩解、溶出、混悬、乳化等没有物理状态或性质的变化
微生物稳定性	保持无菌或微生物学检查不超标
治疗稳定性	疗效无变化
毒性稳定性	毒性不增大

药物制剂出现各类稳定性问题不只影响药品的外观，还可能影响患者用药的顺应性以及对药品的信心，严重的还可能导致疗效下降，不良反应或不良反应增加。例如，硝苯地平等二氢吡啶类钙拮抗剂遇光易降解，制剂中药物下降到一定程度时药效下降，同时，光解产物导致毒性反应。再例如青霉素易水解、聚合，发生反应后其抗菌活性降低，不仅影响治疗效果，聚合产物还是发生过敏反应的重要原因。因此，美国药典收录的青霉素 V 钾中对聚合物作了限量要求（≤0.6%），达到这一标准的口服青霉素 V 钾则无须做皮试。随着生物药剂学研究的开展，人们强烈地意识到制剂的溶出度是影响其生物效应的重要因素，作为评价制剂优劣的一项重要指标，已在各种固体制剂的质量标准中出现，因此制剂的溶出度必然成为制剂稳定性研究工作中的一项重要内容。比较不同厂家生产的硝基呋喃妥英胶囊（A 和 B）在 RH 75%、37℃条件下放置 1 年的稳定性，发现 A 的溶出度变化不大，而 B 的溶出度则由原来的30min 溶出79.54%下降至12.9%；相应地，前者临床疗效好，而后者疗效较差。罗红霉素是一种新型大环内酯类抗生素，但是其水溶性差，其溶出度的不稳定将导致疗效下降，同时干扰肠道中正常菌群而引起胃肠道反应。缓控释制剂的释放度稳定性更为重要，这类制剂往往含有远高于常规制剂的剂量，如果一旦释放速度加快，将引起过量甚至中毒。

无论是化学药、中药还是生物技术药物的制剂，稳定性都是必须研究和检查的内容，在药典、药品审批办法及药品生产管理规范（GMP）等药品管理法规中都有相应的要求和详细的规定。药物制剂稳定性的研究内容和目的包括：①药物及其制剂稳定性的影响因素、稳定性考察的方法学及考核指标，为确定处方、工艺以及包装、贮藏条件提供依据。②通过对各种稳定性试验结果的分析，确定药物制剂的使用期限或有效期。③产品上市后稳定性观察等。为了对药物及制剂产生稳定性的原因有进一步的了解或预测药物稳定性，还可以开展稳定性机制的研究工作，例如，药物降解反应过程及途径、化学降解动力学、药物—辅料相互作用机制等更深入的研究工作。

药物制剂的稳定性研究贯穿于药物制剂的研制、生产、储运、使用的全过程。稳定的药物制剂是药物更好地发挥疗效、降低不良反应的不可忽视的保证，准确预测药物制剂的稳定性则在处方研究、制剂工艺确定过程中具有关键作用，是制订药品使用说明书中药品使用期限（或有效期）客观、准确的重要依据。药品稳定性研究的一般程序如下：首先，制剂设计者根据药物的化学结构特点、理化性质、治疗要求、给药途径等，在制剂处方前工作中收集有关原料药物的稳定性资料（可以通过化学结构特点分析，或通过查阅文献和进行试验获得），了解药物与辅料产生的稳定性方面的配伍禁忌，这些资料是初步确定制剂处方和工艺的依据。在此基础上进行处方与工艺设计，对不同处方及工艺的制剂样品进行稳定性影响因素试验，将考察结果作为一项重要指标，结合其他质量控制、生产可行性、成本等方面的考虑，筛选出一个或数个处方样品进行初步的加速稳定性考察，确定出优选的处方和工艺，制定包装及储运条件，初步确定有效期。最后，通过室温长期留样观察的结果，确定制剂的实际有效期。

二、药物制剂稳定性的化学动力学基础

自20世纪30年代以来，得益于仪器分析技术及化学动力学研究的发展，药品化学稳定性的研究在总体上已经比较成熟，但由于具体药物不同，特别是在药物制剂中辅料的应用，可能会使降解过程及机制复杂化，需要仔细对待。化学动力学作为研究化学反应速度及反应历程、外界条件对反应速度影响的科学，是药物制剂化学稳定性研究的基础。有关化学动力学的理论与知识在物理化学课程中已有详细阐述，这里仅结合药物制剂的实践作简要的介绍。

（一）反应速度与浓度的关系

化学动力学最重要的基本假设之一是，在一定温度下化学反应的速度过程符合 n 级（$n = 0$，1，2，…）动力学模型。反应速度是指在单位时间内反应物的浓度或生成物浓度的变化，以药物 A 的降解反应为例：

$$xA \longrightarrow yB$$

则根据质量作用定律，反应速度与反应物浓度间的关系为：

$$-\frac{d[A]}{dt} = -k[A]^n$$

因为反应物的浓度随时间减少，故出现负号。方括号表示反应物或生成物的浓度，n 为反应级数。根据反应级数的不同，可以将化学反应分为零级反应（或伪零级反应）、一级反应（或伪一级反应）、二级反应等。

当 n 为1时，化学反应称为一级反应。药物制剂中的药物降解速率常常符合一级反应动力学，即使有两种组分参加的反应，由于其中一种反应物的浓度在一定范围内相对恒定，也常常呈现一级反应速率的变化规律，称为表观一级反应或伪一级反应。例如，药物发生水解时，环境中的 pH 相对恒定，此时 OH^+ 或 H^+ 的浓度相对恒定，此时，虽然反应物为两种，但是仍可作一级反应动力学处理。

有时，在一定的时间内，A 的降解量与化合物初始浓度相比很小，此时，式中的 [A] 可以视为常数，这种情况下，降解反应可作为零级反应处理，这类反应称为伪零级反应。如药物的光降解反应，在相对较高的浓度下为伪零级反应，其反应速率与光的吸收有关，而与药物的浓度无关。

业已证明，由于一定条件下除药物外的其他反应物（如空气中的氧、水或辅料等）的浓度基本恒定，大多数药物的降解反应速度与时间的关系可以较好地应用一级（或伪一级）动力学模型拟合，而

对于某些非均相体系药物制剂，如混悬剂由于药物在降解介质中的浓度维持为饱和溶解度，因此，稳态状态下表现为伪零级动力学，其反应速率仅与药物的饱和浓度有关。零级反应的半衰期与反应物的初始浓度有关。

实际情况下，药物降解反应往往不是一个简单的反应，药物降解可能是一个复杂的化学过程，如连续反应、平行反应、可逆反应等。

连续反应分为几步，连续进行。如青霉素在一定条件下的水解反应就是一个连续反应，还有一些有二级解离药物的水解反应也可视为连续反应。

一个药物经多种途径降解，并以不同的方向进行反应而得到不同产物时，这种降解反应称为平行反应。在平行反应中以反应速度最快的为主要反应，主要反应的生成物为主要产物，而其他的则称为副反应及副产物。药物受酸碱催化水解的反应大多为平行反应。例如，泼尼松（P）在 NaOH 催化下平行降解为中性和酸性两种甾体产物。

可逆反应可分为以下 3 种情况：①正逆反应都是一级反应。②一个方向是一级而另一方向是二级反应。③正逆反应都是二级反应。四环素类药物的互变异构过程就是一级可逆反应（图 2－1）。

葡萄糖在酸性溶液中的降解则包括如下复杂反应（图 2－2）：

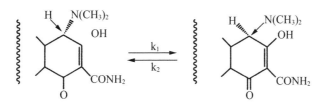

H
N(CH3)2
OH
CONH2
O
k1
k2
H
N(CH3)2
OH
CONH2
O

图 2－1　四环素的异构化

k2
多聚糖
k2
葡萄糖
k1
HOH2C
O
CHO
k3
有色杂质
k4
甲酸与乙酰丙酸

图 2－2　葡萄糖在酸性溶液中的降解过程

从上述反应式可以看出它是一个包含连续反应、可逆反应和平行反应的复杂反应，但是在低浓度的葡萄糖溶液中，葡萄糖的聚合可以忽略不计，而且由于有色物质的不可确定性，因此，常将葡萄糖在溶液中的降解作为连续反应处理。

（二）温度与反应速度的关系

温度是影响降解反应速度的最主要因素之一，早在化学动力学形成初期，van't Hoff 根据研究经验总结出了著名的 van't Hoff 规则：每当温度升高 10℃，反应速度增加 2～4 倍。该规则为一个经验规则，对于大多数化学降解反应而言，随着温度升高，反应速度增加。此后，Arrhenius 提出了 Arrhenius 指数定律，以说明温度与降解速度的定量关系。

$$k = Ae^{-\frac{E_a}{RT}}$$

式中，A 为频率因子；E_a 为反应的活化能；R 为气体常数；T 为绝对温度；k 为速度常数。可以看出反应速度与温度成正比，而与化合物的活化能成反比。也就是说，温度升高，反应速度增加，而活化能的大小表示降解过程中药物降解所需要的热能大小，活化能越大，表示该药物受温度的影响而导致的降解越小。Arrhenius 方程明确了反应速度与温度之间的关系，它是稳定性加速试验及贮存期预测的理论依据。

前已指出，大多数药物的降解无论是否为复杂反应，均可作为一级反应或伪一级反应处理，但是，

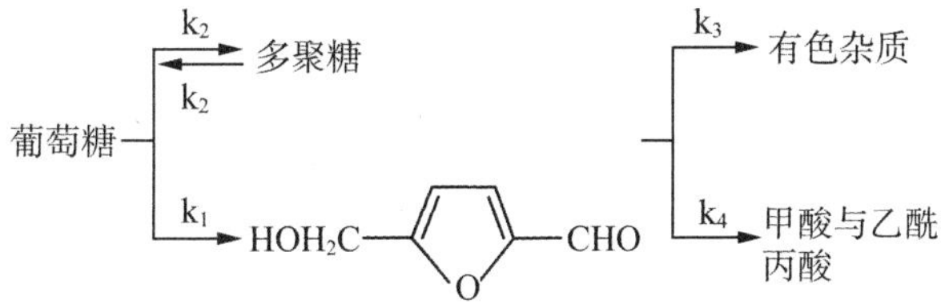

在应用 Arrhenius 方程处理温度与降解速度之间的关系时，往往误差较大。以平行反应为例，药物降解的速率常数 $k = k_1 + k_2$，即：

$$k = A_1 \mathrm{e}^{-\frac{E_a}{RT}} + A_2 \mathrm{e}^{-\frac{E'_a}{RT}}$$

这样，降解速率常数的对数与温度的倒数之间实际上已偏离直线关系，如果仍采用 Arrhenius 定律处理，必将带来较大的误差。因此，各国药政管理部门对通过加速试验的结果推算的药物有效期仍然采取有保留的接受态度，都要求继续进行常温留样观察，以确保能获得药品有效期的真实结果。当然，如果降解产物非常明确，而且降解机制非常接近于一级反应或伪一级反应动力学，则通过检测降解产物而推导得出的有效期的真实性将较高。

（三）固体制剂的降解动力学

化学动力学理论比较适合于均相体系中的液体制剂及尽管是非均相体系但反应只在液体中进行的制剂，如混悬剂。非均相固体制剂的稳定性一直受到人们的广泛关注，但对药物在固体制剂中的降解机制以及应用化学动力学进行预测仍然有很多争议。特别是由多种辅料制成的一些固体制剂，如胶囊剂、片剂等的药物降解过程及降解机制因为多种原因而更加复杂，药物可能在固体制剂内部及表面发生降解，降解反应因为与空气、水分以及辅料接触位置不同而非均匀性地发生，润滑剂、填充剂、黏合剂等一些辅料也可能与药物产生相互作用，或对主要成分的降解起催化作用等。

研究认为，大多数固体制剂中的药物是在液相中进行降解的，在固体制剂中出现有利于降解反应的液相环境有以下几种情况：①低熔点的药物或辅料发生熔化。②湿法制粒当中残留的水分或溶剂。③一些辅料吸湿，如淀粉、乳糖或微晶纤维素都有一定的引湿性。④制剂本身吸附空气中的水分。⑤随时间延长或温度波动，溶剂化物和水化物发生水分及溶剂的解离。

由于固体制剂药物中只有很小一部分是处于液相内，理论上认为，与混悬液类似，在固液界面上的反应可以用零级化学动力学方程来描述。然而，也如前所述，固体制剂中药物的降解情况比较复杂，非液相部分也会产生不规则的降解。一般而言，药物在固体制剂中的降解机制可分为以下4类。

1. 溶剂催化型

这是固体制剂中最主要的降解途径。主要成分在溶剂参与下进行降解。这些降解可能是水解、脱羧等。

2. 氧化

氧化一般也在液相中进行，但也有一些氧化可以在固相中进行。

3. 光解

药物的光解在液相中容易进行，如维生素 C 的光降解，但许多药物的光解反应并不需要液体存在。由于光对固体制剂的穿透性有限，光解反应一般在固体制剂的表面进行。

4. 热解反应

热解反应不需要在溶剂中就能进行。这一降解方式只有当药物受高热影响时才会产生。例如对氨基水杨酸在没有液相存在时，在 70~80℃时发生热解反应。

图 2-3 是典型的固体制剂的降解动力学曲线即 S 型曲线，其中有一段为滞后期，随后出现加速期。加速期可用零级、伪一级或更高级的动力学方程来描述，这和稳定性试验的条件有关，如温度、湿度等。在第一阶段药物呈零级降解，此时，残留药量 $m = m_0 - k_0 t$，其中，m_0 为零时药量，k_0 为动力学常数。

药物制剂的贮存期或货架寿命是指药物从生产出来到失效或不能使用的时间，一般情况下是指制剂中药物降解到残留量为标示量的 90% 所需的时间，或根据降解产生的相关物质达到质量控制限度和不能接受时推算。从图 2-3 可知，该固体制剂的货架寿命期内降解主要处于 S 型曲线的第一阶段，降解动力学近似为零级。

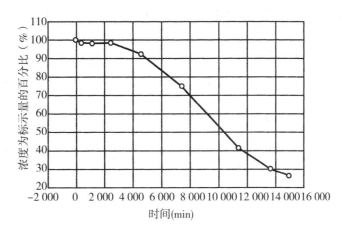

图 2-3 青霉素干糖浆在 RH 75%、温度 60℃条件下含量对时间的关系

第二节 药物制剂的化学稳定性

药物制剂中药物的化学降解可导致药物含量的下降和有关物质的增加，前者可导致药品的疗效下降，而后者则可能导致有毒杂质（有关物质）的增加或引起颜色、顺应性等改变。因此，药物制剂有效期的确定应综合各项指标，通常以最先不符合要求的指标（既可以是含量，也可以是有关物质）出现时间作为失效期。

一、药物化学降解的途径

药物的化学稳定性是指药物发生降解，因药物结构不同，药物制剂的降解途径包括水解、氧化、光解、异构化等。例如氯吡格雷可以发生水解和氧化反应。

（一）水解

水解反应是制剂最常见的降解途径之一。酯类药物（包括内酯类）、酰胺类（包括内酰胺类）药物、巴比妥类药物、乙内酰脲药物、酰亚胺药物、Schiff 碱、含活泼卤素的药物（如酰卤等）、糖苷类及缩胺药物等的水溶液容易发生水解。

药物的水解可以受质子或氢氧根离子催化（专属酸或碱催化水解），也可以受广义（共轭）酸或碱催化，还可以由亲核试剂催化。药物的水解反应虽然是药物与水分子的双分子反应（二级反应），但是，由于水的浓度变化很小，可以视为常数，故当溶液中的 pH 一定时，药物的降解速度只与药物的浓度成正比，即伪一级反应。

1. 酯类药物的水解

酯类药物是典型的较容易水解的药物，其水解速度一般大于酰胺类药物。酯类药物的水解包括氢离子、氢氧根离子或水催化的水解（图 2-4）。

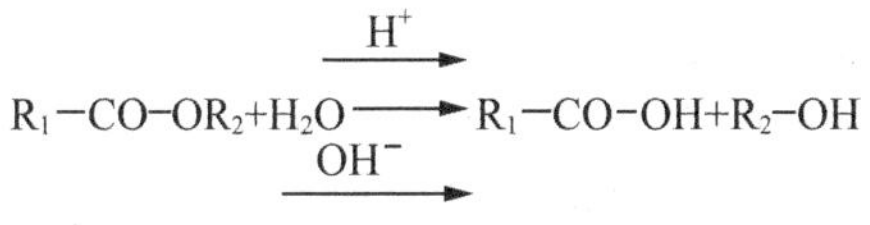

$$R_1-CO-OR_2+H_2O \xrightarrow[OH^-]{H^+} R_1-CO-OH+R_2-OH$$

图 2-4 酯类药物的水解

酯类药物中无机酸酯和低级脂肪酸酯更易于水解。有机酯类药物的水解速度在结构上取决于基团 R_1 及 R_2 的电子效应和空间效应，如果 R_1 和 R_2 使碳原子的正电荷增加（如两个基团为吸电子基团），则必将增加水解的可能性，反之亦然。

表 2-2 列出了不同取代苯甲酸乙酯（$RArCOOC_2H_5$）的水解速率常数，可以看到对硝基苯甲酸乙酯（Ⅰ）大于苯甲酸乙酯，因为硝基为强吸电子基，又处于酯基的对位，有强吸电子诱导效应和共轭效应，两者方向相同，均使碳原子上的正电荷增加；对甲基苯甲酸乙酯（Ⅱ）的水解速度低于苯甲酸乙酯，因为甲基为弱给电子基，又处于酯基的对位，有给电子诱导效应和 σ-π 超共轭效应，均使碳原子上的正电荷降低；而局部麻醉药对氨基苯甲酸乙酯（Ⅲ）的水解速度大大低于苯甲酸乙酯，是因为胺基虽为吸电子基团，但是在该结构中处于酯基的对位，有强的共轭效应，且后者远强于前者，故使碳原

— 23 —

子上的正电荷大大降低，从而导致水解速度减小（图2-5）。

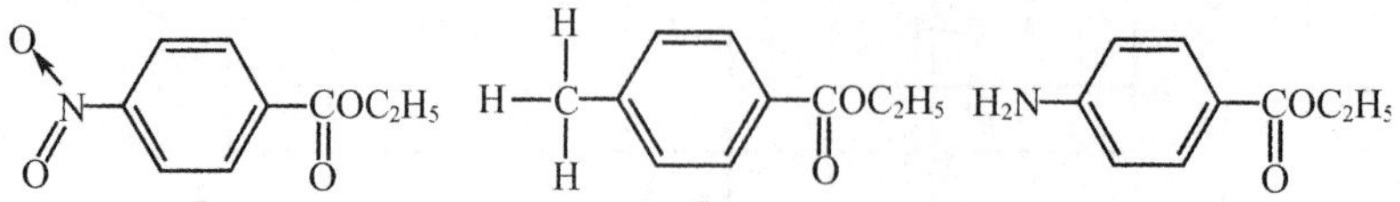

图2-5　不同取代的苯甲酸乙酯的结构

表2-2　不同取代苯甲酸乙酯（$RArCOOC_2H_5$）在25℃和60%丙酮碱性水溶液的水解速率常数

项目	R	NH_2	CH_3	H	NO_2
水解速率常数	k（s^{-1}）	0.029	0.403	1	85.1

一般情况下，酚酯比醇酯更易于水解，因为芳烃基为吸电子基，使碳原子的正电荷增加，而脂肪烃基与之相反。例如，乙酰水杨酸极易水解。

酯类分子中，同时存在亲核基团时，由于其催化作用，可以增大水解速度，而且随着亲核性的提高，使水解速度加快。因这类亲核基团多在反应中心附近，故将这种作用称为"邻助作用"。例如，乙酰水杨酸极易水解，除上述原因外，还存在着邻位羧基负离子的邻助作用。

当酯类药物酯键附近存在大体积的基团时，因其空间障碍对酯键具有保护作用，减少药物的水解。例如，异丁酰水杨酸、1-乙基丁酰水杨酸比乙酰水杨酸稳定，是由于结构中酯羰基连接异丙基和二乙甲基，体积较大，因空间效应而降低水解速度，乙酰水杨酸、异丁酰水杨酸、1-乙基丁酰水杨酸的水解速度比为100∶10∶10。

羧酸酯类药物是常见的易于水解的药物，一般来说，结构类似的羧酸酯类药物的水解动力学常数类似，例如对羟基苯甲酸乙酯（尼泊金乙酯）与苯唑卡因的酯结构类似，其水解常数接近。因此，对于结构类似的羧酸酯类药物可以通过文献数据推断其稳定性，例如阿托品与东莨菪碱的水解动力学行为类似。

内酯是一种特殊的酯，首先其内酯结构可水解，继而与线性羧酸结构存在一定的平衡，如华法林和毛果芸香碱等。

甲基氨基酸酯是在药物结构设计中常用的酯，该类酯在弱酸条件下较稳定，在强酸、碱性、中性条件下易于水解。磷酸酯是前体药物常用的酯，但该酯极不稳定，尤其进入体内后可以迅速被磷酸酯酶代谢。

2. 酰胺类药物的水解

酰胺类药物（RCONHR'）水解机制类似于酯类，但水解速率一般低于酯类药物，这是因为酰胺键是平面结构，电子离域化程度高，氮原子上取代基的斥电子效应使羰基碳的电子云密度高，正电荷降低，因而其水解的活性降低。例如，水杨酰胺比水杨酸甲酯稳定得多。酰胺类药物结构中的基团R、R'的电子效应和空间效应均对药物的水解性有影响。例如，氯霉素分子的二氯乙酰胺基中，两个强吸电子的氯原子使酰胺键羰基碳原子的正电荷增高，有利于亲核攻击，因此，氯霉素极易水解。

β-内酰胺不是平面结构而为刚性结构，电子离域化受到限制，因而比链酰胺更易水解。青霉素结构中各有一个链酰胺键和一个β-内酰胺环，在水溶液中β-内酰胺环易于开环，生成青霉酸，而链酰胺键不变。内酰胺环的水解性与环的大小有关，小环内酰胺（如青霉素）比大环内酰胺（如利福霉素）易于水解。另外，β-内酰胺的水解性也与环的状态有关，单环β-内酰胺环比并环β-内酰胺环更稳定，例如氨曲南（菌克单）即是一个成功的单环β-内酰胺抗生素，性质稳定，由美国Squibb公司开发成功，是第一个单环β-内酰胺抗生素，也是唯一可以直接生产制成水溶液注射剂的β-内酰胺抗生素。并环的张力大小也影响水解性，例如并五元环的β-内酰胺比并六元环的β-内酰胺更易水解。

巴比妥类、乙内酰脲和酰亚胺药物作为特殊的酰胺类药物，更易于水解。

3. 其他类型药物的水解

（1）卤烃类药物：卤烃类药物如果卤原子连接在碳原子上时，一般较易水解，如氯霉素、克林霉素等；连接于氮原子上也易水解，如哈拉宗；连接在芳环上时则不易水解，如地西泮、氯氮䓬、氯丙嗪等。

（2）具有糖苷键及其类似结构的药物：氨基糖苷类抗生素具有糖苷键，能水解成糖苷和糖，如庆大霉素；阿糖胞苷、环胞苷和5－氮杂胞苷也可水解。

（3）具有缩胺类结构药物：具有缩胺类结构的药物也易水解，如碘解磷定。

（二）药物的氧化和光解

1. 氧化

任何一种药物都具有还原性，在加热和强氧化剂的条件下均可以被彻底氧化破坏。这里所说的氧化则是指温和条件下药物的氧化降解，主要是指药物的自氧化反应。自氧化反应是由空气中的氧气自发引起的自由基链式反应。药物的自氧化反应一般是自由基链式反应，可以分为4个阶段：自由基形成阶段、链反应形成阶段、链反应扩展阶段和链反应终止阶段。其中自由基形成阶段是药物在一定条件下（光照射、过渡金属的催化氧化、引发剂等），碳氢键发生均裂，形成烃基自由基和氢自由基。

药物的自氧化趋势可以从其标准氧化电位值与氧的标准氧化电位值之间的比较来判定，即氧化电位大的药物易自氧化，特别是药物的标准氧化电位值与氧的标准氧化电位值相比，前者较大时，药物更易自氧化。化合物的氧化电位值受 pH 的影响，氧分子在酸性、中性、碱性溶液中的氧化电位值分别为 $-1.239V$、$-0.815V$、$-0.40V$，因此，药物的标准氧化电位的绝对值大于上述绝对值时，这种药物易于自氧化。例如，维生素 C 在 pH 4.58、30℃时的标准氧化电位值为 $-0.136V$，易于自氧化。

药物氧化与其结构有很大关系，酚类、烯醇类、芳胺类、吡唑酮类、噻嗪类等结构的药物都可能发生氧化降解。例如儿茶酚类药物如甲基多巴、肾上腺素等易氧化成醌。有些药物氧化后进一步发生反应，如5-氨基水杨酸氧化形成醌亚胺，后者进一步聚合形成有色物质。

近年来，含硫的化合物成为候选新药的热点之一，而含硫的化合物易于氧化，在制剂研究中应给予重视。例如硫醇比烯醇或酚类更易自氧化，且在碱性溶液中比在酸性溶液中更易自氧化。随着肽类或蛋白质药物不断应用于临床，它们结构中硫醇的氧化性必将成为制备和贮运其制剂的障碍。

烃类药物可以发生自氧化。饱和烃类的自氧化活性与其碳原子的取代有关，叔碳＞仲碳＞伯碳。例如维生素 A 的自氧化，可发生在叔碳的4′、8′、12′位上。当饱和碳原子上连有吸电子基团时，氢的电子云转向碳原子，易发生自氧化，例如三氯甲烷自氧化生成光气，而乙醚自氧化产生过氧化物。

烯烃和芳烃比饱和烃易自氧化，氧化发生在双键位置上。共轭烯烃的自氧化发生在 1，4－位上，形成过氧化物。

醛基的 C—H 键因碳原子上连有吸电子的氧原子，容易发生自氧化反应变成酸，例如乙醛首先形成少量过乙酸，过乙酸分解成乙酸自由基和羟基自由基，继而经链反应的形成、扩展，使乙醛逐渐氧化成乙酸。

一般情况下，醇类药物较为稳定，不易自氧化，但是，如果醇羟基的 β-碳原子上连有氧原子、氮基或羟基时，自氧化的可能性增加，如去氧皮质酮的羟基即可自氧化。另外，自氧化性的大小与碳原子的状态有关，叔醇＞仲醇＞伯醇。

烯醇与酚类药物一样极易自氧化，例如，维生素 C 在铜离子的浓度低达 $10^{-9}mol/L$ 时仍然可被铜离子催化而氧化。

胺类药物也具有自氧化的可能性，常可以被氧化成 N-氧化物，如氮芥和吗啡。一般情况下，芳香胺比脂肪胺更易自氧化，例如，磺胺类药物的分子中含有芳伯胺基，能发生自氧化。

2. 光解

光解是指化合物在光的作用下所发生的有关降解反应，许多药物对光不稳定，如硝苯吡啶类、喹诺酮类等药物，都会发生光解。光解反应有以下特点：①温度对光解的速度影响较小（温度系数 1～1.8）。②药物浓度较低时，光解速度与浓度的关系呈一级动力学关系，高浓度时为零级动力学关系。

光解反应有不同的类型，光解产物往往比较复杂，例如氯喹光解产物有 7 种（图2－6）。有时光解产物随后可以被氧化和（或）水解。

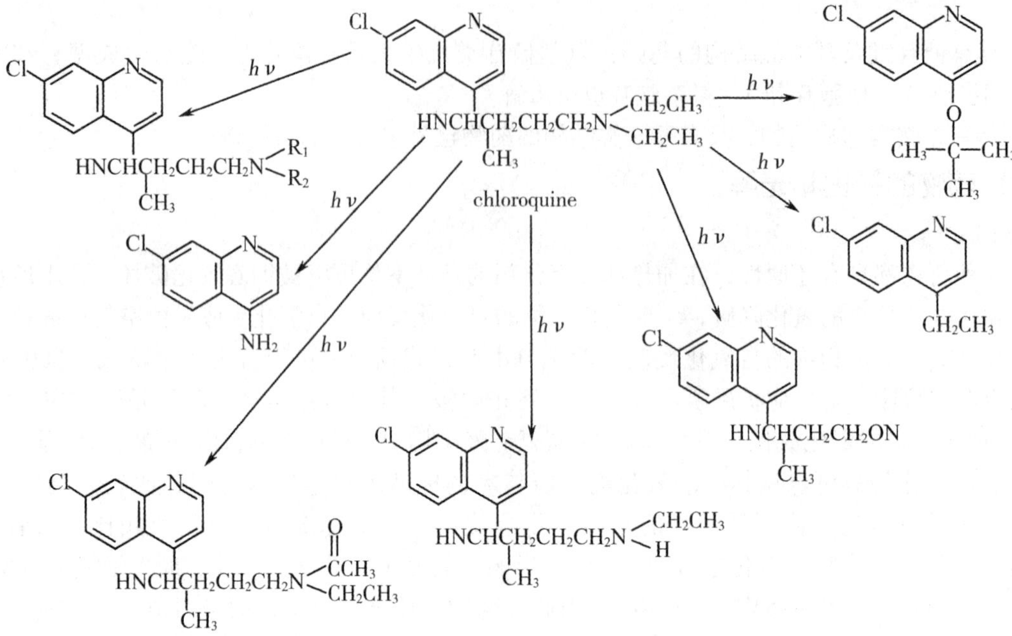

图 2-6　氯喹的光解

（三）异构化和消旋

　　如果一个药物的光学异构体或几何异构体之间的生理活性不同，在考虑稳定性时要注意是否有异构化反应发生。异构化分为光学异构化和几何异构化。

　　几何异构降解是指药物的顺反式之间发生了转变，使原异构体的含量及生理活性发生了变化。如维生素 A 的活性异构体是全反式，在 2，6 位形成顺式异构体后，生理活性下降。又如两性霉素 B 为反式构象，可以在产物中转化为无效且有毒性的顺式构象，即两性霉素 A（图 2-7），因此，USP 收载的两性霉素 B 质量标准中规定，两性霉素 A 的含量不得大于 5%。

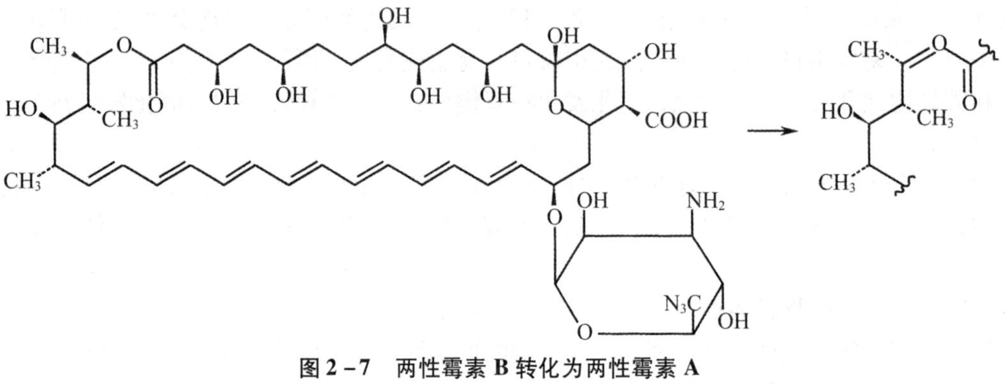

图 2-7　两性霉素 B 转化为两性霉素 A

　　光学异构降解是指化合物的光学特性发生了变化，一般是指化合物的光学异构体之间发生了相互的转变。例如，四环素在酸性条件下，4 位上的碳原子出现差向异构的转变（图 2-2），使活性下降。有时，光学异构体易于产生消旋或外消旋而活性下降，虽然这种过程往往是可逆变化，但当消旋体中某一种异构体进一步降解时则可以导致不可逆。例如依托泊苷由反式内酯转化为顺式内酯，后者进一步水解（图 2-8）。

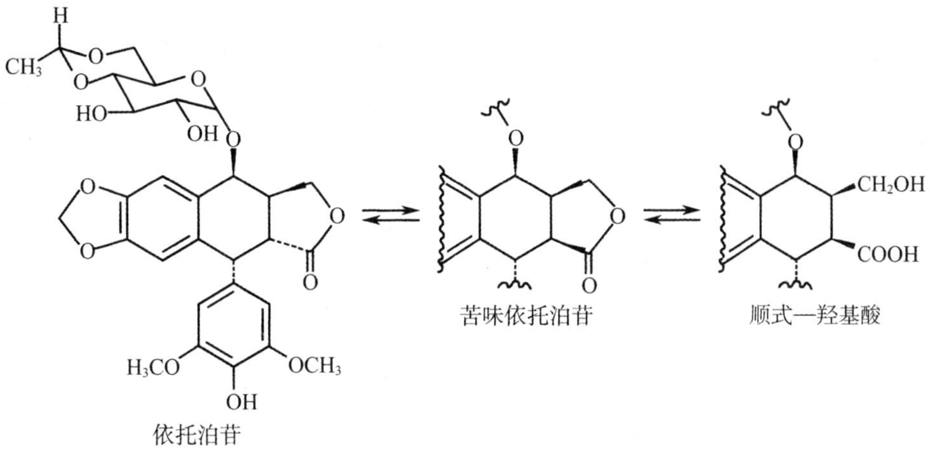

图 2-8　依托泊苷的降解

（四）其他降解途径

除上述几种主要的药物降解途径外，还有其他的一些降解途径。例如聚合，即两个或多个分子结合形成复杂的分子。聚合是一种常见的降解，往往伴随于氧化或光解过程。例如氨苄西林浓水溶液在贮存中发生聚合作用，一个分子的 β-内酰胺环裂开，与另一个分子反应形成二聚物。此过程可再继续下去形成高聚物，有人认为高聚物是产生过敏反应的重要原因之一。塞替派在水溶液中易聚合并失效，可以用聚乙二醇作溶剂制成注射剂来避免。胰岛素在酸性条件下发生脱酰胺水解而生成单脱酰胺胰岛素，而在偏碱性条件下则会发生聚合现象，使紫外吸收特性发生变化，两者均使含量和活性下降。另外，一些药物可发生脱羧反应，例如对氨基水杨酸钠脱羧形成间氨基酚，并进一步生成有色氧化产物。

（五）药物—辅料和药物—药物相互作用

药物制剂中往往含有其他药物（如复方制剂）和辅料，药物—辅料和药物—药物间的相互作用将影响药物的稳定性。如下为常见的药物—药物、药物—辅料相互作用的例子。

（1）与亚硫酸氢盐的反应：亚硫酸氢盐是常用的抗氧剂，可以与肾上腺素等药物发生化学反应，亚硫酸氢根可以取代其羟基。

（2）含胺基药物与还原糖的反应：还原糖可以和伯胺、仲胺药物发生被称为 Maillard 反应的加成反应，使药品颜色加深。例如硫酸右旋美沙酚与乳糖制成的片剂可以发生反应而使颜色加深。

（3）酯交换反应：当酯类药物与含羟基的药物混合时，可以发生酯交换反应。例如，阿司匹林与可待因可发生酯交换反应。

二、影响药物制剂降解的因素及稳定措施

通过对药物降解动力学和降解机制的研究，处方工作者可以对影响药物制剂降解的因素作出相应的判断，进而在处方和工艺设计以及后续的包装贮运条件制订中避免或减少这些因素的影响，最终生产出稳定的药物制剂。

对于药物化学结构方面的因素，可以采用结构修饰或改造的办法，例如将药物制成前体药物来提高药物的稳定性，水解迅速的药物可以通过改变电子效应和空间效应来稳定。对于药物的物理结构方面的因素，例如因晶型产生的不稳定性可以通过重新选择稳定晶型来实现。但是化学结构的改变同时也可能带来生物效应的改变，稳定晶型因其水溶性小，往往会导致生物利用度降低。因此，对于已有药物的稳定性问题，除非有特别的需要，通常建议采用制剂学方法，在不改变化学结构和物理结构的前提下，提高药物的稳定性。下面重点讨论影响药物化学稳定性的非结构影响因素，包括处方因素和非处方因素。

（一）处方因素

处方是制剂稳定与否的关键。处方环境中的 pH、缓冲盐的浓度、溶剂、离子强度、表面活性剂、赋形剂、附加剂等，都是经常影响稳定性的因素。

1. pH

处方的 pH 是影响制剂化学稳定性的重要因素，它无论对于药物的水解反应、氧化反应均有影响。

（1）pH 与水解反应速率的关系：如前所述，酯类、酰胺类、含活泼卤素的药物以及糖苷类和缩胺等药物均容易发生水解，尤以溶液状态为甚，许多药物以至于不能制备满足上市要求的水溶液制剂，如青霉素等抗生素就只能制备为粉针剂。即使在固体状态下，有些制剂不可避免地含有一定的水分，例如多肽/蛋白类药物的冻干制剂就可能因残留水分的存在而发生降解。药物除受水分子催化水解外，还可能受专属酸或碱催化或广义酸或碱催化水解，因此，处方的 pH 环境包括缓冲液的种类与药物水解速度密切相关。

图 2-9 是几种药物的水解速度常数随 pH 变化的曲线。如图所示，药物的水解速度常数随 pH 的变化可以分为 3 种情况：①非解离型药物水解速度常数随 pH 变化的曲线呈 V 形，如普鲁卡因、氨苄西林等。②含有一个解离基团的药物水解速度常数随 pH 变化的曲线呈 S 形曲线，如硫脲、苯巴比妥等。③含有两个解离基团的药物水解速度常数随 pH 变化的曲线呈倒钟形，如硫酸新霉素。

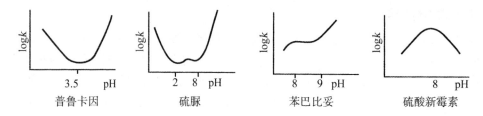

图 2-9 几种药物的水解速度常数随 pH 变化的曲线

pH 对水解速度常数的影响可用上式表示：

$$k = k_0 + k_{H^+} [H^+] + k_{OH^-} [OH^-]$$

式中，k 为水解速度常数；k_0 为水分子的催化速度常数；k_{H^+}、k_{OH^-} 分别表示 $[H^+]$ 和 $[OH^-]$ 的专属酸碱催化速度常数。

当 pH 较低时，主要为专属酸催化，上式可简化为：

$$logk = logk_{H^+} - pH$$

以 $logk$—pH 作图为一直线，斜率为 -1。当 pH 较高时主要为碱催化，则：

$$logk = logk_{OH^-} - logk_{H^+} + pH$$

以 $logk$—pH 作图为一直线，斜率为 +1。$K_W = [H^+][OH^-]$ 称为水的离子积，当温度为 298.7K 时，$K_W = 10^{-14}$。所以整个曲线理论上呈 V 字形。也就是说，在理论上存在一个 pH，使处方中药物的水解速度最小，这个对应于最小的反应速度常数的 pH，定义为 pH_m 如果药物水解反应机制为专属酸碱催化，也可以用以下公式计算一些药物的理论 pH_m：

$$pH_m = \frac{1}{2}pK_W - \frac{1}{2}log\frac{k_{H^+}}{k_{OH^-}}$$

利用 pH—反应速率关系图，可以观察到对某一药物最稳定的 pH 范围。如青霉素的最稳定 pH 大约为 6。

例如，测得葡萄糖溶液（0.030mol/L 盐酸溶液）在 121℃下的水解速度常数为 0.008 0h^{-1}，已知该温度下葡萄糖的自发水解速度常数为 0.001 0^{-1}，试计算葡萄糖溶液在该条件下的酸催化水解速度常数。

对于部分解离的药物的降解，由于其解离型和非解离型同时降解，因此，其 pH—反应速率关系图不是简单的 V 形图。以只有一个解离中心的药物为例，由于有两种形式（解离型和非解离型），故：

$$k = k_{H^+} [H^+] + k_{H_2O} [H^+] + k'_{H_2O} [OH^-] + k_{OH^-} [OH^-]$$

图 2-10 为上式的分解结果，可以把式中 4 项进行分离和解析。

如果药物含多级解离，如某弱酸可以解离成 HA$^-$、A^{2-} 时，其中 HA$^-$ 为中间态，药物降解的 pH—反应速率关系图呈钟形，有最大值，此时往往为 HA$^-$ 的等电点，为（$pK_1 + pK_2$）/2。如氢氯噻嗪的降解呈钟形（图2-11）。

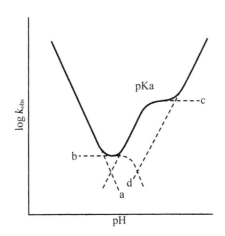

图2-10 式中降解的 pH—反应速率关系图
a~d 依次代表式中的4项。

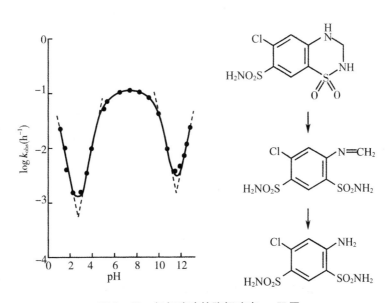

图2-11 氢氯噻嗪的降解速率—pH 图

（2）pH 与自氧化反应速率的关系：药物的自氧化取决于药物的标准氧化电位值，而标准氧化电位值则受 pH 的影响，因此，处方的酸碱性将影响自氧化物的稳定性。自氧化的典型例子是醌自氧化形成氢醌：

$$O=\!\!\!\!\bigcirc\!\!\!\!=O + H^+ + 2e \longrightarrow HO\!\!-\!\!\bigcirc\!\!-\!\!OH$$

根据 Nernst 方程，醌—氢醌在酸碱条件下的实际氧化 - 还原电位可计算如下：

$$E = E_0 + \frac{0.0592}{n}\log\frac{[H^+][Q]}{[HQ]}$$

式中，Q 代表醌，为氧化型；HQ 代表氢醌，为还原型；E 为实际氧化—还原电位；E_0 为标准氧化—还原电位；n 为氧化型变为还原型获得的电子数目。由式可见，氢离子浓度增加，则还原型不易变为氧化型。由此可见，还原型药物在 pH 低时比较稳定，如吗啡在 pH 4 以下较为稳定，在 pH 5.5~7.0 反应速度则迅速增加。

有些药物经自氧化后仍有后续的水解反应，则 pH 对这些药物的降解速率影响更大。例如维生素 C 在酸性条件下，可逆地氧化成去氢抗坏血酸，而在碱性条件下，去氢抗坏血酸将进一步水解成2, 3 -

二氧古洛糖酸，再进一步氧化成草酸和 L – 苏阿糖酸，使反应变为不可逆，所以，维生素 C 注射液的 pH 应偏酸为好。

综上所述，所有药物均有最适 pH 范围，无论易水解的药物还是易氧化的药物，必须调整 pH 至一定的范围，以确保药物的稳定。

2. 广义酸碱催化

除了［H⁺］、［OH⁻］会催化一些药物的水解反应以外，一些广义酸碱也会催化药物的水解反应。能够给出质子的物质称为广义酸，能够接受质子的物质称为广义碱。药物受广义酸和广义碱催化的水解称之为广义酸碱催化。

在处方中有时为了使药液的 pH 稳定，常使用一些缓冲盐，如 HAc、NaAc、NaH_2PO_4 枸橼酸盐、硼酸盐等，但它们作为广义酸碱往往会催化这些药物的水解。如醋酸盐和枸橼酸盐催化氯霉素的水解，HPO_4^{2-} 催化青霉素的水解。因此在药物制剂处方设计时应加以考虑。如选择没有催化作用的缓冲系统，或者降低缓冲盐的浓度等。以磷酸盐缓冲液为例，如果存在广义酸碱催化，则其表观速率常数可以表达为上式。氯霉素的水解受广义酸碱催化，在 pH 7、93℃下的降解速度（$1/t_{50}$）与磷酸盐浓度间的关系如图 2 – 12 所示。

$$k = k_{H^+}\,[H^+] + k_{H_2O} + k_{OH^-}\,[OH^-] + k_{H_2PO_4^-}\,[H_2PO_4^-] + k_{HPO_4^{2-}}\,[HPO_4^{2-}]$$

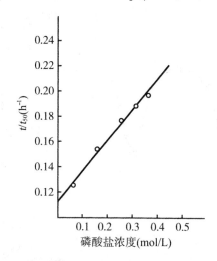

图 2 – 12　氯霉素在 pH 7、93℃下的降解速度与磷酸盐浓度间的关系

3. 溶剂极性对反应速率的影响

溶剂极性对药物水解的影响已经被许多研究所证实，但其机制尚不清楚，目前习用过渡态理论解释和推断介质的极性对水解反应的影响。根据过渡态理论，反应速度取决于过渡态的浓度，这种浓度又取决于反应物与过渡态间的平衡。

根据溶剂极性改变对平衡的影响，即对过渡态浓度的影响，则可对反应的影响作出推断。如果反应物转变为过渡态的极性增大，则增加溶剂的极性可以稳定过渡态，增加反应速度。反之，减小溶剂极性，则可以减小反应速度。

可以用溶剂介电常数来说明溶剂极性的这种影响。在溶剂中，离子间反应速度常数可以用如下关系式表示：

$$\log k = \log k_\infty - \frac{k' Z_A Z_B}{\varepsilon}$$

式中，k 为反应速度常数；k' 为常数；ε 为介电常数；k_∞ 为 $\varepsilon \to \infty$ 时的速度常数；Z_A、Z_B 为 A、B 两种离子的电荷。

可以看出，对于离子—离子反应，如果两个离子的电荷相同，则过渡态将具有较多的电荷，极性增大，增加溶剂极性将增加反应速度，减小溶剂极性则减小反应速度。苯巴比妥钠在水溶液中解离成带负电的苯巴比妥离子，在碱性条件下水解时，在溶液中加入60%丙二醇可降低溶剂的极性，这样可以延缓药物的水解。复方磺胺甲噁唑的注射液中加入45%丙二醇的目的也是如此。

上式同样表明，对于带有不同电荷的离子间的反应速度常数，溶剂极性则有相反的影响，带有不同电荷的离子间的反应过渡态将具有很少的电荷，极性减小，增加溶剂极性将减小反应速度，而减小溶剂极性则增加反应速度。

中性分子—离子反应的情况不能用上式解释，但与不同电荷离子间反应的结果类似，这种反应的过渡态极性极小，增加溶剂的极性将降低药物的降解速度。中性的酯类、酰胺类药物分子的水解即属此类。例如，氯霉素为一个中性分子，受氢氧根离子催化而水解，该反应在丙二醇介质中反应速度快，而在水介质中反应速度较慢。

制剂处方中常常加入一些电解质，如等渗调节剂、抗氧剂、缓冲盐等，这些电解质的离子强度的增大将导致溶剂极性的增加，因此对降解速度也会有影响，可以用下式考虑：

$$\log k = \log k_0 + 1.02 Z_A Z_B I$$

式中，k 为降解速度常数；k_0 为溶液无限稀释时（$I=0$）的速度常数；Z_A、Z_B 为药物所带电荷；I 为离子强度。

从式中可以看出，对于相同电荷离子间的反应，例如药物离子带负电，受 OH^- 的催化，加入盐使溶液离子强度增加，则反应速度增加。对于不同电荷离子间的反应，例如药物离子带负电，受 H^+ 的催化，溶液离子强度增加，则反应速度降低，这与从式中得到的结论一致。

4. 金属离子对降解速率的影响

处方中加入或原辅料中带入的金属离子，特别是重金属离子，对药物的稳定性有较大的影响。由于药物的自氧化反应往往属于自由基反应或自由基链反应，金属离子对自由基形成、链反应的形成及扩展均有催化作用。

催化自氧化的金属离子有铜离子、铁离子、钴离子和锰离子等。例如铜离子在 0.06×10^{-6} 时仍然对维生素 C、肾上腺素的自氧化有催化作用，从而导致其注射液颜色变深。

为了消除金属离子对药物自氧化反应的催化作用，应注意防止这些离子的引入。但是，微量的金属离子往往很难避免，如原辅料可能带入，生产设备也可能带入。必要时可以加入掩蔽剂（螯合剂）络合金属离子，降低游离金属离子在溶液中的浓度和活性，增加药物的稳定性。添加的螯合剂应与人体相容性好，即本身生理惰性，对人体无毒。常用的有依地酸二钠（EDTA-2Na）和依地酸钙钠，后者适合 pH <7 的注射剂，可以防止依地酸二钠因络合血钙而导致的血钙下降，同时确保螯合剂又能与重金属离子络合。

5. 辅料的影响

处方中的基质及赋形剂等辅料对处方的稳定性也将产生影响，例如硬脂酸镁是一种常用的润滑剂，与阿司匹林共存时可加速阿司匹林的水解。其原因是，硬脂酸镁能与阿司匹林形成相应的乙酰水杨酸镁，溶解度增加，同时，硬脂酸镁具弱碱性而有催化作用。有研究表明阿司匹林单独的水解机制不同于阿司匹林和硬脂酸镁共存时的水解。所以在制备阿司匹林片时，因为考虑到主药的稳定性，故而选用滑石粉或硬脂酸而不用硬脂酸镁。又如糖类特别是乳糖、甘露醇可以和伯胺药物发生 Millard 反应。

由于药物在固体制剂中的降解很复杂，特别是在含有填充剂、润滑剂及黏合剂的片剂、胶囊剂中，很难对其中辅料的作用作出很肯定的解释。一般而言，辅料对药物稳定性产生影响的机制主要有以下几种：①起表面催化作用。②改变了液层中的 pH。③直接与药物产生相互作用。

这些作用机制又与药物及辅料性质、结晶性和处方中水分有关。不仅药物的含水量会对固体制剂的稳定性有影响，辅料的吸湿性以及结合水的能力对固体制剂稳定性也会产生较大的影响。如卡托普利本身对热和湿都很稳定，而一些辅料会使之迅速氧化。研究发现，虽然淀粉比微晶纤维素、乳糖的吸湿性大，但使卡托普利的降解量却小于后两者，这可能与辅料和水的结合强度有关。Carstensen 指出，固体药物的降解受湿度影响，但是任何一种物质在含有水分低于某一数值下，水分对药物的降解无影响，并将该值命名为临界含水量（高于此含水量药物可发生明显降解）。例如，使用不同含水量的微晶纤维素

对维生素 B_1 的稳定性进行研究，发现含水量达到一定值后，水能加速维生素 B_1 的降解。

表2-3 列出了一些常见药用辅料在室温下的平衡吸湿量，通过选择含湿量较低的辅料，特别是对于一些吸湿性大的药物，可以增加药物的稳定性。

表 2-3　常见药用辅料在室温下的平衡吸湿量

辅料	25℃时不同相对湿度下的平衡吸湿量（%）		
	100%（RH）	33%（RH）	75%（RH）
无水磷酸二钙（USP）	<0.1	<0.1	7.0
乳糖（USP），喷雾干燥品	0.5	1.0	21.5
硬脂酸镁	3.1	3.5	—
纤维素，微晶纤维素（NF）	3.7	8.1	—
素乙二醇 3350（NF）	<0.3	2.0	62.2
预胶化淀粉（NF）	7.8	14.7	36.4
玉米淀粉	8.0	14.4	16.5
聚维酮（USP）	12.2	27.8	—

辅料及药物的几何形状对其稳定性也有影响。如有些研究表明，降低药物及辅料粒径，能减小降解速度。而在其他一些研究中，结果却完全不同。所以不能用简单的方法对固体药物的稳定性加以解释。

辅料会引起固体制剂液相中 pH 的变化，因此可能加速药物的分解；另一方面，也可为药物提供一个合适的 pH 环境，从而使药物的稳定性增加。有研究通过测定处方浆液的 pH 来估计其是否利于药物的稳定性。例如，实验证明二乙基三戊酮盐酸盐在其处方浆液 pH 为 2.4~3.5 的处方中稳定，而在处方浆液为 pH >4 的处方中不稳定。

表面活性剂在制剂中是一类常用的辅料。一些易水解的药物加入表面活性剂，可使其稳定性增加，这是因为表面活性剂可在溶液中形成胶束，形成了一种屏障，防止了一些催化基团，如 OH^-、H^+ 的进攻。但有时表面活性剂的加入也会使稳定性下降，如吐温 80 使维生素 D_3 的稳定性下降。

（二）非处方因素

除了制剂的处方因素外，外界因素与制剂的化学稳定性也有密切的关系，如温度、光线、空气、湿度等。而且这些非处方因素也是药品管理部门用于考察药品稳定性的主要条件。制剂在温度、光照、空气湿度条件下的稳定性，将决定药物制剂的储运条件和包装条件，同时也是确定药物有效期的重要依据。

1. 温度对制剂稳定性的影响

温度是外界环境中影响制剂稳定性的重要因素之一，对水解、氧化等反应影响较大，而对光解反应影响较小。一般来说，温度升高，药物的降解速度增加。温度对降解速度的影响可以用 van't Hoff 规则及 Arrhenius 指数定律来说明，这在前面已有叙述。

在制剂的制备过程中应特别注意一些需升高温度的工艺对药物稳定性的影响，如灭菌、加热溶解、干燥，特别是生物制品，对热非常敏感。可以通过降低温度、缩短受热时间，采用冷冻干燥、无菌操作等工艺，避免或减少温度对药物稳定性的不良影响。必要时应对制剂提出低温保存的要求，以确保其安全、有效。

升高温度可以加速药物降解，但冷冻条件也有可能发生双分子反应导致的药物降解。其原因是冷冻结冰的同时，非冰区域药物的浓度增加，加大了降解反应的可能性。例如尼泊金乙酯、丙酯的降解反应在 −4 ~ −14℃加速，但有时有些反应具有最大值，例如阿莫西林钠盐在 −6℃ 的降解速度大于在 −4℃ 和更低冷冻温度下的降解速度。

2. 光的影响

光是一种辐射能，辐射能量的单位是光子，光子的能量与波长成反比，光线波长越短，能量越大，因此紫外线更易激发化学反应。对光敏感的药物很常见，如二氢吡啶类钙拮抗剂，会因光照而产生光解反应。这类药物在生产中应避光操作，对于固体制剂可以采用合适的避光措施，如硝苯地平片采用包黄色薄膜衣避光，或采用深红色胶囊装填，同时，应包装于棕色瓶中，贮运过程中应避光。

光线对药物的自氧化反应的催化作用类似于重金属离子的催化作用，能促使或导致自由基的形成，从而形成自由基链反应，也能促使自由基链反应产物过氧化物的分解。例如氯丙嗪水溶液的自氧化与光照有关，避光放置时，氯丙嗪注射液的稳定性较好，而遇光则分解很快。

光线对药物稳定性的影响有两方面，即波长和光强度。药物往往在一定的波长下易于降解，例如，硝苯地平在420nm下有最大降解速度（图2-13）。在一定的波长下，药物的降解往往随光强度的增加而增加，例如，硝普钠的降解速度随光强度的增加而加快。

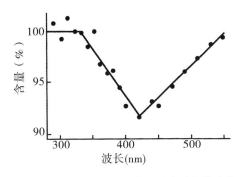

图 2-13 硝苯地平片的含量随光波长的变化

3. 湿度和水分的影响

湿度和水分对固体药物的影响非常重要，水是化学反应的媒介。水进入固体制剂后，在表面形成液膜，分解反应在此发生。例如微量的水能加速阿司匹林、青霉素钠盐和氨苄西林的分解。降解反应的速度与环境的相对湿度成正比。

固体制剂中药物的降解速度（dM/dt）与药物制剂中的含水量（V）有关，正比于药物在水中的溶解度（S）：

$$\frac{dM}{dt} = -kSV$$

Carstensen 指出，固体制剂中带有一定的结合水，它们不影响药物的降解，因此在式中引入了一个结合水分（V^*）的概念：

$$\frac{dM}{dt} = -kS (V - V^*)$$

由于固体制剂的含水量随时间的变化而变化，即：

$$V = V_0 + f (t)$$

式中，V_0 是初始含水量；$f (t)$ 是含水量变化函数。可以看出，药物的含水量与环境湿度有一定的关系。药物对湿度的敏感性取决于其临界相对湿度（高于此湿度药物明显吸潮），化合物的临界相对湿度越低，对湿度越敏感。所以对于一些化学稳定性差的药物，易水解的药物，如口服头孢类抗生素、头孢氨苄等，应该在处方中避免使用吸湿性辅料，在加工中尽量不使用水，必要时还应该对加工环境中的相对湿度进行控制。包装可选用铝塑包装等密封性好的材料，以增加药物制剂的稳定性。

4. 空气（氧气）的影响

空气中的氧气常常是药物制剂不稳定的重要原因。特别是对于一些易氧化的药物，氧气会加速药物的氧化降解。空气可存在于药物容器的空间、溶解在药物的溶剂中或吸附在固体药物制剂的表面，从而影响药物的稳定性。氧气的存在是药物自氧化的必需条件，氧的分压对药物的自氧化速率有较大的影响，如肾上腺素的耗氧量、氧化速度随氧气的浓度增大而增大，因此，应该尽量去除溶液中的氧气、制剂及其包装中的氧气，以提高具有自氧化性的药物的稳定性。

消除氧气对液体制剂稳定性影响的一个重要办法是充入惰性气体，例如通入 CO_2、N_2，其中前者具有水溶性高的特点，有利于去除溶液中的氧气。但是，二氧化碳溶于水中形成碳酸，会导致溶液的 pH 发生变化，不利于易水解的药物，而氮气水溶性小，对溶液的酸碱性影响小，适用于易水解的药物。

　　另外，加入抗氧剂及其协同剂也是提高药物对氧的稳定性的重要措施。一些抗氧剂本身是强还原剂，如亚硫酸盐类首先被氧化，耗竭残留氧气而保护主药不被氧化。另一些抗氧剂是链反应阻化剂，能与游离基结合，中断反应。协同剂能增强抗氧剂的效果。如枸橼酸、酒石酸和磷酸等。

　　抗氧剂可以分为水溶性抗氧剂和油溶性抗氧剂，前者包括亚硫酸钠、亚硫酸氢钠、硫代硫酸钠、焦亚硫酸钠、硫脲、巯基乙酸、二巯丙醇、半胱氨酸、蛋氨酸、抗坏血酸等，油溶性抗氧剂包括没食子酸丙酯、氢醌、去甲双氢愈创木酸、对羟基叔丁基茴香醚（HBA）、二叔丁基对甲苯酚（BHT）和维生素 A。抗氧剂的标准氧化电位值 E_0 必须比药物的标准氧化电位值 E_0 大，只有这样才能有效保护药物。例如硫脲的标准氧化电位值 E_0 为 $-0.40V$，大于肾上腺素的标准氧化电位值。此外，抗氧剂及其氧化产物均应无毒，不影响药物的质量，不应与主要活性成分药物有相互作用。亚硫酸钠的标准氧化电位值 E_0 虽然比维生素 B_1 标准氧化电位值 E_0 大，本身无毒，但是能与药物发生相互作用而导致维生素 B_1 降解，故不能作为维生素 B_1 的抗氧剂。

第三节　药物制剂的物理稳定性

一、研究制剂物理稳定性的意义

　　药物制剂的物理稳定性是指制剂在贮存过程中的物理变化，药物制剂的物理变化可能改变药物的外观，如固体制剂的风化或潮解，半固体制剂的粗化和液体制剂的分层、沉降、结块等，物理变化也可能影响药物制剂的功能，如固体制剂的崩解时限延长或溶出度下降等。例如，泡腾片在长期放置后发生硬结，使孔隙率减少，导致泡腾片崩解迟缓等。

　　药物在胃肠道介质中的溶解或释放是药物被吸收的第一步，是影响药物生物利用度的重要因素，药物固体制剂（散剂、颗粒剂、片剂、胶囊剂、丸剂或微丸等）的溶出度（或释放度）在保证制剂内外质量方面的重要性日益受到关注，因此，应在有效期内维持制剂溶出或释放性质在一定的限度内不变。溶出度或释放度的稳定性则是指固体制剂的溶出度（或释放度）随时间变化的程度。药物固体制剂在贮运过程中，不仅可能发生化学降解，而且可能发生物理变化，其外观、晶型、含量、有关物质和含水量等均可能变化，这些改变都有可能改变固体制剂的崩解、溶出或释放行为。硝基呋喃妥因胶囊在 40℃、相对湿度 30% 放置 1 年后生物利用度明显降低，在 40℃、相对湿度 60% 放置 1 年后生物利用度显著降低。溶出度试验表明，后者的溶出度由原来的 60min 溶出标示量的 79.54% 降为 12%，说明药物溶出显著减慢可能是生物利用度降低的重要原因。

　　因此，研究药物制剂物理稳定性包括溶出与释放稳定性具有重要意义。越来越多的新技术如 DSC、原子力显微镜等已经被用于物理稳定性的研究。

　　不同剂型和制剂可以发生多种形式的物理变化，发生物理变化的原因也非常复杂，即使同类制剂产生物理变化的原因也不尽相同，但总的说来，引起制剂物理变化的原因可以归纳为药物、辅料、制剂处方以及外界环境等几个主要方面，因为涉及的制剂类型很多，本节仅就此做一简要的介绍，具体的各种物理变化、影响因素及防止办法等可以参见本书相关各章节。

二、药物的影响

　　由于药物本身发生的物理变化使制剂的性状及功能发生变化，这类变化包括药物的晶型改变、结晶生长、升华等。原辅料的水溶性、亲水性、热性质对固体制剂的溶出度（释放度）稳定性也非常重要。例如，水溶性药物在高湿度条件下可能溶解，进一步重结晶成为稳定晶型，继而导致制剂的溶出度（释放度）发生变化。另外，放置过程中制剂可能因为药物吸湿而引起的结晶溶解或制剂潮解，改变制剂的崩解时限，同时放置过程中制剂中的结构、孔隙率等将变化，上述变化是放置时间、贮藏条件

（特别是湿度）的函数。

多晶型现象在疏水性药物中较为常见，不同晶型由于其自由能不同，可以发生由亚稳晶型向稳定晶型的转化。疏水性药物有时制备成无定形以提高其制剂的溶出速度，继而提高药物的生物利用度，这对 BCS II 类药物尤其有意义。然而，由于无定形的自由能高，易于转变成稳定晶型。例如采用无定形原料制备硝苯地平片，其生产之初的样品溶出较快，但在 RH 75%、21℃条件下放置，会发生明显的结晶型转化，溶出度随时间的延长而降低（图2－14），这是因为在贮存后部分无定形药物转变为溶解度较低的结晶态，溶出的药物发生更迅速的结晶而从溶出介质中析出。

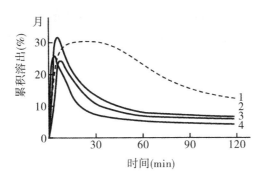

图2－14 硝苯地平片在 RH 75%、21℃下放置1、2、3、4个月溶出度的变化

无定形向晶型的转化可以通过加入聚合物等抑制，例如在硝苯地平—聚维酮（PVP）固体分散体中加入羟丙基-β-环糊精可以抑制硝苯地平向稳定晶型的转化。选择制备工艺和控制生产条件可以影响制剂晶型转化的速度，在喷雾干燥过程中，如果喷雾干燥温度高于药物的玻璃化温度，则干燥产品的晶型转化速度减慢。在高于其玻璃化温度喷雾干燥得到的无定形呋塞米和多种大环内酯类药物的物理性质较为稳定。

另外，固体制剂在放置过程中，其中的药物结晶可能发生变化，多数情况发生结晶增长，有时也因药物吸湿溶解有结晶变小的情况。一些药物的固体制剂在放置中会出现类似有毛刺的结晶现象，而在采用微粉化或固体分散技术处理原料的制剂中，药物微粉或药物微晶聚集、生长和粗化则经常发生。类似的结晶生长现象可能发生在难溶性药物的溶液或混悬剂中，受温度或其他因素的影响，溶解的药物发生析晶，小粒子长大成大粒子等。一个在产品中出现结晶现象而影响应用的典型例子是由德国施瓦茨公司开发并在2006年上市的罗替戈汀透皮贴剂，对帕金森病的顺应性好，治疗优势突出，2007年7月获准进入美国市场，但由于在压敏胶中呈超饱和状态溶解的药物在贮运过程中形成雪花样结晶，可能影响透皮吸收效果，在2008年4月即被 FDA 要求召回，通过建立新的冷链运输存储与分销体系等措施减缓析晶过程，于2012年再获 FDA 上市批准。另外，有升华特性的药物在制剂中遇高温可导致升华而使药物含量下降，例如硝酸甘油。有研究表明，加入某些辅料可以降低其升华的趋势，例如聚乙二醇可以降低硝酸甘油的升华。

三、辅料的物理变化与相互作用

在栓剂中普遍应用脂肪酸脂作为基质，而这类基质出现晶型转化影响制剂的应用也是很典型的例子。可可豆脂存在 α、β、γ 三种晶型，而只有 β 晶型最适合在体温37℃左右发生软化熔融，从而与体液混合，但在贮运条件或生产条件不当时，可能得到另外两种晶型转化温度降低或升高，影响制剂外观或药物的释放。

在片剂或胶囊剂中，虽然要求赋形剂等不得与药物发生相互作用，但是，事实上许多辅料会影响固体制剂的化学、物理稳定性。例如苯基保泰松片剂的填充剂为乳糖和微晶纤维素时，40℃、相对湿度90%放置14周后，溶出速度明显降低。差热扫描结果显示：在220℃下出现一个区别于药物和乳糖的吸热峰，提示药物与辅料发生了相互作用。通常乳糖、甘露糖制得的固体制剂易受高温、高湿的影响使其溶出度发生变化，而磷酸钙、纤维素类则变化小。

制剂中黏合剂与崩解剂的作用相反，前者为了增加物料的黏性，增加可压性，后者为了促进制剂的崩解，使制剂崩解成小颗粒，提高表面积，增加溶出速度。黏合剂对溶出速度的影响首先取决于处方中黏合剂的种类、性质、用量、储藏条件。含有高浓度黏合剂的制剂，暴露于高湿度下，一经干燥则易变为坚硬的片剂，降低溶出速度。当制剂中含有易胶化的物料时，在水中易形成一层黏胶屏障，阻碍药物的溶出。

崩解剂可以克服黏合剂对制剂溶出速度稳定性的影响，例如，325mg 的对乙酰氨基酚片，分别以 PVP 和预胶化淀粉作为黏合剂，其中预胶化淀粉同时兼有崩解剂的作用，在 40℃、52% RH 条件下和 40℃、94% RH 条件下放置 8 周，结果表明两者的溶出速度明显降低，其中前者远大于后者。说明崩解剂可以在一定程度上降低黏合剂对制剂溶出速度的影响。事实上，当前者的处方中同时加入淀粉时，制剂溶出速度的变化大为降低。

Asker 等研究了分别以 PVP、明胶、PEG 6000 为黏合剂的泼尼松片剂置于聚苯乙烯塑料瓶中，室温放置 18 个月后溶出速度的变化。结果表明：明胶为黏合剂时使片剂的溶出速度大为降低，20min 的溶出量由初始的 73% 降至 33%，PVP 为黏合剂的片剂溶出速度也有变化，但是小于明胶组，PEG 6000 为黏合剂时的溶出量变化不明显。其原因是明胶在放置过程中发生聚合，使得明胶的水化速度下降，降低药物的溶出速度。

四、工艺因素的影响

理论上，应用特定的工艺及确定的工艺参数制备得到的制剂，其溶出度或释放度可以控制在一定范围内。但是在具体生产过程中，有时需要根据原辅料的性质、生产批量等对工艺参数进行适当的调整，从而影响制剂的溶出度（释放度）稳定性，特别是缓控释制剂。

为了控释的目的或增加制剂的化学稳定性或使改善外观，固体制剂（例如片剂、微丸等）往往要采用聚合物、蜡及其他材料包衣。在生产和贮藏过程中，湿度、热可能会导致包衣的性质发生改变，如皱皮，更为严重的是导致溶出速度的改变，这对于控释制剂是非常危险的。在以纤维素类衍生物（甲基纤维素、CAP、羟丙甲基纤维素等）为包衣材料的制剂中，包衣膜受湿度、热的影响会发生被称之为"热胶化"的现象，导致溶出速度（释放速度）下降。例如维生素 C 的甲基纤维素薄膜衣片，在高热、高湿度下放置一段时间后，溶出速度发生较大的变化。

一些采用高分子材料包衣的调释制剂在包衣结束后需要经过一个包衣膜老化的过程，包衣条件、包衣速度以及包衣后的干燥条件如温度是影响包衣老化时间及老化程度的重要因素，不同条件包衣及老化后，刚结束时与放置一定时间后测得的释放度的差异可能会很不一致。特别是采用水性包衣液包衣时，工艺对制剂的释放度稳定性影响很大。有些制成水性包衣液的高分子材料往往具有较高的玻璃化温度，加入增塑剂可以降低其成膜温度，使之容易成膜。成膜过程中，包衣液中的聚合物胶粒虽然相互合并，但是聚合物链的链运动并未终止，随着时间的进行仍然将进一步相互组合直到完全，从而导致随时间的延长，制剂的释放度发生变化。因此，采用水性包衣液包衣时，为了提高制剂的溶出度（释放度）在贮放时的稳定性，需要经过一个升温老化包衣膜的过程。该时间因包衣工艺及干燥温度不同可能是几分钟、几天甚至更长，而且与药物的溶解性质、衣膜处方、原辅料的比例等有很大关系。当然，有机溶剂包衣液包衣同样也要老化，只是条件可以稍低，这主要是在溶液中聚合物的状态与在胶粒中的状态不同。

以蜡类或脂肪酸脂类材料为主的骨架型缓控释制剂的一个很大缺点是，其释放度稳定性差，其原因是这类辅料往往经过一个晶型转化的过程，从而导致制剂的释放度随时间而发生变化。因此，在选择蜡类作为骨架材料时，一定要考虑材料是否有多晶型，在生产及贮存条件下是否会发生晶型转化以及转化的速度。

糖衣片在高湿度、高温条件下，包衣的糖溶解，放回室温条件糖析出，使片剂变硬，降低溶出速度。有人研究了数种品牌的布洛芬糖衣片、薄膜衣片在 37℃、RH 75% 下放置 4 周的溶出速度的变化，结果表明：糖衣片的溶出速度均显著下降，片间差异明显增大，而薄膜衣片变化较小。

五、包装的影响

长期以来，包装被作为次要因素而不为药剂工作者所重视，但越来越多的研究表明，包装在确保制剂的稳定方面具有与处方、工艺设计同样的重要性，包装的好坏会影响固体制剂的化学及物理稳定性。在包装中往往要加入干燥剂以降低包装中的湿度。

直接与药品接触的包装材料，由于其透气、透湿、透光等性质可能影响药物的物理及化学稳定性，例如复合膜类包装材料在用于含有冰片及挥发油等的中药制剂时，不同材料的上述性质不同，挥发性药物的含量在贮存时会有明显的区别，以双层或多层塑料—铝箔复合膜材较好。包装材料影响药品质量的另一方面问题是，材料中的添加剂如聚合物膜材中的增塑剂、抗老化剂以及其残留单体等，特别是与液体药物制剂直接接触时，可能迁移至药品中，造成质量的变化。

空心胶囊是胶囊剂的重要组成部分，但也可以看成是一种特殊的包装，广泛应用装填药粉、微丸、半固体制剂甚至液体，胶囊壳的崩解或溶蚀稳定性首先受胶囊壳的含水量影响。明胶是常用的制备空心胶囊的材料，在35℃左右溶于水。在相对湿度40%~60%时，胶囊壳中的含水量为13.6%~16.0%。含水量在12%~18%，胶囊壳的完整性较好，而低于12%胶囊壳变脆，高于18%则软化，导致内容物聚结成团，不易崩解，降低溶出速度。防止胶囊壳和内容物间发生水分迁移的一个简单办法是在装填胶囊内容物前，分别将胶囊壳和内容物置于相对湿度35%~60%的环境中饱和一段时间。例如，头孢类抗生素和青霉素类抗生素的胶囊剂易于吸湿，内容物成团，溶出度下降，制备胶囊时，采用这种办法可以克服。

明胶在放置时可能发生交联，反应可能来自明胶本身，导致溶出速度下降。这种情况往往由于胶囊壳生产厂家对明胶原料的选择及处方欠佳所致。

防止硬胶囊的溶出速度随储藏时间的延长而下降的有效办法之一是在处方中加入高效崩解剂（如羧甲基淀粉钠、交联PVP等）。罗红霉素胶囊由于储藏过程中内容物易吸湿而成团，75%相对湿度下放置3个月后，45min溶出度由初始的80%下降至25%，而加入羧甲基淀粉钠后溶出度稳定性大大增加。

空心胶囊由专门的企业生产批量供应给制剂企业，有国家制定的统一的质量标准。而软胶囊制剂的胶壳生产是在各个制剂厂完成的，与各个企业所用的明胶原料、胶皮处方以及加工条件等有很大关系。由于软胶囊壳中含有比硬胶囊壳高得多的水分，受水分及空气、光照等的影响，在贮运过程中明胶的老化现象十分明显，其崩解时限延长是许多软胶囊制剂存在的现象和有待解决的问题。在过去，多数软胶囊制剂仅要求检查崩解时限而无须进行溶出速度的试验，但是，随着对药物溶出度指标重视，对某些软胶囊品种也提出了溶出度检查要求。如美国药典中收录的硝苯地平软胶囊，应在人工胃液中采用溶出装置第二法，桨的转速为每分钟50转，20min的溶出量应不小于标示量的80%。其储藏应在相对湿度不大于50%的环境中。

第四节　中药、天然药物制剂和生物制剂的稳定性

一、中药、天然药物制剂的稳定性

中药、天然药物制剂中由于成分多，其稳定性比化学药物制剂更复杂。中药制剂的化学稳定性要研究制剂中独特成分的稳定性。所谓独特成分是指活性有效成分和有毒成分，例如含丹参的制剂中的丹参酮可以作为其有效成分，研究其变化的贮存期。一些中药中含有大量的花青素，可以进一步氧化聚合变成深色物质，例如在注射液的放置中可以出现沉淀导致毒性，一些中药放置中会产生鞣酸，可以与重金属发生作用，导致制剂的变性。另外，中药制剂中有些含有挥发油，有些含有低共熔点成分，在放置中可以挥发或融化，导致制剂的性状变化。

有时，中药制剂的化学成分不能明确界定，一些情况下甚至不能确定出其中的有效成分，而且其生物活性也难以明确地用现代药效模型表述出来。此时需要对其质量进行综合控制，例如结合光谱或色谱指纹图谱、特征性指标成分的化学测定和生物效价测定，植物药材质量控制和充分的生产全过程质量控

制，以及植物药中间体的联合应用等，以保证植物药的特性、纯度、质量、规格或含量、效价和批与批生产的可重复性和一致性。

我国药品审评中心（CDE）于 2008 年颁布了《中药、天然药物稳定性研究技术指导原则》，为中药和天然药物的稳定性研究提供了依据。

从 FDA、ICH、化学药制剂稳定性的技术要求与中药、天然药物稳定性技术要求相比，稳定性试验的基本要求如对样品批数、生产规模、试验方法（加速、常温）、考察时间、研究的方式基本相同。化学药由于为单一成分，要求进行影响因素试验如高温试验、高湿试验、强光照射试验。此外，根据药物的性质，必要时可设计实验，探讨 pH 与氧及其他条件对药物稳定性的影响，并研究分解产物的分析方法。创新药物应对分解产物的性质进行必要的分析。由于中药成分的多样性，美国 FDA 药品审评和研究中心（CDER）制定的植物药新药研究指南也强调，应当充分考虑植物药产品的某些独特的性质。植物药通常制成混合制剂而应用，其化学成分通常不能明确界定。在许多情况下，也不能确定出其中的有效成分，而且其生物活性甚至也难以明确地表述出来。因此，其临床前安全性和药学（CMC）申报资料将不同于合成药物或高度纯化的药物（因为它们的活性成分可以较容易地定性鉴别和定量测定）。例如：在申请新药临床研究阶段或申请生产阶段，植物药中的活性成分可以不必明确（如果这是不可实现的话）。在这样的情况下，FDA 将依靠其他试验（例如光谱或色谱指纹图谱，特征性指标成分的化学测定和生物效价测定）、质量控制（例如植物药材的严格质量控制和充分的生产全过程的质量控制）和过程有效性（特别是植物药中间体）的联合应用，以保证植物药的特性、纯度、质量、规格（或含量）、效价和批与批生产的可重复性和一致性。因此，中药稳定性的研究应结合中药特点，不能简单地以某一成分为指标，像化学药一样测定出有效成分的失效期，但可以针对药效、剂型特点进行研究。对有效成分、大类成分、指标成分，通过定性、定量多渠道进行研究，不一定全部列入标准。以上研究内容为保证药品的包装、储存、运输、工艺的稳定、产品的有效性提供了有意义的信息。

中药、天然药物制剂的稳定性研究实验设计应根据不同的研究目的，结合原料药的理化性质、剂型特点和具体处方及工艺条件进行。

1. 样品的批次和规模

影响因素试验可采用一批小试规模样品进行；加速试验和长期试验应采用 3 批中试以上规模样品进行。

2. 包装及放置条件

加速试验和长期试验所用包装材料和封装条件应与拟上市包装一致。

稳定性试验要求在一定的温度、湿度、光照等条件下进行，这些放置条件的设置应充分考虑到药品在贮存、运输及使用过程中可能遇到的环境因素。

稳定性研究中所用控温、控湿、光照等设备应能较好地对试验要求的环境条件进行控制和监测，如应能控制温度 ±2℃，相对湿度 ±5%，照度 ±500lx 等，并能对真实温度、湿度与照度进行监测。

3. 考察时间点

稳定性研究中需要设置多个时间点。考察时间点的设置应基于对药品理化性质的认识、稳定性变化趋势而设置。如长期试验中，总体考察时间应涵盖所预期的有效期，中间取样点的设置要考虑药品的稳定特性和剂型特点。对某些环境因素敏感的药品，应适当增加考察时间点。

中药制剂的稳定性是多因素综合作用的结果，如在制备、贮存过程中，成分化学结构、温度、空气湿度、pH、氧气、光线、电解质、工艺等对制剂的稳定性都会产生影响。鉴于中药制剂稳定性是从制备到贮存全过程中各因素相互作用的结果，建议采用正交设计方法对中药和天然药物制剂包装、取样点、条件等进行稳定性研究，尤其在进行有效期的预测研究中，可以在较短的时间内发现孤立条件下难以察觉的各因素之间的相互作用规律。如灵芝蜂皇浆为蜂乳制剂，在贮存过程中会出现絮状沉淀和分层而影响质量。林继晓等人通过实验认为，空气氧化加速絮状分层，电解质也可促使其凝聚。在探讨生产时，发现搅拌时间、皇浆加入混合液的温度、蜂蜜来源、pH 等对稳定性均有影响时，采用正交试验，进行方差分析，结果表明 pH 对稳定性有极大的影响，其他因素则不显著。最后确定为选用半透明、带光泽、白色黏稠液体蜂蜜，将溶液 pH 调至 3，搅拌 2 h，混合液温度 40℃时加入皇浆，产品质量较稳定。

4. 考察项目

一般情况下，考察项目可分为物理、化学和生物学等几方面。

稳定性研究的考察项目（或指标）应根据所含成分和（或）制剂特性、质量要求设置，应选择在药品保存期间易于变化，可能会影响到药品的质量、安全性和有效性的项目，以便客观、全面地评价药品的稳定性。一般以质量标准及《中国药典》制剂通则中与稳定性相关的指标为考察项目，必要时，应超出质量标准的范围选择稳定性考察指标。例如，有效成分及其制剂应考察有关物质的变化，有效部位及其制剂应关注其同类成分中各成分的变化等。

复方制剂应注意考察项目的选择，注意试验中信息量的采集和分析。为了确定药物的稳定性，对同批次不同取样时间点及不同批次样品所含成分的一致性进行比较研究是有意义的。

5. 分析方法

稳定性试验研究应采用专属性强、准确、精密、灵敏的分析方法，并对方法进行验证，以保证稳定性检测结果的可靠性。

目前新药申报提供的稳定性资料中只是按照制定的质量标准中有效成分或指标性成分、各制剂通则要求检查的指标、卫生学指标进行考察，而对含有对光、热不稳定成分及挥发性成分的产品，在进行稳定性考察时没有对这些成分进行重点考察，没有引起重视，质量标准中的检验指标没有真正反映药品的稳定性变化。由于中药的特殊性，很多药物的有效成分尚不清楚，或仅了解一个或几个活性成分，而这几个活性成分并不能体现中药的全部药理作用。因此，在选择稳定性考察指标时，应以中医理论为指导，结合现代药理研究成果和化学分析技术，综合考虑进行选择。

（1）现阶段中药制剂稳定性研究中以某一个或几个活性成分（有效成分）作为测定指标，同时按制剂通则要求进行检验是可行的。但几个成分中应以最不稳定的成分为指标，如对光、热不稳定的成分，挥发性成分等，测定的结果更能真实反映产品的稳定性。

（2）对于有效成分为苷类，而质量标准中建立的含量测定方法为水解产物苷元的，此指标不能真实地反映出样品的稳定性，因此应建立苷的含量测定方法作为稳定性考察指标。

（3）对于稳定性试验过程中产生的分解产物，对原成分的测定有干扰的含量测定方法，往往不能作为稳定性研究的测定方法。如黄芩苷的分解产物黄芩素对黄芩苷的紫外或比色测定方法有干扰，所以制剂中建立的黄芩苷的这些含量测定方法不能直接用于稳定性考察。应建立能排除干扰的实验方法来考察稳定性，以观察放置过程中黄芩苷是否降解。

（4）对于不能进行单一成分含量测定的制剂，应根据其中的活性成分（有效部位）如总黄酮、生物碱、苷、挥发油等的理化特性测定其稳定性变化。这类没有完全分离的总成分的稳定性研究可以作为考察研究项目，但在预测有效期时只能作为参考。有效期的确定还应以室温留样稳定性为准。

（5）对于药效指标比较明确的品种，若经过检测，所测成分的含量确已有变化（降低或有毒成分含量升高），建议进一步考察有效成分含量变化对药品安全性、有效性的影响。

二、生物药物制剂稳定性

生物药物制剂包括蛋白类制剂和核酸类制剂，由于后者较少，因此，本节仅讨论多肽/蛋白类制剂的稳定性。多肽/蛋白类制剂的稳定性包括化学稳定性、物理稳定性、微生物稳定性，其稳定性也可以通过加速试验预测。

（一）多肽/蛋白类制剂的化学稳定性

多肽和蛋白类药物的化学降解途径除水解、氧化、消旋和异构化外，较常见的降解还有脱氨基、双硫键形成/交换、双硫键消除等。

1. 脱氨基

在中性和碱性条件下，多肽和蛋白类药物中的天冬酰胺残基通过环金酰亚胺而脱氨基，继而水解形成相应的天冬氨酸或异天冬氨酸肽。促肾上腺皮质激素（ACTH）含 38 个氨基酸，在中性和碱性条件下其脱氨基符合伪一级动力学过程。研究表明，ACTH 的脱氨基主要发生在天冬酰胺上，通过环合酰亚胺机制脱氨基。天冬酰胺也可以通过其他途径脱氨基，例如酸性条件下可以直接脱氨基。胰岛素中有两个天冬酰胺，一个为 A-21，另一个为 B-3，在酸性条件下易于脱氨基。含谷氨酰胺的多肽和蛋白类药物也可以脱氨基，但速度慢得多。

多肽和蛋白类药物脱氨基的限速步骤是环合酰亚胺的形成而不是其分解。同时，立体效应对脱氨基的影响较大，例如，当 C 端有较大的空间障碍时，脱氨基反应将显著降低。图 2-15 给出了含天冬酰胺的多肽和蛋白类药物脱氨基的途径。

2. 消旋和异构化

如图 2-15 中所示，除脱氨基外，含 L-天冬酰胺的多肽和蛋白类药物可以通过环合酰亚胺而消旋化，部分转化为 D-天冬酰胺肽，也可以异构化为 L-异天冬酰胺肽。

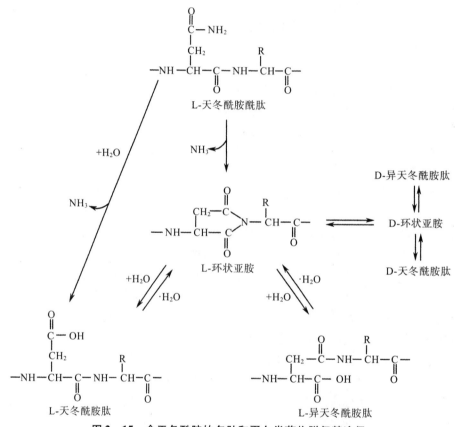

图 2-15　含天冬酰胺的多肽和蛋白类药物脱氨基途径

3. 水解

在酸性条件下，含天冬酰胺的肽和蛋白质易于水解，其水解途径见图 2-16。分泌素在酸性条件下，其 3 位和 15 位的天冬酰胺可以水解。其他蛋白、多肽类药物如重组人集落因子刺激因子、重组人白介素、胰岛素均可以发生水解。

4. 交联

半胱氨酸残基易于氧化形成双硫键，继而改变多肽和蛋白类药物的二级及三级结构。而含有双硫键的多肽和蛋白质可以通过巯基催化引起分子内和分子间交换，继而发生交联。双硫键可以发生 β-消除，形成脱氢丙氨酸和过硫物。双硫键交换往往是导致交联的原因。

多肽和蛋白质双硫键的裂解以及其后的交联与其结构（无论一级还是二级、三级结构）无显著关系。溶菌酶、胰岛素等 14 种含双硫键的蛋白 β-消除的半衰期相当。裂解导致分子内形成新双硫键，引起蛋白聚集。例如，牛血清蛋白和胰岛素的冻干粉均发生聚集，聚集速度取决于冻干粉中的水分残留。

蛋白和多肽的交联还可能来自蛋白中形成新的共价键。例如，核苷酶 A 冻干粉、重组肿瘤坏死因子冻干粉、胰岛素，均可以通过其结构中的赖氨酸、天冬氨酸、谷氨酸残基形成共价键。

5. 氧化

含半胱氨酸、蛋氨酸、组氨酸残基的多肽和蛋白易于发生氧化，例如半胱氨酸残基可以形成双硫键。又如甲状旁腺素、核糖酶等，氧化往往受金属离子的催化，如含蛋氨酸残基的多肽可以被 Fe^{3+} 催化变成蛋氨酸亚砜。

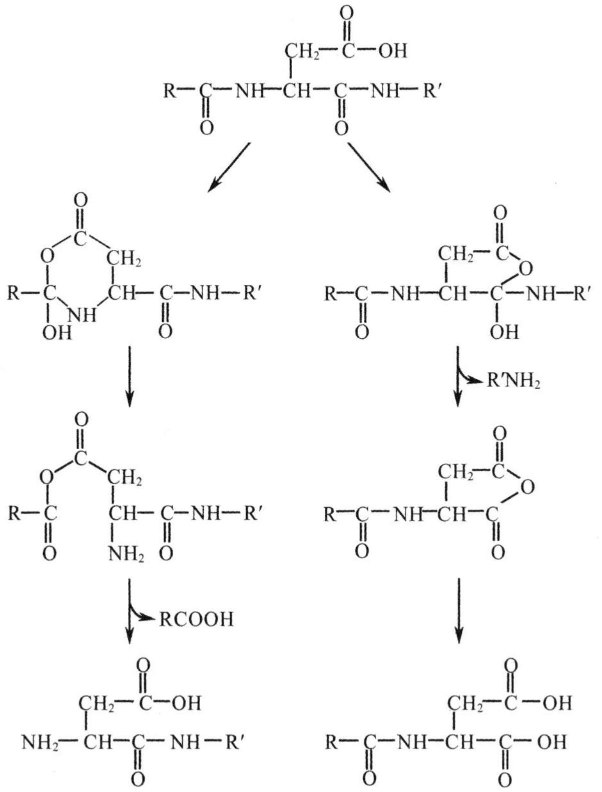

图 2-16　含天冬酰胺键的多肽和蛋白类药物的水解途径

（二）多肽和蛋白类的物理稳定性

多肽和蛋白类药物的物理变化包括变性、聚集、吸附和沉淀等。

变性指药物的三维和（或）四维结构的改变，通常会导致生物活性的丧失。变性往往导致疏水基团暴露，进一步引起表面吸附、聚集和沉淀。变性还可以导致正常结构不易产生的化学降解。因此，在进行蛋白类药物的制剂研究时应避免变性。

聚集是指蛋白聚集成团，不易分散。如前所述，双硫键可以导致蛋白的交联，继而可以引起聚集。即使无共价键，蛋白中疏水键的形成也可以导致聚集。一般来说，聚集还可能源于化学降解，例如人生长素冻干粉可以发生聚集，包括非共价聚集和因蛋氨酸氧化和天冬酰胺脱氨基导致的共价聚集。疏水键消除剂盐酸胍可以破坏这种聚集。

影响蛋白类稳定性的因素主要包括处方因素和非处方因素。近年来有研究表明容器可以吸附某些蛋白，胶塞等物质也可以吸附水分导致蛋白降解。

水分对蛋白的稳定性具有较大的影响，含水量大的冻干粉可以导致蛋白药物的降解，例如核糖酶冻干粉中水分的增加可以导致其聚集速度的增加，但过低的水分也可能导致蛋白变性，水分必须保证蛋白中极性基团维持所需要的量。

一般认为，蛋白类药物在黏稠的玻璃态下最稳定，当蛋白质分子与邻近分子发生氢键作用时稳定性增加。因此，可以维持蛋白玻璃态和与蛋白发生相互作用的辅料可提高其稳定性。常用的这类辅料有蔗糖、乳糖、甘露醇、HP-β-CD 等。例如甘露醇可以稳定重组人抗 IgE 单克隆抗体。辅料的玻璃化温度在预测其对蛋白稳定性的影响方面具有重要意义，具有较高玻璃化温度的辅料对于稳定蛋白有利。多肽和蛋白类药物稳定性可以通过应用电泳法（如温度梯度凝胶电泳）、肽图谱法等研究。

第三章

中药丸剂及滴丸剂生产技术

第一节　概述

一、丸剂的含义

丸剂是指饮片细粉或提取物加适宜的黏合剂或其他辅料制成的球形或类球形制剂。

二、丸剂的特点

（1）传统丸剂作用迟缓：传统丸剂如蜜丸、浓缩丸、糊丸、蜡丸服用后在胃肠中溶散缓慢，逐渐释放药物，作用缓和、持久。

（2）现代新型丸剂具有速效作用：如有些滴丸剂、微丸适合一些急症。

（3）可降低某些药物的不良反应：对毒剧、刺激性药物可因延缓吸收而减少毒性和不良反应。

（4）可掩盖药物不良臭味和提高药物稳定性：包衣丸剂或通过将挥发性及特殊气味的药物泛制在丸心层，能掩盖药物不良臭味和提高药物稳定性。

（5）适合药物广：丸剂可容纳固体、半固体、液体、挥发性药物，且制备工艺简单，生产成本低。

（6）剂量大、服用困难：丸剂服用量一般较大，服用不方便，小儿吞服尤为困难。

三、丸剂的分类

（1）按制备方法分类：泛制丸如水丸、水蜜丸、部分浓缩丸、糊丸、微丸等；塑制丸如蜜丸、部分浓缩丸、糊丸、蜡丸等；滴制丸如滴丸剂。

（2）按赋形剂分类：可分为水丸、蜜丸、水蜜丸、浓缩丸、糊丸、蜡丸等。

此外，丸粒直径小于3.5mm的各类丸剂统称微丸或小丸。

第二节　水丸生产技术

一、水丸的含义

水丸是指饮片细粉以水（或根据制法用黄酒、醋、稀药汁、糖液等）为黏合剂制成的丸剂。

二、水丸的特点与规格

（一）特点

水丸具有如下特点：①体积小，表面致密光滑，便于吞服，不易吸潮，有利于保管贮存。②制备时可根据药物性质、气味分层加入。如可将挥发性成分、有不良臭味的药物泛入内层，防止其芳香成分挥发，掩盖不良气味；也可将缓释药物泛入内层，速释药物泛在外层，达到长效目的。③因赋形剂为水溶性，服后较糊丸、蜡丸在体内易溶散、吸收，显效较快。④设备简单，易于大量生产。⑤操作繁难，制备时间长，易受微生物污染。⑥不易控制成品的主药含量和溶散时限。

（二）规格

传统习用实物来比拟丸粒大小即水丸的规格，如芥子大、绿豆大、赤小豆大、梧桐子大等。现代统一用重量为标准表示水丸的规格，如《中国药典》一部规定：二十五味珍珠丸每丸重 1g，六应丸每 5 丸重 19mg。

三、水丸的赋形剂

水丸的赋形剂种类较多，除能润湿饮片细粉，发挥黏合性或增加饮片细粉的黏性外，有的能增加主药中某些有效成分的溶解度，有的本身具有一定的疗效。因此恰当地选择赋形剂很重要，既有利于成型和控制溶散时限，又有助于提高疗效。水丸常用的赋形剂如下。

1. 水

泛丸用水应为纯化水。水本身无黏性，但能引发药物的黏性，即可泛制成丸。如药物含蛋白质、糖类、淀粉较多，其细粉吸水性好，以水为赋形剂则易成型。

2. 酒

常用黄酒（含醇量为 12%～15%）和白酒（含醇量为 50%～70%）。酒具有引药上行、活血通络、祛风散寒、矫腥除臭等作用。当黄酒和白酒缺乏时，也可以用相当浓度的乙醇代替。酒是一种良好的润湿剂，但酒润湿药粉后产生黏性比水弱，用水为润湿剂致黏合力太强而泛丸困难者常以酒代之。

3. 醋

常用米醋为润湿剂，含醋酸 3%～5%。醋能散瘀活血、消肿止痛，入肝经散瘀止痛的处方制丸常以醋作赋形剂，醋可使药物中生物碱变成盐，从而有利于药物中碱性成分的溶解，增强疗效。

4. 药汁

（1）处方中含有纤维丰富（如大腹皮、丝瓜络）、质地坚硬的矿物（如自然铜、磁石）、树脂类（如乳香、没药）、浸膏类（如儿茶、芦荟）、糖分含量高的饮片（如大枣、熟地）、胶剂（如阿胶、龟甲）等难以制粉的药物、可溶性盐类（如芒硝、青盐），可取其煎汁、加水烊化或加水溶化作赋形剂。

（2）处方中有乳汁、牛胆汁、竹沥汁等液体药物时，可加适量纯化水稀释作为泛丸的赋形剂。

（3）处方中有生姜、大蒜、芦根等新鲜饮片时，可榨取药汁，作为泛丸的赋形剂。

5. 糖液

常用蔗糖糖浆或液状葡萄糖，既具黏性，又有还原作用。适用于黏性弱、易氧化药物的制丸。

四、水丸的生产技术

水丸一般采用泛制法制备，也可用塑制法制备。

泛制法生产水丸工艺流程：药物的处理→起模→成型→盖面→干燥→选丸→包衣→质量检查→包装。

（一）药物的处理

将饮片干燥、灭菌，粉碎成细粉。一般泛丸用药粉应过五至六号筛，起模、盖面、包衣用粉应过六至七号筛。需制药汁的饮片应按规定制汁。

（二）起模

起模是指将药粉制成 0.5～1.0mm 基本母核（也叫丸模、母子）的操作。起模是泛制法制备丸剂的关键操作，丸模的形状直接影响丸剂的圆整度，丸模的数目和粒径影响成型过程中筛选的次数、丸粒的规格及药物含量均匀度。丸模是泛丸法成型的基础，有手工起模和机械起模两种方法。

1. 手工起模

是传统制丸的起模方法，目前工业生产很少用，只有小量生产或特殊品种制丸才用此法。

2. 机械起模

目前生产中均采用包衣锅进行操作。机械起模的特点有：降低劳动强度，缩短生产时间，提高产量和质量，减少微生物污染。机械起模有以下两种方法。

（1）粉末直接起模：取起模用的水将包衣锅壁润湿均匀，然后撒入少量药粉，使均匀地粘于锅壁上，然后用干刷子在锅内沿转动相反的方向刷下，得到细小的粉粒，继续转动包衣锅，再喷水使粉粒润湿，撒布药粉使之均匀黏附在粉粒上，适当搅拌、搓揉，使黏结的粉粒分开，如此反复操作，直至模粉用完，达到规定的标准，过筛分等，即得丸模。

该法制得的丸模较紧密，但大小不均，操作时间较长。

（2）湿颗粒起模：将起模用的大部分或全部药粉放入包衣锅内喷水，开启机器滚动或搓揉，使粉末均匀润湿，制成"手捏成团，轻压即散"的软材，取出用手工或机器过二号筛制成颗粒，将此颗粒再放入包衣锅内，加少许干粉，充分搅匀，继续使颗粒在锅内旋转摩擦，撞去棱角成为圆形，取出过筛分等，即得丸模。

此法所制得的丸模成型率高，大小均匀，操作时间短，但丸模较松散。

3. 起模用粉量

起模用的药粉量和丸模的数量要适当，以免造成丸模不足或太多。起模用粉量应根据药物的性质和丸粒的规格决定。手工起模用粉量一般为处方总量的2%～5%，大生产时，起模用粉量可根据下列的经验式计算：

$$C : 0.625 = D : X$$

$$X = \frac{0.625D}{C}$$

式中，C 为成品水丸100粒干重（g）；D 为药粉总重（kg）；0.625 为标准模子100粒重0.625g；X 为一般起模用粉量（kg）。

4. 起模应注意的事项

（1）起模用粉应黏性适中，黏性太大或无黏性的药粉均不适宜起模，黏性过大，容易黏结，黏性过小，不易成模。处方中药粉黏性太强时，可用适当浓度的乙醇起模，黏性太小可用适当浓度的黏合剂起模。

（2）起模用药粉应过六至七号筛。

（3）起模过程中要注意每次的加水加粉量，每次加水加粉量宜少。

（4）丸模泛成后，需经筛选，使之均一。

（三）成型

成型是指将已筛选均匀的圆球形模子逐渐加大至接近成品的操作。加大的方法和泛制起模相同，即反复加水润湿，上粉滚圆和筛选。操作过程中应注意以下问题：①加水和加粉的量应适当，要逐渐增加。②成型过程中要经常筛选、分档，再分别加大成型。过大的丸粒、团块及细小粉粒，可用水调成稀糊状，再次泛于丸粒上，以免造成浪费。③处方中若含有芳香挥发性或特殊气味以及刺激性较大的药物，最好分别粉碎后，泛于丸粒中层，可避免挥发或掩盖不良气味。④含朱砂、硫黄以及酸性药物的丸剂，不能用铜制泛丸锅起模与加大，以免因化学变化而使丸药表面变色或产生有害成分，此类品种可用不锈钢制的泛丸锅制作。

（四）盖面

盖面是指将已加大、合格、筛选均匀的丸粒，再用盖面材料或清水继续在泛丸锅内滚动操作，使达到成品规定大小标准，丸粒表面致密、光洁、色泽一致。根据所用盖面材料不同，分为干粉盖面、清水盖面、清浆盖面3种方式。

（五）干燥

泛制丸含水量大，易发霉，应及时干燥。干燥温度一般应在80℃以下，含挥发性成分或淀粉较多的水丸，应在60℃以下进行干燥，不宜加热干燥的应采用其他适宜的方法进行干燥。采用烘房、烘箱静态干燥的过程中应时常翻动，以免丸粒受热不均，出现"阴阳面"或影响溶散时限。也可采用沸腾干燥、微波干燥、螺旋振动干燥等。

（六）选丸

选丸的目的是除去过大、过小及不规则的丸粒，使丸剂成品圆整、大小均匀、剂量准确。大量生产用滚筒筛见图3-1，检丸器见图3-2。

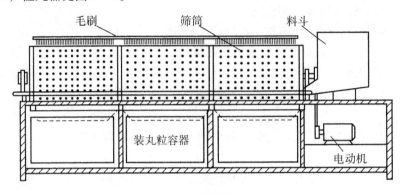

图3-1 滚筒筛示意图

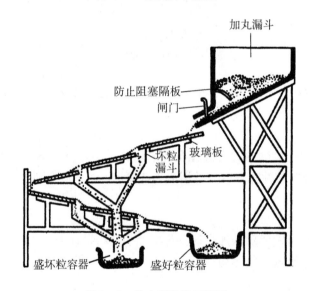

图3-2 检丸器结构示意图

（七）丸剂的包衣

根据医疗的需要，有的水丸需要包裹一层物质，使与外界隔绝的过程称为包衣或上衣，包衣后的丸剂称为"包衣丸剂"。

1. 包衣的目的

（1）增加药物的稳定性。

（2）掩盖药物的不良臭味，减少刺激性。

（3）控制丸剂的溶散度。

（4）改善外观，利于识别。

2. 包衣的种类

（1）药物衣：包衣的材料是丸剂处方的组成部分。常用的有朱砂衣、黄柏衣、雄黄衣、青黛衣、百草衣等。

（2）保护衣：选取处方以外，不具明显药理作用且性质稳定的物质作为包衣材料，使主药与外界隔绝而起保护作用，有的还起到协同作用。如糖衣、薄膜衣、滑石衣、明胶衣等。

（3）肠溶衣：选取适宜的材料将丸剂包衣后使之在胃液中不崩解而在肠液中崩解。

第三节 蜜丸生产技术

一、蜜丸的含义

蜜丸是指饮片细粉以蜂蜜为黏合剂制成的丸剂。水蜜丸是指饮片细粉以蜂蜜和水为黏合剂制成的丸剂。水蜜丸是在传统蜜丸的基础上根据水泛丸制作的原理而创制的。水蜜丸与蜜丸相比，具有节省蜂蜜、节约成本、便于保存、成丸丸粒小、光滑圆整、易于吞服等优点。

二、蜜丸的特点与规格

（一）特点

蜜丸溶散缓慢、作用持久，多用于镇咳祛痰、补中益气的方药。蜜丸用蜜量大，成本高，且易吸潮、发霉、变质。

（二）规格

蜜丸的规格一般按丸重分大蜜丸和小蜜丸。其中每丸重量在0.5g（含0.5g）以上的称大蜜丸，按粒数服用。每丸重量在0.5g以下的称小蜜丸，多按重量服用。

三、蜂蜜的选择及炼制

（一）蜂蜜的选择

蜂蜜的品种较多，品质各异，优质的蜂蜜可确保蜜丸的质量。从蜜源（花的种类）来看，一般以槐花蜜、荔枝蜜、白荆条蜜等为佳，枣花蜜、油菜花蜜、葵花蜜次之，荞麦蜜、榕树蜜、乌桕蜜更差。蜂蜜应为半透明、带光泽、浓稠的液体，白色至淡黄色或橘黄色至黄褐色，放久或遇冷渐有白色颗粒状结晶析出。气芳香，味极甜。不得有异臭、死蜂、蜡屑等杂质。25℃时相对密度在1.349以上，还原糖不少于64.0%者为佳。但由乌头、曼陀罗、雪上一枝蒿等有毒植物花为蜜源，所酿蜂蜜其色深质稀，味苦麻而有毒，切忌入药。

（二）蜂蜜的炼制

1. 炼蜜的目的

（1）除杂质，如悬浮物、死蜂、蜡质等。

（2）破坏酶类、杀灭微生物。

（3）降低水分含量，增加黏合力。

（4）促进部分糖的转化，增加稳定性。

2. 炼制方法

蜂蜜的炼制是指将蜂蜜加水稀释溶化，过滤，加热熬炼至一定程度的操作。其炼制程度，应根据处方中药物的性质而定。常用夹层锅以蒸汽为热源进行炼制，既可常压炼制，也可减压炼制。

3. 炼制的规格

炼蜜因炼制程度不同分为3种规格，即嫩蜜、中蜜（炼蜜）、老蜜，可根据各丸剂处方的药物性质选用。

（1）嫩蜜：蜂蜜加热至105~115℃，含水量在17%~20%，相对密度为1.35左右，色泽无明显变化，略有黏性。适用于含较多油脂、黏液质、糖类、淀粉、动物组织等黏性较强的饮片细粉制丸。

（2）中蜜（炼蜜）：蜂蜜加热至116~118℃，含水量在14%~16%，相对密度为1.37左右，锅内出现翻腾均匀淡黄色有光泽的细气泡，用手捻之有黏性，但两手指分开无长白丝出现。适用于中等黏性的饮片细粉制丸。大部分蜜丸的制备均选用中蜜。

（3）老蜜：蜂蜜加热至119～122℃，含水量在10%以下，相对密度为1.40左右，锅内出现红棕色光泽的较大气泡，黏性强，手捻之较黏，两手指分开出现长白丝，滴入冷水中成珠状。适用于黏性较差的矿物质，纤维较多的饮片细粉制丸。

蜂蜜的炼制程度应根据饮片的性质、药粉的粗细、水分的高低、环境的温湿度来决定，在其他条件相同情况下，一般冬季用稍嫩蜜，夏季用稍老蜜。

四、蜜丸的生产技术

蜜丸一般用塑制法制备。水蜜丸可用泛制法制备（与水泛丸相同），也可用塑制法制备。用泛制法制备水蜜丸时，炼蜜应用沸水稀释后使用。

塑制法生产蜜丸工艺流程：物料准备→制丸块→搓丸条→分粒、搓圆→干燥、灭菌→质量检查→包装。

（一）物料准备

1. 药物

根据处方中饮片的性质，采用适宜的灭菌方法灭菌、干燥，粉碎成细粉或最细粉，备用。

2. 蜂蜜

根据饮片细粉的性质，将蜂蜜炼制成适宜的规格，备用。

3. 润滑剂

制丸过程中，为防止药物与工具粘连，并使制得的蜜丸表面光滑，需使用适量的润滑剂。机制蜜丸常选用70%乙醇擦拭设备，起润滑、消毒作用，而手工制蜜丸则选用麻油与蜂蜡（7:3）的熔合物（方法是将二者加热、熔化、搅匀，冷却即成）。

（二）制丸块

制丸块又称和药、合坨，这是塑制法的关键工序。是将混合均匀的药粉与适宜的炼蜜混合制成软硬适中、可塑性较大的丸块的操作。生产上采用炼药机制丸块，见图3-3。

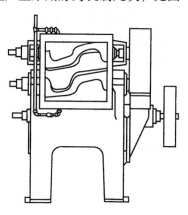

图3-3 炼药机示意图

优良的丸块应能随意塑形不开裂，手搓捏不粘手，不黏附器壁。影响丸块质量的因素主要有以下几个方面。

1. 炼蜜规格

应根据处方中药物的性质、粉末的粗细、含水量的高低、当时的温度与湿度等决定炼蜜的规格。否则，蜜过嫩则粉末黏合不好，丸粒搓不光滑；蜜过老则制成的丸块发硬，难于搓丸。

2. 和药的蜜温

根据处方中药物的性质而定，有以下3种情况。

（1）热蜜和药：多用于一般性质饮片的处方。

（2）温蜜和药：即60～80℃温蜜和药。适用于：①含有较多树脂、胶质、糖、黏液质等黏性强饮片（如乳香、没药、血竭、阿胶、熟地黄等）的处方，蜜温过高易使其熔化，所得丸块黏软，不易成型、冷后变硬不利制丸。②含有冰片、麝香等芳香挥发性药物的处方。

（3）老蜜趁热和药：适用于含有大量叶、茎、全草或矿物类药物，粉末黏性很小的处方。

3. 用蜜量

用蜜量的多少也是影响丸块质量的重要因素。一般药粉与炼蜜的比例是1：（1~1.5），但也有超出此范围的，主要取决于下列3方面因素：①药物性质：含糖类、胶质等黏性强的药粉用蜜量宜少，含纤维较多、质地疏松、黏性极差的药粉用蜜量宜多，可高达1:2以上。②气候及季节：夏季用蜜量应少，冬季用蜜量宜多。③和药方法：手工和药，用蜜量较多，机械和药用蜜量较少。

（三）搓丸条、分粒、搓圆

丸块制好后，放置一定时间，使蜜充分湿润药粉后再反复揉搓成可塑性适宜的丸块，即可搓丸条。丸条要求粗细适中，均匀一致，表面光滑，内部充实无空隙。少量制备时一般采用搓丸板，见图3-4。生产采用机器自动制丸，在一台机器上完成制条、分粒及搓圆，如三辊蜜丸机、中药自动制丸机。

1. 三辊蜜丸机

将已制好的丸块，间断投入到机器进料斗中，在螺旋推进器的推进下挤出连续药条，经输送带传送，自动切条，自动推条进入模辊切割分粒、搓圆成型。出条、切丸工序由光电讯号系统控制。见图3-5。

2. 中药自动制丸机

该机可制备蜜丸、水蜜丸、水丸、浓缩丸等，实现一机多用（图3-6）。主要由加料斗、推进器、出条嘴、导轮和一对刀具组成。药料在加料斗内经推进器的挤压作用通过出条嘴制成丸条，丸条经导轮至刀具切、搓，制成丸粒。

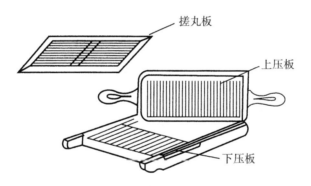

图3-4　搓丸板示意图

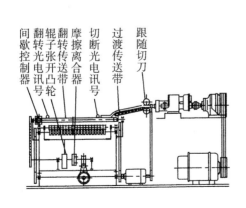

图3-5　光电自控制丸机示意图

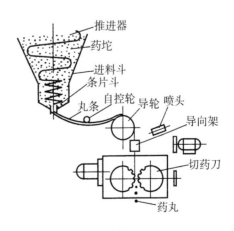

图3-6　立式制丸机工作原理示意图

（四）干燥、灭菌

蜜丸一般成丸后不需干燥，但要在洁净环境内摊晾至室温后再分装，以保持丸药的滋润状态。为防止蜜丸霉变，用嫩蜜或偏嫩中蜜制成的蜜丸需在 60~80℃ 温度下干燥，如处方中含有芳香挥发性或遇热易分解的药物成分，温度应控制在 60℃ 以下，也可采用微波干燥、远红外线辐射干燥，并可达到灭菌目的。

完整的丸剂生产线包括混合机、炼药机、制丸机、干燥灭菌机、提升机、筛选机、包衣机等。

第四节 滴丸剂生产技术

一、滴丸剂的含义

滴丸剂是指饮片经适宜的方法提取、纯化后与适宜的基质加热熔融混匀，滴入不相混溶的冷凝介质中制成的球形或类球形制剂。滴丸剂是固体分散技术的应用，由于新型基质的应用，滴丸剂有了迅速的发展。目前有缓控释滴丸剂和多种用药途径滴丸剂，不仅供口服，也可在耳、鼻、口腔等局部给药。

二、滴丸剂的特点

（1）滴制法制备滴丸生产条件和劳动保护好。其设备较简单，占地面积小，车间无粉尘，生产工序少，生产周期短，自动化程度高，劳动强度低，生产效率高，成本相对较低。

（2）可使液体药物固体化，方便服用、运输和贮存。

（3）滴丸质量易控制，重量差异小，很少有溶散时限和外观不合格现象。

（4）将易氧化、挥发的药物溶于基质制成滴丸后，可增加其稳定性。

（5）将药物制成高效、速效或长效滴丸，可以提高某些难溶药物的生物利用度。

（6）滴丸用药部位多，可口服、腔道使用及外用。

（7）可供滴丸使用的基质和冷凝介质的品种较少；滴丸的重量一般都小于 100mg，目前制成大丸还有一定困难；滴丸需用的基质过多，不经济，其发展受到一定限制。

三、滴丸剂的基质要求与选用

滴丸中除主药以外的其他辅料称为基质。

（一）基质要求

（1）熔点较低或加一定量热水（60~100℃）能溶化成液体，而遇骤冷后又能凝结成固体（在室温下仍保持固体状态），且与主药混合后仍能保持上述物理状态。

（2）与主药不发生作用，也不影响主药的疗效，不干扰检测。

（3）对人体无害。

（二）基质种类

（1）水溶性基质：有聚乙二醇 6 000、聚乙二醇 4 000、泊洛沙姆 188、硬脂酸聚烃氧（40）酯、硬脂酸钠、甘油明胶等。

（2）非水溶性基质：有硬脂酸、单硬脂酸甘油酯、虫蜡、氢化植物油及植物油等。

（三）基质选用

根据主药的性质，选择适宜的基质。

四、滴丸剂的冷凝介质要求与选用

用来冷却滴出的液滴，使之冷凝成固体药丸的液体，称为冷凝介质。

（一）冷凝介质要求

（1）安全无害，不溶解主药和基质，也不与主药和基质发生化学反应，不影响疗效。

（2）有适宜的相对密度，即冷凝介质密度与液滴密度相近，使滴丸在冷凝介质中缓缓下沉或上浮，充分凝固，使丸形圆整。

（3）黏度适当，即液滴与冷凝介质间的黏附力小于液滴的内聚力，促使液滴收缩凝固成丸。

（二）冷凝介质选用

（1）水溶性基质的滴丸剂：可用液状石蜡、植物油、甲基硅油等作冷凝介质。

（2）非水溶性基质的滴丸剂：可用水、不同浓度的乙醇、无机盐溶液等作冷凝介质。

五、滴丸剂的生产技术

（一）滴丸剂的生产设备

滴丸剂的生产设备常用滴丸机（图3-7），主要由药物调剂供应系统、动态调制收集系统、循环制冷系统、计算机控制系统、在线清洗系统等构成。

（二）滴丸剂的生产技术

工艺流程：药物处理→滴制液的配制→滴制→冷凝→洗丸→干燥→选丸→质量检查→包装。

1. 药物处理

（1）根据饮片性质采用适宜的方法提取、纯化制得提取物（如川芎提取纯化得川芎碱）。

（2）化学纯品（如冰片、薄荷脑）可直接兑入滴制液。

2. 滴制液的配制

将选择好的基质加热熔融，然后将上述提取物或化学纯品溶解，乳化或混悬于熔融的基质中得滴制液，保持恒定的温度（80~100℃）。

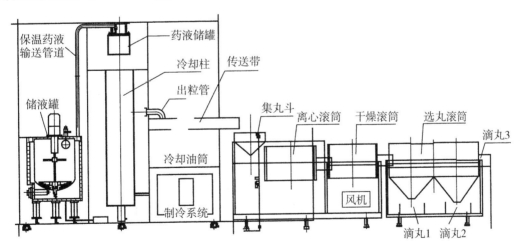

图3-7 DWJ—2000D自动化滴丸机组及结构示意图

3. 滴制与冷凝

（1）选择适当的冷凝介质装入冷却柱，调节冷凝介质温度。

（2）将滴制液加入滴丸机的恒温贮。液罐中（保温80~100℃）。

（3）调节滴头的滴速、药液温度及滴头与冷凝柱距离，将药液滴入冷凝介质中，凝固形成丸粒，在冷凝介质中徐徐下沉（滴丸密度大于冷凝介质时）或上浮（滴丸密度小于冷凝介质时）。

4. 洗丸

从冷凝介质中捞出的丸粒，拣去废丸，先用纱布擦去冷凝介质，然后用适宜的溶液洗去或除去冷凝介质。

5. 干燥、选丸

用冷风吹干后，在室温下晾4h，除去残次丸。

六、滴丸剂的质量检查、包装与贮藏

滴丸剂应进行性状、鉴别、外观、重量差异、溶散时限、微生物限度、含量测定等检查，均应符合规定。

检查合格的滴丸剂应选择适宜的包装材料进行包装。除另有规定外，滴丸剂应密封贮藏。

第四章

中药颗粒剂

第一节 概述

一、含义

颗粒剂是指以药材提取物与适宜的辅料或药材细粉制成具有一定粒度的颗粒状制剂。中药颗粒剂是在汤剂、酒剂、糖浆剂的基础上发展起来的一种剂型。近些年来，国内已生产应用的中药配方颗粒，实为单味中药颗粒剂。无糖型颗粒剂的面世，更进一步缩小了剂量，而且能满足不宜进食糖类成分患者的需要。新的浸提方法、制粒技术、纯化工艺、新型辅料的应用以及质量控制和稳定性、生物利用度等的基础研究，为颗粒剂的更大发展提供了理论和实践基础。

二、特点

（1）吸收快、作用迅速：颗粒剂临床服用时以水冲服，具有汤剂吸收较快、作用迅速的特点。

（2）应用方便：克服了汤剂临用时煎煮不便、服用量大等缺点，因其剂量较小且被固化，所以包装、运输、贮藏、携带、服用均较方便。

（3）质量稳定：颗粒剂是干燥固体制剂，理化性质稳定，克服了汤剂久置易霉败、变质、沉淀等不稳定现象。

（4）适口性较好：颗粒剂中加入了矫味剂，如糖粉、香精等，易为患者接受。

（5）自动化程度高：颗粒剂制备适于工业化大生产，且工艺稳定可靠。

（6）成本较高：颗粒剂制备工艺较散剂、汤剂、酊剂复杂，生产成本较高。

（7）易潮解：颗粒剂极易吸湿潮解而结块甚至变质，对包装方法和包装材料要求高。

（8）机动性差：颗粒剂不能随症加减。

三、分类

按其溶解性能和溶解状态，颗粒剂可分为3种。

（1）可溶颗粒：颗粒溶于水，临用时用一定量的水调配成澄清溶液，如板蓝根颗粒、夏桑菊颗粒等。

（2）混悬颗粒：颗粒含有热敏性、挥发性成分或淀粉较多的药材以及贵重细料药的细粉，临用前加水或其他适宜的液体振摇即可分散成混悬液供口服，如小儿肝炎颗粒、青石颗粒等。

（3）泡腾颗粒：是指含有碳酸氢钠和有机酸，遇水可放出大量气体而呈泡腾状的颗粒剂，如山楂泡腾颗粒、阿胶泡腾颗粒等。

另外，化学药颗粒剂还可分为肠溶颗粒、缓释颗粒和控释颗粒等。

第二节　颗粒剂的制备

一、可溶颗粒剂的制备

工艺流程：提取→纯化（敷料）→制粒→干燥→整粒、分级→混合→（包衣）→质量检查→包装。

1. 提取

可溶性颗粒剂一般采用煎煮法提取有效成分，也可采用渗漉法、浸渍法及回流法等提取方法。含挥发油的药材则宜采用双提法。新的浸提方法尚有超临界流体提取法、半仿生提取法、双向逆流提取法等。有条件最好采用动态浸提新工艺。

2. 纯化

颗粒剂生产中提取液的纯化常采用乙醇沉淀法，即将水煎液浓缩至一定浓度时（一般相对密度为1.05左右或浓缩至1mL药液含药材1g），除另有规定外，加入等量乙醇，充分混合均匀，静置冷藏12h以上，滤过，滤液回收乙醇后，再继续浓缩至稠膏相对密度为1.30~1.35（50~60℃）。目前也有采用高速离心、微孔滤膜或超滤膜滤过、大孔树脂吸附、絮凝沉淀等方法去除杂质。精制液也可直接喷雾干燥成干膏粉。

3. 制粒

制颗粒是颗粒剂制备过程中关键的工艺技术，它直接影响颗粒剂的质量。

4. 干燥

湿颗粒制成后，应及时干燥。久置，湿粒易结块变形。干燥温度一般以60~80℃为宜。静态干燥时温度应逐渐上升，否则颗粒的表面干燥过快，易结成一层硬壳而影响内部水分的蒸发；且颗粒中的糖粉骤遇高温时会熔化，使颗粒变得坚硬；尤其是糖粉与枸橼酸共存时，温度稍高更易黏结成块。颗粒的干燥程度应适宜，一般含水量控制在5%以内。

5. 整粒、分级和混合

湿粒干燥后，可能会有部分结块、粘连。因此，干颗粒冷却后须再过筛。一般先用摇摆式颗粒机过一号筛将结块、粘连的颗粒碎解，此操作称整粒；将整粒后的颗粒过振荡筛除去不能通过一号筛的粗颗粒和能通过五号筛的细粉，使颗粒均匀，此操作称分级。

处方中的芳香挥发性成分一般宜溶于适量乙醇中，雾化喷洒于干燥的颗粒上，密闭放置一定时间，待闷吸均匀后，才能包装。也可制成环糊精包合物后混入。

同一批号颗粒剂一般分次进行制粒，为保证颗粒均匀性，一般采用混合机进行总混。

6. 包衣

为防潮、掩盖药物的不良气味，或为达到肠溶、缓释、控释等目的，可对颗粒包薄膜衣，必要时包衣颗粒要检查残留溶剂。

7. 分剂量

为便于保存和服用，检验合格的颗粒要进行分剂量。颗粒剂的分剂量有重量法、容量法。目前，工业生产一般采用自动颗粒包装机进行分装。分装按每服剂量的容积，采用量杯计量。

二、混悬颗粒剂的制备

混悬颗粒剂是将处方中部分药材提取制成稠膏，其余药材粉碎成极细粉加入制成的颗粒剂，用水冲后不能全部溶解，而呈混悬性液体。药材细粉通常兼有赋形剂作用。

工艺流程：提取或部分药材粉碎——（敷料）→制粒→干燥→整粒、分级→混合→（包衣）→质量检查→包装。

将含热敏性、挥发性成分或淀粉较多的药材以及贵重细料药等粉碎成细粉，过六号筛备用；一般性药材，以水为溶剂，煎煮提取，煎液（必要时纯化）浓缩至稠膏备用；将稠膏与药材细粉及糖粉适量混匀，制成软材、制粒、干燥、整粒、分级、混合、质量检查、包装等同可溶颗粒剂。这样既可以避免热敏性、挥发性成分损失，又节省辅料，降低成本。

三、泡腾颗粒剂的制备

泡腾颗粒剂中的酸与碱遇水产生二氧化碳，使颗粒快速崩散，具速溶性。同时，二氧化碳溶于水后呈酸性，能刺激味蕾，可达到矫味的作用。若再配以芳香剂和甜味剂等，可得到碳酸饮品的味觉。常用作泡腾崩解剂的有机酸有枸橼酸、酒石酸、苹果酸等，弱碱有碳酸氢钠、碳酸钠等。酸的用量往往超过理论用量，以利于颗粒剂可口稳定。

泡腾颗粒中的药物应是易溶性的，加水产生气泡后应能溶解。泡腾颗粒应溶解或分散于水中后服用。

工艺流程：提取或部分药材粉碎$\xrightarrow{\text{辅料}}$制粒→干燥→整粒、分级→混合（包衣）→质量检查→包装。

按水溶颗粒的制法将处方中的药材清膏和辅料分成两份，一份中加入有机酸制成干燥的酸性颗粒，另一份中加入弱碱制成干燥的碱性颗粒，再将两种颗粒混匀，即得。

四、质量检查、包装与贮存

（一）质量检查

颗粒剂应进行外观、性状、粒度、水分、溶化性、装量差异、装量、鉴别、含量测定、微生物限度等检查，均应符合规定。

（二）包装与贮存

中药颗粒剂中含有较多的清膏和糖粉，极易吸湿软化，以致结块霉变，故应选用不易透气、透湿的包装材料，如复合铝塑袋、铝箔袋或不透气的塑料瓶等密封包装，并应在干燥处贮存，防止受潮。

第五章

抗生素

第一节 概述

一、抗生素的分类

（1）β-内酰胺类：是指分子中含有 β-内酰胺环的抗生素，青霉素和头孢菌素均属此类。还包括 β-内酰胺酶抑制剂、氧头孢类、碳青霉烯类等。

（2）氨基糖苷类：如链霉素、庆大霉素、卡那霉素、小诺米星、阿司米星等。

（3）四环素类。

（4）氯霉素类。

（5）大环内酯类。

（6）林可霉素类。

（7）其他主要抗细菌的抗生素：如去甲万古霉素、杆菌肽、多黏菌素、磷霉素等。尚有卷曲霉素、利福平等，列入抗结核病药中介绍。

（8）抗真菌抗生素。

（9）抗肿瘤抗生素：如丝裂霉素、放线菌素 D、博来霉素、阿霉素等。

二、抗生素的合理应用

1. 选择有效药物

首先，要掌握不同抗生素的抗菌谱，务必使所选药物的抗菌谱与所感染的微生物相适应。例如，青霉素的抗菌谱主要包括一些球菌和某些革兰阳性杆菌。链球菌是引起上呼吸道感染的重要病原菌，它对青霉素尚有一定程度的敏感性，所以在适当情况下选用青霉素。也可考虑用红霉素、第一代头孢菌素或其他适当的药物。链球菌感染不宜用庆大霉素，因为链球菌对氨基糖苷类抗生素常是不敏感的，因而无效。

其次，要考虑细菌对药物的耐药性。随着抗生素的大量使用，细菌的耐药菌株相应增多。如葡萄球菌的多数菌株对青霉素 G、氨苄西林和抗假单胞菌青霉素耐药。淋球菌耐青霉素类的菌株也日益增多。一些曾经有效的药物逐渐失效（或减效）。所以，在选择药物时必须考虑细菌耐药性的发展。

最后，还要考虑各种药物的吸收、分布等特性。透过血脑屏障性能好的药物，如氯霉素、磺胺、青霉素、氨苄西林等（后两者仅在脑膜受损时可透过），可用于中枢感染。而氨基糖苷类、大环内酯类等不易透过血脑屏障，则只宜用于中枢以外的感染。大环内酯类在胆汁中的浓度高于血清浓度，对治疗胆管感染有利，但氨基糖苷类的胆汁浓度甚低，因此氨基糖苷类不宜用于胆管感染。青霉素类、头孢菌素类、氨基糖苷类在尿液中浓度甚高，对于敏感菌所致的尿路感染只要用低剂量就有效。

2. 应用方法合理

选定药物以后，还要根据其药物代谢动力学性质确定给药方案。如中效磺胺，应按照其 $t_{1/2}$ 间隔，每日给药 2 次，过少就不能维持有效血药浓度，过多则可致蓄积中毒。具有抑菌性质的药物常要求在体液中保持一定的浓度，以维持其作用。而繁殖期杀菌性药物（青霉素、头孢菌素类）则要求快速进入体内，在短时间内形成高血药浓度（间歇冲击疗法），以发挥杀菌作用。

3. 防止不良反应

不良反应发生的主要原因有以下 4 个方面。

（1）不适当地增大剂量或增加给药次数：均可导致药物蓄积而产生不良反应。

（2）不适当地联合用药：同类药物的联合应用，除抗菌作用相加外，毒性也是相加的。如氨基糖苷类中同类药物联合应用，常导致其耳、肾和神经肌肉阻滞毒性增强。不同类的药物联合应用也可导致某些毒性增强，如氨基糖苷类和强效利尿药联合应用可导致耳毒性增强；氨基糖苷类和头孢菌素类联合应用往往可导致肾毒性增强等。

（3）不合理的给药方法：不合理的给药方法常可导致不良反应的发生。如氨基糖苷类药物若进入血流过快，可产生严重的不良反应，由于神经肌肉阻滞而导致呼吸抑制。因此，这类药物不可直接静脉注射，以免产生不良后果。

（4）过敏反应：许多抗菌药物可致过敏反应，甚至发生严重的剥脱性皮炎、过敏性休克等。为了防止过敏反应的发生，用药前应了解既往药物过敏史。必要时可进行皮肤敏感试验来加以判断。

4. 避免引起病原菌的耐药性

病原菌产生耐药性而使药物失效是当前抗菌治疗中的一个大问题。一些常见的病原菌对常用的抗菌药物都有较高的耐药率。为此，要掌握病原菌对抗菌药物的敏感性，选用那些敏感率较高的抗菌药物。加强用药的目的性，不要无目的地应用。还要避免频繁更换或中断抗菌药物以及减少抗菌药物外用等。

第二节　青霉素类

一、青霉素

1. 其他名称

苄青霉素，青霉素 G。

2. ATC 编码

J01CE01。

3. 性状

钠盐、钾盐均为白色结晶性粉末；无臭或微有特异性臭，有引湿性；遇酸、碱或氧化剂即迅速失效，水溶液在室温放置易失效。在水中极易溶解，在乙醇中溶解，在脂肪油或液状石蜡中不溶解。普鲁卡因青霉素为白色微晶性粉末；遇酸、碱或氧化剂等即迅速失效。在甲醇中易溶解，在乙醇或氯仿中略溶解，在水中微溶解。苄星青霉素为白色结晶性粉末。青霉素游离酸的 pKa 为 2.8。

青霉素钠 $0.6\mu g$ 为 1U，1mg 相当于 1 670U。青霉素钾 $0.625\mu g$ 为 1U，1mg 相当于 1 598U。

4. 药理学

在细菌繁殖期起杀菌作用，对革兰阳性球菌（链球菌、肺炎球菌、敏感的葡萄球菌）及革兰阴性球菌（脑膜炎球菌、淋球菌）的抗菌作用较强，对革兰阳性杆菌（白喉杆菌）、螺旋体（梅毒螺旋体、回归热螺旋体、钩端螺旋体）、梭状芽孢杆菌（破伤风杆菌、气性坏疽杆菌）、放线菌以及部分拟杆菌有抗菌作用。

青霉素钠、钾不耐酸，口服吸收差，不宜用于口服。肌内注射吸收迅速，肌内注射 100 万 U，血清浓度于 0.5h 达峰值，约 20U/mL；消除迅速，大部分由尿排泄，数小时从体内消除，$t_{1/2}=0.5h$。

5. 适应证

青霉素用于敏感菌所致的急性感染，如菌血症、败血症、猩红热、丹毒、肺炎、脓胸、扁桃体炎、中耳炎、蜂窝织炎、疖、痈、急性乳腺炎、心内膜炎、骨髓炎、流行性脑膜炎（流脑）、钩端螺旋体病

（对本病早期疗效较好）、奋森咽峡炎、创伤感染、回归热、气性坏疽、炭疽、淋病、放线菌病等。治疗破伤风、白喉宜与相应的抗毒素联用。

普鲁卡因青霉素吸收缓慢，肌内注射30万U，血药浓度峰值约2U/mL，24h仍可测得。适用于梅毒和一些敏感菌所致的慢性感染。

苄星青霉素吸收极缓慢，血药浓度低，适用于需长期使用青霉素预防的患者，如慢性风湿性心脏病患者。

6. 用法和用量

青霉素钠常用于肌内注射或静脉滴注。肌内注射成人一日量为80万~320万U，儿童一日量为3万~5万U/kg，分为2~4次给予。静脉滴注适用于重病，如感染性心内膜炎、化脓性脑膜炎患者。成人一日量为240万~2 000万U，儿童一日量为20万~40万U/kg，分4~6次加至少量输液中作间歇快速滴注。输液的青霉素（钠盐）浓度一般为1万~4万U/mL。本品溶液（20万~40万U/2~4mL）可用于气雾吸入，每日2次。

青霉素钾通常用于肌内注射，由于注射局部较痛，可以用0.25%利多卡因注射液作为溶剂（2%苯甲醇注射液已不用）。钾盐也可静脉滴注，但必须注意患者体内血钾浓度和输液的钾含量（每100万U青霉素G钾中含钾量为65mg，与氯化钾125mg中的含钾量相近），并注意滴注速度不可太快。

普鲁卡因青霉素仅供肌内注射，一次量40万~80万U，每日1次。

苄星青霉素仅供肌内注射，一次60万U，10~14d 1次；一次120万U，14~21d 1次。

7. 不良反应

（1）常见过敏反应：包括严重的过敏性休克和血清病型反应、白细胞减少、药疹、接触性皮炎、哮喘发作等。

（2）低剂量的青霉素不引起毒性反应：大剂量应用可出现神经、精神症状，如反射亢进、知觉障碍、幻觉、抽搐、昏睡等，也可致短暂的精神失常，停药或降低剂量可恢复。对于少数有凝血功能缺陷的患者，大剂量青霉素可扰乱凝血机制，而致出血倾向。

（3）普鲁卡因青霉素偶可致一种特异反应：注射药物当时或之后1~2min内，患者自觉有心里难受、濒危恐惧感、头晕、心悸、幻听、幻视等症状。一般无呼吸障碍和循环障碍，多数病例可出现血压升高（可与过敏性休克相鉴别）。一般不需特殊处理，症状维持1~2h可自行恢复正常。用镇静药（地西泮）或抗组胺药（肌内注射苯海拉明20mg）有助于恢复。

8. 禁忌证

对本品或其他青霉素类药过敏者禁用。对普鲁卡因过敏者禁用普鲁卡因青霉素。

9. 注意

（1）以上几种青霉素都可导致过敏反应，用前要按规定方法（见前述）进行皮试。苄星青霉素因使用间隔期长，所以在每次用药前都要进行皮试。

（2）重度肾功能损害者应调整剂量或延长给药间隔。

（3）不宜鞘内给药。

（4）青霉素钠盐或钾盐的水溶液均不稳定，应现配现用，必须保存时，应置冰箱中，以在当天用完为宜。

10. 药物相互作用

（1）丙磺舒（每次0.5g，每日3次口服）可阻滞青霉素类药物的排泄，联合应用可使青霉素类血药浓度上升。

（2）理论上氯霉素、红霉素、四环素类、林可霉素类、磺胺类等抑菌药可能减弱青霉素的杀菌作用，但是在球菌性脑膜炎时常与磺胺嘧啶钠联用；流感嗜血杆菌性脑膜炎时与氯霉素联用。

（3）与华法林同用，可加强抗凝血作用。

（4）同时服用避孕药，可能影响避孕效果。

11. 制剂

注射用青霉素钠：每支（瓶）0.24g（40 万 U）、0.48g（80 万 U）或 0.6g（100 万 U）。

注射用青霉素钾：每支 0.25g（40 万 U）。

注射用普鲁卡因青霉素：每瓶 40 万 U 者，含普鲁卡因青霉素 30 万 U 及青霉素钾盐或钠盐 10 万 U；每瓶 80 万 U 者其含量加倍。既有长效，又有速效作用。每次肌内注射 40 万 ~ 80 万 U，每日 1 次。

注射用苄星青霉素（长效青霉素，长效西林）：每瓶 120 万 U，肌内注射。

12. 贮法

贮存在干燥、凉暗处，勿置冰箱中，以免瓶装品吸潮。

二、青霉素 V

1. 其他名称

苯甲氧青霉素，青霉素 V 钾。

2. ATC 编码

J01CE10。

3. 药理学

本品属青霉素酶敏感性青霉素，常用其钾盐。本品的抗菌谱、抗菌作用均同青霉素钠。口服后不被破坏，吸收率为 60%，其吸收不受胃中食物的影响。口服后 0.5 ~ 1h 达血药浓度峰值。在血浆中与血浆蛋白结合率较高。56% 经肝代谢失活，20% ~ 40% 经肾排泄。$t_{1/2}$ 为 1h。

适应证、不良反应、禁忌证、注意、药物相互作用均同青霉素钠。

4. 用法和用量

口服。成人：125 ~ 500mg（20 万 ~ 80 万 U）/次，每 6 ~ 8h 1 次。儿童：每日 15 ~ 50mg/kg，分 3 ~ 6 次服用。

5. 制剂

片剂、胶囊剂：每片或粒 125mg（20 万 U）；250mg（40 万 U）；500mg（80 万 U）。还有颗粒剂或口服干糖浆。

6. 贮法

密封、遮光，置凉暗干燥处保存。

三、苯唑西林钠

1. 其他名称

苯唑青霉素钠，新青霉素 Ⅱ，BACTOCIL。

2. ATC 编码

J01CF04。

3. 性状

为白色粉末或结晶性粉末；无臭或微臭。在水中易溶解；在丙酮或丁醇中极微溶解；在醋酸乙酯或石油醚中几乎不溶解。本品游离酸的 pKa 为 2.8。水溶液的 pH 为 5.0 ~ 7.0。

4. 药理学

本品为半合成的异噁唑类，具有耐葡萄球菌青霉素酶的性质；不为金黄色葡萄球菌所产生的青霉素酶所破坏，对产酶金黄色葡萄球菌菌株有效；但对不产酶菌株的抗菌作用不如青霉素 G。

空腹口服本品 1g，于 0.5 ~ 1h 血清浓度达峰值，约 12μg/mL，吸收量可达口服量的 1/3 以上；肌内注射 0.5g，血清浓度于 0.5h 达峰值，约 16μg/mL。在体内分布广，肝、肾、肠、脾、胸腔积液和关节囊液中均可达有效治疗浓度；腹腔积液中含量较低，痰和汗液中含量微少；本品不能透过正常脑膜。进入体内的药物，约有 1/3 ~ 1/2 以原形在尿中排泄，$t_{1/2}$ 约为 0.4h。

5. 适应证

本品主要用于产酶的金黄色葡萄球菌和表皮葡萄球菌的周围感染，包括内脏、皮肤和软组织等部位的感染，但对耐甲氧西林金黄色葡萄球菌（MRSA）感染无效。对中枢感染不适用。

6. 用法和用量

静脉滴注：每次 1 ~ 2g，必要时可用到 3g，溶于 100mL 输液内滴注 0.5 ~ 1h，每日 3 ~ 4 次。小儿每日用量 50 ~ 100mg/kg，分次给予。肌内注射：每次 1g，每日 3 ~ 4 次。口服、肌内注射均较少用。肾功能轻中度不足者可按正常用量，重度不足者应适当减量。

7. 不良反应

（1）可出现胃肠道反应，如恶心、呕吐、腹胀、腹泻、食欲不振等，口服给药时较常见。其他尚有静脉炎。大剂量应用可出现神经系统反应，如抽搐、痉挛、神志不清、头痛等。偶见中性粒细胞减少，对特异体质者可致出血倾向。个别人氨基转移酶升高。

（2）尚可见药疹、药物热等过敏反应。少数人可发生白色念珠菌继发感染。

8. 禁忌证

对本品或其他青霉素类过敏者禁用。新生儿、肝肾功能严重损害者、有过敏性疾病史者慎用。

9. 注意

（1）本品可致过敏性休克，用药前应作过敏试验。

（2）严重肾功能不全者应减少给药剂量。

10. 药物相互作用

（1）丙磺舒阻滞本品的排泄，血药浓度升高，使作用维持时间较长。

（2）与西索米星或奈替米星联用，可增强其抗金黄色葡萄球菌的作用。

（3）与庆大霉素或氨苄西林联用，可相互增强对肠球菌的抗菌作用。

11. 制剂

注射用苯唑西林钠：每瓶 0.5g；1g（效价）。

12. 贮法

密闭，干燥处保存。

四、氯唑西林钠

1. 其他名称

邻氯青霉素钠，氯苯西林钠，氯唑青。

2. ATC 编码

J01CF02。

3. 性状

为白色粉末或结晶性粉末；微臭，味苦；有引湿性。在水中易溶解，在乙醇中溶解，在醋酸乙酯中几乎不溶解。本品游离酸的 pKa 为 2.7，10% 水溶液的 pH 为 5.0 ~ 7.0。

4. 药理学

本品为半合成的异噁唑类，具有耐抗葡萄球菌青霉素酶性质。类似苯唑西林，对产酶金黄色葡萄球菌有抗菌作用，适用于葡萄球菌感染。

口服吸收达 50%。肌内注射 0.5g，0.5h 血清浓度达峰值，约 18μg/mL。主要由肾脏排泄，尿药浓度可达数百至 1 000μg/mL。本品蛋白结合率可达 95%，不易透过血脑屏障和进入胸腔积液。$t_{1/2}$ 约为 0.6h。

5. 适应证

主要用于产酶金黄色葡萄球菌或不产酶葡萄球菌所致的败血症、肺炎、心内膜炎、骨髓炎或皮肤软组织感染等，但对耐甲氧西林金黄色葡萄球菌（MRSA）感染无效。

6. 用法和用量

肌内注射：每次 0.5~1g，每日 3~4 次。静脉滴注：每次 1~2g，溶于 100mL 输液中，滴注 0.5~1h，每日 3~4 次。小儿每日用量 30~50mg/kg，分次给予。口服剂量：每次 0.25~0.5g，每日 4 次，空腹服用。

不良反应、禁忌证、注意、药物相互作用均参见苯唑西林钠。

7. 制剂

注射用氯唑西林钠：每瓶 0.5g（效价）。胶囊剂：每胶囊 0.125g；0.25g；0.5g。颗粒剂：50mg。

8. 贮法

密闭，干燥处保存。

五、氨苄西林

1. 其他名称

氨苄青霉素，安比西林，安必欣。

2. ATC 编码

J01CA01。

3. 性状

为白色结晶性粉末；味微苦。在水中微溶解，在氯仿、乙醇、乙醚或脂肪油中不溶解；在稀酸溶液或稀碱溶液中溶解。pKa 为 2.5 和 7.3。0.25%水溶液的 pH 为 3.5~5.5。其钠盐为白色或类白色的粉末或结晶；无臭或微臭，味微苦；有引湿性。在水中易溶解，在乙醇中略溶解，在乙醚中不溶解。10%水溶液的 pH 为 8~10。

本品在干燥状态下较稳定。受潮或在水溶液中，除发生降解反应外，还发生聚合反应，生成可致敏的聚合物。

4. 药理学

为半合成的广谱青霉素，其游离酸含 3 分子结晶水，供口服用；其钠盐供注射用。对革兰阳性菌的作用与青霉素 G 近似，对绿色链球菌和肠球菌的作用较优，对其他菌的作用则较差。对耐青霉素 G 的金黄色葡萄球菌无效。革兰阴性菌中淋球菌、脑膜炎球菌、流感杆菌、百日咳杆菌、大肠杆菌、伤寒副伤寒杆菌、痢疾杆菌、奇异变形杆菌、布氏杆菌等对本品敏感，但易产生耐药性。肺炎杆菌、吲哚阳性变形杆菌、铜绿假单胞菌对本品不敏感。

正常人空腹口服 0.5g 或 1g，血清浓度 2h 达峰值，分别为 5.2μg/mL 和 7.6μg/mL。肌内注射 0.5g，血清浓度于 0.5~1h 达峰值，约为 12μg/mL。体内分布广，在主要脏器中均可达有效治疗浓度。在胆汁中的浓度高于血清浓度数倍。透过正常脑膜能力低，但在脑膜发炎时则透膜量明显增加。在痰液中的浓度低。进入体内的药物，有 80%以原形由尿排泄，$t_{1/2} \leqslant 1h$。

5. 适应证

本品主要用于敏感菌所致的泌尿系统、呼吸系统、胆管、肠道感染以及脑膜炎、心内膜炎等。

6. 用法和用量

口服：每日 50~100mg/kg，分成 4 次空腹服用；儿童每日 50~100mg/kg，分成 4 次。肌内注射：每次 0.5~1g，每日 4 次；儿童每日 50~150mg/kg，分成 4 次。静脉滴注：每次 1~2g，必要时可用到 3g，溶于 100mL 输液中，滴注 0.5~1h，每日 2~4 次，必要时每 4h 1 次；儿童每日 100~150mg/kg，分 4 次给予。

7. 不良反应

本品可致过敏性休克，皮疹发生率较其他青霉素为高，可达 10%或更多。有时也发生药物热。偶见粒细胞和血小板减少，少见肝功能异常，大剂量静脉给药可发生抽搐等神经症状。

8. 禁忌证

对本品或其他青霉素类过敏者禁用；传染性单核细胞增多症、巨细胞病毒感染、淋巴细胞白血病、淋巴瘤等患者避免使用。

9. 注意

（1）严重肾功能损害者，有哮喘、湿疹、荨麻疹等过敏性疾病，均应慎用。

（2）用药期间如出现严重的持续性腹泻，可能是假膜性肠炎，应立即停药，确诊后采用相应抗生素治疗。

（3）本品针剂应溶解后立即使用，溶解放置后致敏物质可增多。

（4）本品在弱酸性葡萄糖液中分解较快，因此宜用中性液体作溶剂。

10. 药物相互作用

（1）与下列药物有配伍禁忌：氨基糖苷类、多黏菌素类、红霉素、四环素类、氯化钙、葡萄糖酸钙、肾上腺素、间羟胺、多巴胺、维生素 B 族、维生素 C、含有氨基酸的注射剂等。

（2）与阿司匹林、吲哚美辛和磺胺类药物合用，可减少本药的排泄，使血药浓度升高。

（3）本品可加强华法林的抗凝血作用，降低口服避孕药的药效。

11. 制剂

胶囊剂：每胶囊 0.25g。注射用氨苄西林钠：每瓶 0.5g；1.0g。

12. 贮法

密闭、干燥处保存。

六、阿莫西林

1. 其他名称

羟氨苄青霉素，阿莫仙，强必林，益萨林，再林。

2. ATC 编码

J01CA04。

3. 性状

为白色或类白色结晶性粉末；味微苦。在水中微溶解，在乙醇中几乎不溶解。pKa 为 2.4、7.4 和 9.6。0.5% 水溶液的 pH 为 3.5～5.5。本品的耐酸性较氨苄西林为强。

4. 药理学

抗菌谱与氨苄西林相同，微生物对本品和氨苄西林有完全的交叉耐药性。本品口服吸收良好。服用同量药物，本品的血清药物浓度比氨苄西林高约一倍。

5. 适应证

常用于敏感菌所致的呼吸道、尿路和胆管感染以及伤寒等。

6. 用法和用量

口服：成人每日 1～4g，分 3～4 次服。儿童每日 50～100mg/kg，分 3～4 次服。

肾功能严重不足者应延长用药间隔时间；肾小球滤过率（GFR）为 10～15mL/min 者 8～12h 给药 1 次；<10mL/min 者 12～16h 给药 1 次。

不良反应、禁忌证、注意、药物相互作用参见氨苄西林。

7. 制剂

片剂（胶囊）：每片（粒）0.125g；0.25g（效价）。

8. 贮法

遮光、密封保存。

七、哌拉西林钠

1. 其他名称

氧哌嗪青霉素，哔唑西林，哌氨苄青霉素。

2. ATC 编码

J01CA12。

3. 性状

为白色或类白色粉末；极易引湿。在水或甲醇中极易溶解，在无水乙醇中溶解，在丙酮中不溶。10%水溶液的 pH 为 5.0~7.0。

4. 药理学

为半合成的氨脲苄类抗假单胞菌青霉素。对革兰阳性菌的作用与氨苄西林相似，对肠球菌有较好的抗菌作用，对某些拟杆菌和梭菌也有一定作用。对革兰阴性菌的作用强，抗菌谱包括淋球菌、大肠杆菌、变形杆菌、克雷伯肺炎杆菌、铜绿假单胞菌、枸橼酸杆菌、肠杆菌属、嗜血杆菌等，对沙门杆菌、痢疾杆菌、一些假单胞菌（除铜绿假单胞菌外）、脑膜炎球菌、耶尔森杆菌等在体外也有抗菌作用，但其临床意义尚未明确。本品不耐酶。

本品口服不吸收。肌内注射 2g，血清药物浓度于 0.5h 达峰值，约为 36μg/mL。于 30min 内静脉滴注 4g，即时血药浓度 >200μg/mL，于 1h 为 ≥100μg/mL，$t_{1/2}$ 约为 1h。体内分布较广，周围器官均可达有效浓度，在胆汁和前列腺液中有较高浓度。本品主要由肾排泄，12h 内尿中可排出给药量的 1/2~2/3。

5. 适应证

临床上用于上述敏感菌株所引起的感染（对中枢感染疗效不确切）。

6. 用法和用量

尿路感染，每次 1g，每日 4 次，肌内注射或静脉注射。其他部位（呼吸道、腹腔、胆管等）感染：每日 4~12g，分 3~4 次静脉注射或静脉滴注。严重感染每日可用 10~24g。

7. 不良反应

注射局部引起静脉炎或局部红肿。消化系统反应有腹泻、恶心、呕吐，少见肝功能异常、胆汁淤积性黄疸等。可致皮疹，偶见过敏性休克。神经系统可见头痛、头晕、乏力等。少见肾功能异常，白细胞减少及凝血功能障碍。

8. 禁忌证

对本品或其他青霉素类过敏者禁用。

9. 注意

（1）有出血史、溃疡性结肠炎、克罗恩病或假膜性结肠炎者慎用。

（2）长期用药应注意检查肝、肾功能。

10. 药物相互作用

（1）丙磺舒阻滞本品的排泄，血药浓度升高，使作用维持时间较长。

（2）与氨基糖苷类联用，对铜绿假单胞菌、沙雷菌、克雷伯菌、其他肠杆菌属和葡萄球菌的敏感菌株有协同抗菌作用。

（3）与肝素等抗凝血药合用，增加出血危险。与溶栓药合用，可发生严重出血。

11. 制剂

注射用哌拉西林钠：每瓶 0.5g；1.0g（效价）。

12. 贮法

密闭、在凉暗干燥处保存。

八、美洛西林钠

1. 其他名称

美洛林，磺唑氨苄青霉素钠，诺美，诺塞林。

2. ATC 编码

J01CA10。

3. 性状

为白色结晶性粉末，极易溶于水，溶液透明，无色或微灰黄色，在0.9%氯化钠液或5%葡萄糖液中尚稳定，但应在临用前溶解为宜。

4. 药理学

抗菌谱与哌拉西林近似，主要是革兰阴性杆菌，对链球菌属（包括肠球菌）、拟杆菌属也有抗菌作用。但铜绿假单胞菌等对本品的耐药性发展较快，与氨基糖苷类联合可对铜绿假单胞杆菌、沙雷杆菌、克雷伯杆菌等有协同抗菌作用，对 MRSA 无效。

静脉注射本品1g，即时血药浓度为149μg/mL；30min 时为40μg/mL；2h 为5.3μg/mL；6h 为0.5μg/mL。静脉滴注3g（历时0.5h），1h 和4h 的血药浓度分别为57μg/mL 和4.4μg/mL。按3g静脉滴注，每4h 一次，连用7d，平均血药浓度超过100μg/mL，全过程血药浓度>50μg/mL。体内分布于血清、腹膜液、胸膜液、支气管与创口分泌液、骨及其他组织中，在胆汁中有甚高浓度。本品很少透过血脑屏障，但脑膜炎时，可进入脑脊液中。本品主要由肾排泄，其中有<10%为代谢物。血液透析可迅速除去大部分药物，腹腔透析也可除去部分药物。

5. 适应证

本品主要用于一些革兰阴性病原菌，如假单胞菌、克雷伯菌、肠杆菌属、沙雷菌、变形杆菌、大肠杆菌、嗜血杆菌以及拟杆菌和其他一些厌氧菌（包括革兰阳性的粪链球菌）所致的下呼吸道、腹腔、胆管、尿路、妇科、皮肤及软组织部位感染以及败血症。

6. 用法和用量

用氯化钠液、葡萄糖液或乳酸钠林格液溶解后静脉注射或静脉滴注，也可肌内注射给药。

成人一般感染每日150~200mg/kg，或每次2~3g，每6h 一次；重症感染每日200~300mg/kg，或每次3g，每4h 一次；极重感染可用到每日24g，分6次用；淋球菌尿道炎，1~2g，只用一次，用前0.5h 服丙磺舒1g。

新生儿用量：≤7d 龄者每日150mg/kg 或75mg/kg，每12h 一次。>7d 龄者，根据体重不同可按每日225~300mg/kg，或每次75mg/kg，每日3~4次。

肾功能受损者：肌酐清除率>30mL/min 者可按正常用量；10~30mL/min 者，按疾病轻重用每次1.5~3g，每8h 一次；<10mL/min 者用1.5g，每8h 一次，重症可用到2g，每8h 一次。

手术预防感染给药：每次4g，于术前1h 及术后6~12h 各给一次。

7. 不良反应

（1）常见过敏反应：食欲缺乏、恶心、呕吐、腹泻，肌内注射局部疼痛和皮疹，且多在给药过程中发生，大多程度较轻，不影响继续用药，重者停药后上述症状迅速减轻或消失。

（2）少数病例可出现血清氨基转移酶、碱性磷酸酶升高及嗜酸性粒细胞一过性增多。中性粒细胞减少、低钾血症等极为罕见。未见肾功能改变以及电解质紊乱等严重反应。

8. 禁忌证

对本品或其他青霉素类过敏者禁用。

9. 注意

用前做皮试，用青霉素钠皮试液或本品溶液（300μg/mL），阴性反应者始可用药。妊娠期妇女一般避免应用，十分必要时应慎用。哺乳期妇女可用本品。本品与氨基糖苷类可互相影响活力，勿混合给药。本品溶液贮存于冷处可析出结晶，可将容器置温水中使溶解后再应用。其他均参见青霉素。

10. 药物相互作用

（1）氯霉素、红霉素、四环素类等抗生素和磺胺药等抑菌剂可干扰本品的杀菌活性，不宜与本品合用，尤其是在治疗脑膜炎或急需杀菌剂的严重感染时。

（2）丙磺舒、阿司匹林、吲哚美辛、保泰松、磺胺药可减少本品自肾脏排泄，因此与本品合用时使其血药浓度增高，排泄时间延长，毒性也可能增加。

（3）本品与重金属，特别是铜、锌和汞呈配伍禁忌，因后者可破坏其氧化噻唑环。由锌化合物制造的橡皮管或瓶塞也可影响其活力。

（4）本品静脉输液加入头孢噻吩、林可霉素、四环素、万古霉素、琥乙红霉素、两性霉素 B、去甲肾上腺素、间羟胺、苯妥英钠、盐酸羟嗪、丙氯拉嗪、异丙嗪、维生素 B 族、维生素 C 等后将出现浑浊。

（5）避免与酸碱性较强的药物配伍，pH 4.5 以下会有沉淀发生，pH 4.0 以下及 pH 8.0 以上效价下降较快。

（6）本品可加强华法林的作用。

（7）与氨基糖苷类抗生素合用有协同作用，但混合后，两者的抗菌活性明显减弱，因此两药不能置同一容器内给药。

11. 制剂

粉针剂：每瓶 1g。注射剂：0.5g；1.0g。

12. 贮法

密封，在干燥凉暗处保存。

九、阿洛西林钠

1. 其他名称

苯咪唑青霉素，阿乐欣，可乐欣。

2. ATC 编码

J01CA09。

3. 性状

参见美洛西林钠。

4. 药理学

本品与美洛西林、哌拉西林同为氨脲苄类抗假单胞菌青霉素，比美洛西林在侧链上少一个甲硫酰基。本品的抗菌性质与哌拉西林、美洛西林相似。快速静脉注射 1g 后 5min 时血药峰浓度为 92.9mg/L，30min 内静脉滴注本品 5g，结束时血药浓度为 409mg/L，$t_{1/2}$ 分别为 0.7～1.1h 和 1.2～1.8h。体内分布良好，在支气管分泌物、组织间液和创口渗出物中有较高浓度，但在骨骼中浓度甚低。对铜绿假单胞菌脑膜炎患者，每 6h 静脉注射本品 5g，脑脊液中药物浓度可达 42～125mg/L（同期血药浓度为 13.7～460mg/L）。血浆蛋白结合率约 30%，给药量的大部分（50%～80%）由尿液排泄。

5. 适应证

主要用于铜绿假单胞菌与其他革兰阴性菌所致的系统感染，如败血症、脑膜炎、肺炎及尿路和软组织感染。必要时可与氨基糖苷类联合以加强抗铜绿假单胞菌的作用。

6. 用法和用量

尿路感染：每日 50～100mg/kg；重症感染，成人每日 200～250mg/kg，儿童每日 50～150mg/kg。以上量分 4 次，静脉注射或静脉滴注，也可肌内注射给予。可用氯化钠注射液、葡萄糖液或乳酸钠林格液溶解后给予，也可加入墨菲管中，随输液进入（但要掌握速度，不宜过快）。

7. 注意

用前应做皮试，用青霉素钠皮试液或本品溶液（300μg/mL），阴性后始可用药。进药速度避免过快，以减少反应。

8. 制剂

粉针剂：每支 2g；3g；4g。

9. 贮法

密闭、干燥处保存。

十、磺苄西林钠

1. 其他名称

磺苄青霉素，磺苄西林，卡他西林，美罗。

2. ATC 编码

J01CA16。

3. 性状

为白色或淡黄色冻干粉末。

4. 药理学

为广谱半合成青霉素类抗生素，对大肠埃希菌、变形杆菌属、肠杆菌属、枸橼酸菌属、沙门菌属和志贺菌属等肠杆菌科细菌，以及铜绿假单胞菌、流感嗜血杆菌、奈瑟菌属等其他革兰阴性菌具有抗菌作用。本品对溶血性链球菌、肺炎链球菌以及不产青霉素酶的葡萄球菌也具抗菌活性。本品对消化链球菌、梭状芽孢杆菌在内的厌氧菌也有一定作用。

本品口服不吸收。肌内注射本品 1g 后半小时达血药峰浓度（C_{max}），为 30mg/L。静脉推注 2g 后 15min 血药浓度为 240mg/L。于 1h 内和 2h 内静脉滴注 5g，滴注结束即刻血药浓度均大于 200mg/L。血清蛋白结合率约为 50%。本品广泛分布于胆汁、腹膜液、痰液、肺、胸壁、子宫、脐带、羊水中，其中胆汁中浓度可为血浓度的 3 倍。$t_{1/2}$ 约为 2.5 ~ 3.2h。24h 尿中药物排出量为给药量的 80%。

5. 适应证

临床上用于敏感的铜绿假单胞菌、某些变形杆菌属以及其他敏感革兰阴性菌所致肺炎、尿路感染、复杂性皮肤软组织感染和败血症等。对本品敏感菌所致腹腔感染、盆腔感染宜与抗厌氧菌药物联合应用。

6. 用法和用量

中度感染，成人一日 8g，重症感染或铜绿假单胞菌感染时剂量需增至一日 20g，分 4 次静脉滴注或可静脉注射；儿童根据病情每日剂量按体重 80 ~ 300mg/kg，分 4 次给药。

7. 不良反应

过敏反应较常见，如皮疹、发热等；过敏性休克偶见，一旦发生，必须就地抢救，予以保持气道畅通、吸氧及给用肾上腺素、糖皮质激素等治疗措施。可见恶心、呕吐等胃肠道反应。实验室检查异常包括白细胞或中性粒细胞减少，血清转氨酶一过性增高等。大剂量用药可出现血小板功能或凝血机制异常，发生出血倾向。注射部位局部疼痛、硬结等。

8. 禁忌证

对本品或其他青霉素类过敏者禁用。

9. 注意

（1）有哮喘、湿疹、荨麻疹等过敏史者，肝、肾功能减退者，年老、体弱者慎用。

（2）妊娠期妇女、哺乳期妇女使用应权衡利弊。

（3）用前必须皮试，可用青霉素皮试，也可用本品配成 500μg/mL 皮试液。

10. 药物相互作用

（1）丙磺舒可阻滞本品的排泄，血药浓度升高，使作用维持较长。

（2）与庆大霉素联用，可相互增加对肠球菌的抗菌作用。

11. 制剂

注射用磺苄西林钠：每瓶 1.0g；2g；4g。

12. 贮法

遮光，密闭，在凉暗干燥处保存。

第三节 头孢菌素类

一、头孢氨苄

1. 其他名称

苯甘孢霉素，先锋霉素Ⅳ，赐福力欣，福林。

2. ATC 编码

J01DB01。

3. 性状

为白色或乳黄色结晶性粉末；微臭。在水中微溶，在乙醇、氯仿或乙醚中不溶。pKa 为 2.5、5.2 和 7.3。水溶液的 pH 为 3.5~5.5。

4. 药理学

本品为半合成的第一代口服头孢菌素。对金黄色葡萄球菌（包括耐青霉素 G 菌株）、溶血性链球菌、肺炎球菌、大肠杆菌、奇异变形杆菌、克雷伯杆菌（肺炎杆菌）、流感嗜血杆菌、卡他球菌等有抗菌作用。葡萄球菌的部分菌株、粪链球菌、吲哚阳性变形杆菌、肠杆菌属对本品耐药。本品对铜绿假单胞菌无抗菌作用。

本品口服吸收良好。空腹给药吸收率可达 90%，口服 0.25g、0.5g、1g，1h 的平均血清药物浓度分别为 9μg/mL、18μg/mL、32μg/mL，6h 尚可测出。本品吸收后主要由尿呈原形排泄，8h 内可排出 90% 以上。口服 0.25g 后尿药峰浓度约 1mg/mL。$t_{1/2}$ 约为 0.6h。

5. 适应证

用于敏感菌所致的呼吸道、泌尿道、皮肤和软组织、生殖器官（包括前列腺）等部位的感染，也常用于中耳炎。

6. 用法和用量

成人：每日 1~2g，分 3~4 次服用，空腹服用。小儿：每日 25~50mg/kg，分 3~4 次服用。

7. 不良反应

服药后常见胃肠道反应，如恶心、腹泻、食欲不振等，少见皮疹、荨麻疹、红斑、药物热等过敏反应，偶见过敏性休克。用药后可出现暂时性肝功能异常。少数患者可能出现血红蛋白降低、血小板减少、中性粒细胞减少、嗜酸性粒细胞增多，偶见溶血性贫血。对肾脏影响，少数患者可出现尿素氮、肌酸、肌酐升高。

8. 禁忌证

对头孢菌素过敏者及有青霉素过敏性休克史者禁用。

9. 注意

（1）对青霉素过敏或过敏体质者慎用。

（2）肾功能严重损害者应酌减用量。

10. 药物相互作用

（1）与庆大霉素或阿米卡星联用，对某些敏感菌株有协同抗菌作用。

（2）与丙磺舒合用，可抑制本品在肾脏的排泄，使血药浓度升高约 30%。

（3）与肾毒性药物如强利尿剂、氨基糖苷类、抗肿瘤药等同用，可增加肾毒性。

（4）与华法林同用可增加出血的危险。

11. 制剂

片（胶囊）剂：每片（粒）0.125g；0.25g。颗粒剂：1g 含药 50mg。

12. 贮法

遮光、密封，在凉暗处保存。

二、头孢唑林钠

1. 其他名称

先锋霉素 V，西孢唑啉，凯复唑，赛福宁。

2. ATC 编码

J01DB04。

3. 性状

常用其钠盐，为白色或类白色的结晶性粉末，无臭，味苦，极易溶于水，微溶于甲醇，极微溶于乙醇，不溶于丙酮、乙醚或氯仿中。其游离酸的 pKa 为 2.5，溶液的 pH 为 4.5 ~ 6（接近 5.5）。水溶液较稳定，室温下可保存 24h；受冷常析出结晶，宜温热溶化后应用。

4. 药理学

为半合成的第一代头孢菌素。抗菌谱类似头孢氨苄，对葡萄球菌（包括产酶菌株）、链球菌（肠球菌除外）、肺炎链球菌、大肠杆菌、奇异变形杆菌、克雷伯杆菌、流感嗜血杆菌以及产气肠杆菌等有抗菌作用。本品的特点是对革兰阴性菌的作用较强，对葡萄球菌的 β-内酰胺酶耐抗性较弱。

本品通常用于注射。肌内注射 1g，1h 血药浓度为 $64\mu g/mL$；静脉注射 1g，30min 血药浓度为 $106\mu g/mL$。本品的半衰期较长（$t_{1/2} = 1.8h$），有效血药浓度较持久。除脑组织外，在全身分布良好，在胆汁中的浓度较低（为血清药物浓度的 1/5 ~ 1/2）。本品主要由尿呈原形排泄，肌内注射 500mg 6h 内有 60% ~ 80% 药物由尿排出，尿药峰浓度可达 $1\,000\mu g/mL$。

5. 适应证

用于敏感菌所致的呼吸道、泌尿生殖系、皮肤软组织、骨和关节、胆管等感染，也可用于心内膜炎、败血症、咽和耳部感染。

6. 用法和用量

肌内或静脉注射：每次 0.5 ~ 1g，每日 3 ~ 4 次。革兰阳性菌所致轻度感染：每次 0.5g，每日 2 ~ 3 次；中度或重症感染：每次 0.5 ~ 1g，每日 3 ~ 4 次；极重感染：每次 1 ~ 1.5g，每日 4 次。泌尿系感染：每次 1g，每日 2 次。儿童一日量为 20 ~ 40mg/kg，分 3 ~ 4 次给予；重症可用到一日 100mg/kg。新生儿每次不超过 20mg/kg，每日 2 次。

7. 不良反应

常见皮疹、红斑、药物热、支气管痉挛等过敏反应，偶见过敏性休克。胃肠道反应有恶心、呕吐、食欲减退、腹痛、腹泻、味觉障碍等症状，偶见假膜性肠炎。用药后可出现暂时性肝功能异常。少数患者可能出现血红蛋白降低、血小板减少、中性粒细胞减少、嗜酸性粒细胞增多，偶见溶血性贫血。对肾脏影响，少数患者可出现尿素氮、肌酸、肌酐升高。

8. 禁忌证

对头孢菌素过敏者禁用。

9. 注意

（1）青霉素过敏者，肝、肾功能不全者慎用。

（2）肌内注射偶可引起局部疼痛，静脉注射少数患者可引起静脉炎。

（3）有的供肌内注射的注射剂内含利多卡因，不可注入静脉。

10. 药物相互作用

参见头孢氨苄。

11. 制剂

注射用头孢唑林钠：每瓶 0.5g；1g；2g。

12. 贮法

密封、在干燥凉暗处保存。

三、头孢羟氨苄

1. 其他名称

羟氨苄头孢菌素，欧意，力欣奇。

2. ATC 编码

J01DB05。

3. 性状

为白色或类白色结晶性粉末，有特异性臭味。在水中微溶解，在乙醇、氯仿或乙醚中几乎不溶解。5%水溶液的 pH 为 4 ~ 6。在弱酸性条件下稳定。

4. 药理学

本品为半合成的第一代口服头孢菌素。其作用类似头孢氨苄，对金黄色葡萄球菌、溶血性链球菌、肺炎链球菌、大肠杆菌、奇异变形杆菌、肺炎克雷伯杆菌等有抗菌作用。

本品口服吸收良好，受食物的影响小，口服 0.5g 或 1g 后，平均血药峰浓度分别为 16μg/mL 或 28μg/mL。体内有效浓度维持较久，用药 12h 尚可测出。有 90%以上的药物由尿呈原形排出，一次口服 0.5g，尿药峰浓度可达 1 800μg/mL，有效浓度可维持 20h。

5. 适应证

用于呼吸道、泌尿道、咽部、皮肤等部位的敏感菌感染。

6. 用法和用量

成人平均用量：每日 1 ~ 2g，分 2 ~ 3 次口服，泌尿道感染时，也可 1 次服下。小儿一日量 50mg/kg，分两次服。

肾功能不全者，首次服 1g，以后按肌酐清除率制订给药方案：肌酐清除率为 25 ~ 50mL/min 者，每 12h 服 0.5g；10 ~ 25mL/min 者，每 24h 服 0.5g；<10mL/min 者，每 36h 服 0.5g。

不良反应、注意、药物相互作用参见头孢氨苄。

7. 制剂

片剂（胶囊剂）：每片（粒）0.125g；0.25g。

8. 贮法

遮光、密封、在干燥凉暗处保存。

四、头孢拉定

本品为第一代头孢菌素。其游离酸供口服。注射制剂有两种：一种是游离酸与无水碳酸钠的混合物（1:0.315）；另一种是游离酸与精氨酸的混合物。

1. 其他名称

头孢环己烯，先锋霉素Ⅵ，泛捷复，君必清，VELOSEF。

2. ATC 编码

J01DB09。

3. 性状

为白色或类白色的结晶性粉末；微臭。在水中略溶解，在乙醇、氯仿、乙醚中几乎不溶解。pKa 为 2.5 和 7.3。1%水溶液 pH 为 3.5 ~ 6。在碱性物质存在时，游离酸容易溶解。

4. 药理学

抗菌性能类似头孢氨苄，对金黄色葡萄球菌、溶血性链球菌、肺炎链球菌、大肠杆菌、奇异变形杆菌、肺炎克雷伯杆菌、流感嗜血杆菌等有抗菌作用。

空腹口服 250mg 或 500mg，平均血药峰浓度于 1h 内到达，分别为 9μg/mL 或 16.5μg/mL。食物延迟本品吸收，但不影响吸收总量。90%药物在 6h 内以原形由尿排泄，口服 250mg 后，尿药峰浓度可达 1 600μg/mL。本品的肾毒性较轻微。

静脉注射本品 1g, 5min 时血药浓度为 86μg/mL; 15min 为 50μg/mL; 30min 为 26μg/mL; 1h 为 12μg/mL; 到 4h 为 1μg/mL。

5. 适应证

用于呼吸道、泌尿道、皮肤和软组织等部位的敏感菌感染, 注射剂也用于败血症和骨感染。

6. 用法和用量

口服: 成人每日 1~2g, 分 3~4 次服用。小儿每日 25~50mg/kg, 分 3~4 次服用。肌内注射、静脉注射或滴注: 成人每日 2~4g, 分 4 次注射; 小儿一日量为 50~100mg/kg, 分 4 次注射。肾功能不全者按患者肌酐清除率制订给药方案: 肌酐清除率 >20mL/min 者, 每 6h 服 500mg; 15~20mL/min 者, 每 6h 服 250mg; <15mL/min 者, 每 12h 服 250mg。

7. 不良反应

长期用药可致菌群失调, 维生素 B 族、维生素 K 缺乏, 二重感染等不良反应。

8. 禁忌证

对头孢类抗生素过敏者禁用。

9. 注意

(1) 对青霉素过敏或有过敏体质者及肾功能不全者慎用。

(2) 国内上市后不良反应报道, 使用本品可能导致血尿, 95% 以上是由静脉注射用药引起的。儿童是发病的易感人群, 儿童患者应用本品应谨慎并在监测下用药。

10. 制剂

胶囊剂: 每粒 0.25g; 0.5g。干混悬剂: 0.125g; 0.25g。

注射用头孢拉定 (添加碳酸钠): 每瓶 0.5g; 1g。

注射用头孢拉定 A (添加精氨酸): 每瓶 0.5g; 1g。

11. 贮法

置干燥、阴凉处, 避免受热。

五、头孢呋辛钠

1. 其他名称

头孢呋肟, 新福欣, 西力欣, 伏乐新, 达力新。

2. ATC 编码

J01DC02。

3. 性状

为白色或微黄色结晶性粉末, 易溶于水。其水溶液, 视浓度和溶剂的不同, 由浅黄色至琥珀色。其游离酸的 pKa 为 2.5, 新制备液的 pH 为 6~8.5。

4. 药理学

本品为半合成的第二代头孢菌素。对革兰阳性菌的抗菌作用低于或接近于第一代头孢菌素。革兰阴性的流感嗜血杆菌、淋球菌、脑膜炎球菌、大肠杆菌、克雷伯杆菌、奇异变形杆菌、肠杆菌属、枸橼酸杆菌、沙门菌属、志贺菌属以及某些吲哚阳性变形杆菌对本品敏感。本品有较好的耐革兰阴性菌的 β-内酰胺酶的性能, 对上述菌中耐氨苄西林或耐第一代头孢菌素的菌株也能有效。铜绿假单胞菌、弯曲杆菌、不动杆菌、沙雷杆菌大部分菌株、普通变形杆菌、难辨梭状芽孢杆菌、李斯特菌等对本品不敏感。

肌内注射 750mg, 血药浓度达峰值时间约 45min, 平均浓度为 27μg/mL; 静脉注射 750mg 或 1.5g, 15min 血药浓度分别为 50μg/mL 或 100μg/mL, 分别在 5.3h 或 8h 内维持 2μg/mL 的有效浓度, $t_{1/2}$ 约 80min。约有 90% 的药物在 8h 内由肾排泄, 尿药峰浓度可达 1 300μg/mL。

5. 适应证

临床应用于敏感的革兰阴性菌所致的下呼吸道、泌尿系、皮肤和软组织、骨和关节、女性生殖器等部位的感染。对败血症、脑膜炎也有效。

6. 用法和用量

肌内注射或静脉注射，成人：每次 750 ~ 1 500mg，每日 3 次；对严重感染，可按每次 1 500mg，每日 4 次。应用于脑膜炎，一日剂量在 9g 以下。儿童：平均一日量为 60mg/kg，严重感染可用到 100mg/kg，分 3 ~ 4 次给予。肾功能不全者按患者的肌酐清除率制订给药方案：肌酐清除率 > 20mL/min 者，每日 3 次，每次 0.75 ~ 1.5g；10 ~ 20mL/min 者每次 0.75g，每日 2 次；< 10mL/min 者每次 0.75g，每日 1 次。

肌内注射：每次用 0.75g，加注射用水 3mL，振摇使成混悬液，用粗针头作深部肌内注射。静脉给药：每 0.75g 本品，用注射用水约 10mL，使溶解成澄明溶液，缓慢静脉注射或加到墨菲管中随输液滴入。

7. 不良反应

常见皮肤瘙痒、胃肠道反应、血红蛋白降低、转氨酶和血胆红素升高、肾功能改变等。肌内注射可致局部疼痛。

8. 注意

（1）对青霉素过敏或过敏体质者慎用。

（2）严重肝、肾功能不全者慎用。

（3）本品可透过胎盘，也可经乳汁排出，妊娠期妇女、哺乳期妇女用药应权衡利弊。

9. 药物相互作用

（1）不可与氨基糖苷类置同一容器中注射。

（2）与高效利尿药（如呋塞米）联合应用，可致肾损害。

10. 制剂

注射用头孢呋辛钠：每瓶 0.75g；1.5g。

11. 贮法

遮光、密封，在干燥凉暗处保存。

六、头孢克洛

1. 其他名称

头孢氯氨苄，希刻劳，新达罗，再克。

2. ATC 编码

J01DC04。

3. 性状

为白色或类白色结晶性粉末，略溶于水（1∶100），极微溶于氯仿、乙醚或甲醇中，2.5% 水混悬液的 pH 为 3 ~ 4.5，对胃酸稳定，遇碱逐渐分解。

4. 药理学

本品为半合成头孢菌素，抗菌谱较其他的第一代略广。抗菌性能与头孢唑啉相似，对葡萄球菌（包括产酶菌株）、化脓性链球菌、肺炎链球菌、大肠杆菌、奇异变形杆菌、流感嗜血杆菌等有良好的抗菌作用。

本品口服应用，空腹服 0.25g、0.5g 或 1g，在 30 ~ 60min 内血药峰浓度分别为 7μg/mL、13μg/mL 或 23μg/mL。主要分布于血液、内脏器官、皮肤组织中。脑组织中的浓度低。$t_{1/2}$ 为 0.6 ~ 0.9h，药物由尿呈原形排出，一次口服 0.25g，尿药峰浓度可达 600μg/mL，肾功能不全者半衰期稍延长。

5. 适应证

用于上述敏感菌所致的呼吸道、泌尿道和皮肤、软组织感染，以及中耳炎等。

6. 用法和用量

成人：口服常用量为每次 250mg，每 8h 1 次。重病或微生物敏感性较差时，剂量可加倍，但一日量不可超过 4g。儿童：一日口服剂量为 20mg/kg，分 3 次（每 8 小时 1 次）；重症可按一日 40mg/kg 给予，但一日量不超过 1g。

7. 不良反应

参见头孢氨苄。长期应用可致菌群失调，还可引起继发性感染。

8. 禁忌证

对头孢类抗生素过敏者禁用。

9. 注意

（1）对于肾功能轻度不全者，可不减用量；对肾功能严重不全或完全丧失者，应进行血药浓度监测，降低用量。

（2）与青霉素类有部分交叉过敏性，对青霉素过敏者应慎用。

（3）可透过胎盘，妊娠期妇女不宜应用。

（4）与食物同用时，血药峰浓度仅为空腹用药的 50%～75%，故宜空腹给药。

10. 药物相互作用

参见头孢氨苄。

11. 制剂

胶囊剂（片剂）：每粒（片）0.125g；0.25g。干混悬剂：0.125g；1.5g。

12. 贮法

遮光、密封，在干燥凉暗处保存。

七、头孢噻肟钠

1. 其他名称

头孢氨噻肟，凯福隆，治菌必妥，泰可欣。

2. ATC 编码

J01DD01。

3. 性状

为白色、类白色或淡黄白色结晶；无臭或微有特殊臭。在水中易溶解，在乙醇中微溶解，在氯仿中不溶解。10% 溶液的 pH 为 4.5～6.5。稀溶液无色或微黄色，浓度高时显灰黄色。若显深黄色或棕色，则表示药物已变质。

4. 药理学

本品为半合成的第三代头孢菌素。对革兰阳性菌的作用与第一代头孢菌素近似或较弱，对链球菌（肠球菌除外）抗菌作用较强。对革兰阴性菌有较强的抗菌效能。奈瑟菌属、流感杆菌、大肠杆菌、奇异变形杆菌、克雷伯杆菌、沙门杆菌等对本品甚敏感；枸橼酸杆菌对本品中度敏感；沙雷杆菌、吲哚阳性变形杆菌等对本品也有一定的敏感性。铜绿假单胞菌、阴沟杆菌、脆弱拟杆菌等对本品较不敏感。

在肠道中不吸收。肌内注射 1g，0.5h 血药浓度达峰，约为 22μg/mL，6h 降为 1.5μg/mL，$t_{1/2}$ 约为 1h，药物血浆蛋白结合率为 30%～45%。体内分布面较广，胆汁中较高，不易透过正常脑膜，但脑膜有炎症时可增加透入量。在肝内代谢为活性较低的代谢物，连同一些原形物由尿排出，尿中有较高的有效浓度。

5. 适应证

用于敏感菌所致的呼吸道、泌尿道、骨和关节、皮肤和软组织、腹腔、胆管、消化道、五官、生殖器等部位的感染，对烧伤、外伤引起的感染以及败血症、中枢感染也有效。

6. 用法和用量

临用前，加灭菌注射用水适量使溶解，溶解后立即使用。成人：肌内或静脉注射，每次 0.5～1g，每日 2～4 次。一般感染用 2g/d，分成两次肌内注射或静脉注射；中等或较重感染 3～6g/d，分为 3 次肌内注射或静脉注射；败血症等 6～8g/d，分为 3～4 次静脉给药；极重感染一日不超过 12g，分为 6 次静脉给药；淋病用 1g 肌内注射（单次给药已足）。静脉滴注，每日 2～3g。小儿：肌内注射或静脉注射一日量为 50～

100mg/kg，分 2 ~ 3 次给予。婴幼儿不能肌内注射。

7. 不良反应

过敏反应可致皮疹、发热、瘙痒等。消化系统出现食欲缺乏、恶心、呕吐、腹泻等。肝功能异常，一过性血尿素氮和肌酸酐增高。偶见白细胞、中性粒细胞、血小板减少，嗜酸性粒细胞增多。长期用药可致二重感染，如念珠菌病、假膜性肠炎等。

8. 禁忌证

对头孢类抗生素过敏者禁用。

9. 注意

（1）对青霉素过敏和过敏体质者、严重肾功能不全者慎用。

（2）溃疡性结肠炎、克罗恩病或假膜性肠炎者慎用。

10. 药物相互作用

（1）与庆大霉素或妥布霉素合用，对铜绿假单胞菌有协同抗菌作用。

（2）与阿米卡星合用，对大肠杆菌、肺炎克雷伯杆菌有协同作用。

（3）与氨基糖苷类、其他头孢菌素或强利尿剂同用，可能增加肾毒性。

（4）与丙磺舒合用，可抑制本品在肾脏的排泄，提高血药浓度及延长血浆半衰期。

11. 制剂

注射用头孢噻肟钠：每瓶 0.5g；1g；2g。

12. 贮法

密封、在干燥凉暗处保存。

八、头孢曲松钠

1. 其他名称

头孢三嗪，罗氏芬，菌必治，罗塞秦。

2. ATC 编码

J01DD04。

3. 性状

为白色至黄色的结晶性粉末，溶于水，略溶于甲醇，极微溶于乙醇，水溶液因浓度不同而显黄色至琥珀色。其 1% 溶液的 pH 约为 6.7。

4. 药理学

本品为半合成的第三代头孢菌素。抗菌谱与头孢噻肟近似，对革兰阳性菌有中度的抗菌作用。对革兰阴性菌的作用强，主要敏感菌有金黄色葡萄球菌、链球菌属、肺炎链球菌、嗜血杆菌属、奈瑟菌属、大肠杆菌、肺炎克雷伯杆菌、沙雷杆菌、各型变形杆菌、枸橼酸杆菌、伤寒杆菌、痢疾杆菌、消化球菌、消化链球菌、梭状芽孢杆菌等。铜绿假单胞菌、肠杆菌属对本品也敏感。产酶金黄色葡萄球菌、耐氨苄青霉素的流感嗜血杆菌、耐第一代头孢菌素和庆大霉素的一些革兰阴性菌常可对本品敏感。但粪链球菌和耐甲氧西林的葡萄球菌对本品均耐药。

在消化道不吸收。肌内注射 1g，血药浓度 2h 达峰值，约为 76μg/mL，到 12h 尚有约 29μg/mL。静脉滴注 1g，历时 0.5h，滴完当时血药浓度约为 150μg/mL，到 12h 约 28μg/mL，24h 约 9μg/mL。体内分布广，可透过血脑屏障，并可进入羊水和骨组织。在体内不经生物转化，以原形排出体外，约 2/3 量通过肾脏，1/3 通过胆管排泄，因此在尿液和胆汁中有很高的浓度。$t_{1/2}$ 为 6 ~ 8h。

5. 适应证

用于敏感菌所致的肺炎、支气管炎、腹膜炎、胸膜炎，以及皮肤和软组织、尿路、胆管、骨及关节、五官、创面等部位的感染，还用于败血症和脑膜炎。

6. 用法和用量

一般感染，每日 1g，一次肌内注射或静注。严重感染，每日 2g，分 2 次给予。脑膜炎，可按一日

100mg/g（但总量不超过 4g），分 2 次给予。淋病，单次用药 250mg 即足。儿童用量一般按成人量的 1/2 给予。肌内注射：将一次药量溶于适量 0.5%盐酸利多卡因注射液，作深部肌内注射。静脉注射：按 1g 药物用 10mL 灭菌注射用水溶解，缓缓注入，历时 2~4min。静脉滴注：成人一次量 1g 或一日量 2g，溶于等渗氯化钠注射液或 5%~10%葡萄糖液 50~100mL 中，于 0.5~1h 内滴入。

7. 不良反应
参见头孢噻肟钠。

8. 禁忌证
对头孢类抗生素过敏者禁用。

9. 注意
（1）青少年、儿童使用本品，偶可致胆结石，但停药后可消失。

（2）对青霉素过敏和过敏体质者、严重肾功能不全者慎用。

（3）本品不能加入哈特曼以及林格等含有钙的溶液中使用。头孢曲松禁用于正在或准备接受含钙的静脉注射用产品的新生儿。

10. 药物相互作用
（1）与氨基糖苷类药合用，有协同抗菌作用，但同时可能加重肾损害。

（2）本品与含钙剂或含钙产品合并用药有可能导致致死性结局的不良事件。

（3）本药可影响乙醇代谢，使血中乙酰醛浓度升高，出现双硫仑样反应。

（4）丙磺舒不影响本药的消除。

11. 制剂
注射用头孢曲松钠：每瓶 0.5g；1g；2g。

12. 贮法
遮光、密封，在干燥凉暗处保存。

九、头孢哌酮钠

1. 其他名称
头孢氧哌唑，先锋必。

2. ATC 编码
J01DD12。

3. 性状
为白色或类白色结晶性粉末；无臭，有引湿性。在水中易溶解，在甲醇中略溶解，在乙醇中极微溶解，在丙酮和醋酸乙酯中不溶。25%水溶液的 pH 为 4.5~6.5。水溶液因浓度不同由无色到浅黄色。

4. 药理学
本品为半合成的第三代头孢菌素。抗菌性能与头孢噻肟相似。对革兰阳性菌的作用较弱，仅溶血性链球菌和肺炎链球菌较为敏感。对大多数的革兰阴性菌，本品的作用略次于头孢噻肟，对铜绿假单胞菌的作用较强。

口服不吸收，肌内注射 1g 后 1h，血药浓度达峰值，约为 65μg/mL。静脉注射 1g 后数分钟内血药浓度可达 175μg/mL。在 2h 内滴注本品 1g，结束时，血药浓度为 100μg/mL，到第 10 小时约为 4μg/mL。$t_{1/2}$ 约为 2h。本品由尿和胆汁排泄，因此在尿液和胆汁中有很高的浓度，还可以分布到胸腔积液、腹腔积液、羊水、痰液中，在脑膜发炎时，可进入脑脊液。

5. 适应证
用于各种敏感菌所致的呼吸道、泌尿道、腹膜、胸膜、皮肤和软组织、骨和关节、五官等部位的感染，还可用于败血症和脑膜炎等。

6. 用法和用量
肌内或静脉注射，成人每次 1~2g，每日 2~4g。严重感染，每次 2~4g，每日 6~8g。小儿每日

50～150mg/kg，分 2～4 次注射。

7. 不良反应

参见头孢噻肟钠。可干扰体内维生素 K 的代谢，造成出血倾向，大剂量或长期用药时尤应注意。

8. 禁忌证

对头孢类抗生素过敏者禁用。肝功能不全及胆管阻塞患者禁用。

9. 注意

（1）对青霉素过敏和过敏体质者慎用。

（2）本品可透过胎盘，少量可经乳汁排出，妊娠期妇女、哺乳期妇女用药应权衡利弊。

10. 药物相互作用

（1）与氨基糖苷类合用，对大肠杆菌、铜绿假单胞菌某些敏感菌株有协同抗菌作用。

（2）与非甾体镇痛药、血小板聚集抑制药合用，可增加出血的危险性。

（3）与氨基糖苷类、其他头孢菌素或强利尿剂同用，可能增加肾毒性。

（4）抗凝药或溶栓药同用，可干扰维生素 K 代谢，导致低凝血酶原血症。

11. 制剂

注射用头孢哌酮钠：每瓶 0.5g；1g；2g。

注射用头孢哌酮钠/舒巴坦（1:1；2:1；4:1；8:1）

国家药品不良反应监测中心提示，警惕注射用头孢哌酮钠/舒巴坦钠严重不良反应，主要以全身性损害、呼吸系统损害为主。对死亡病例报告分析显示，54% 的患者存在合并用药情况，14% 存在多种药品混合静脉滴注的情况。儿童患者存在不同程度的超剂量用药，尤其是一次用药剂量过大的问题。

用药期间饮酒：注射用头孢哌酮钠/舒巴坦钠可影响乙醇代谢，使血中乙酰醛浓度上升，如在用药期间及停药后 5d 内饮酒，或者使用含乙醇成分的药物或食物，可能会出现双硫仑样反应。注射用头孢哌酮钠/舒巴坦钠严重病例报告中，用药前后饮酒引起的双硫仑样反应约占 6%。

12. 贮法

密封，在干燥凉暗处保存。

十、头孢他啶

1. 其他名称

头孢羧甲噻肟，复达欣。

2. ATC 编码

J01DD02。

3. 性状

为无色或微黄色粉末，加水即泡腾溶解生成澄明药液。因浓度的不同，药液可由浅黄色至琥珀色。新制备液的 pH 为 6～8。

4. 药理学

对革兰阳性菌的作用与第一代头孢菌素近似或较弱；葡萄球菌、链球菌 A 和 B 群、肺炎链球菌对本品敏感。对革兰阴性菌的作用突出，对大肠杆菌、肠杆菌属、克雷伯杆菌、枸橼酸杆菌、奇异变形杆菌、普通变形杆菌、流感嗜血杆菌（包括耐氨苄西林菌株）、脑膜炎球菌等有良好的抗菌作用。对铜绿假单胞菌的作用强，超过其他 β-内酰胺类和氨基糖苷类抗生素。对某些拟杆菌也有效。肠球菌、耐甲氧西林的葡萄球菌、李斯特菌、螺旋杆菌、难辨梭状芽孢杆菌和脆弱拟杆菌（大部分菌株）对本品耐药。

口服不吸收，静脉注射 1g，0.5h 血药浓度为 $60\mu g/mL$，1h 为 $39\mu g/mL$，2h 为 $23\mu g/mL$，4h 为 $11\mu g/mL$，8h 尚有 $3\mu g/mL$。$t_{1/2}$ 为 1.8～2h。本品体内分布广，可进入胸腔积液、腹腔积液、痰液、淋巴液、脑脊液（脑膜发炎时）中，在骨组织、胆汁、心肌中也有一定的浓度。本品在体内不代谢，由肾脏排泄，在尿中达甚高浓度。

5. 适应证

用于革兰阴性菌的敏感菌株所致的下呼吸道、皮肤和软组织、骨和关节、胸腔、腹腔、泌尿生殖系以及中枢等部位感染，也用于败血症。

6. 用法和用量

轻症一日剂量为 1g，分 2 次肌内注射。中度感染每次 1g，每日 2～3 次，肌内注射或静脉注射。重症每次可用 2g，每日 2～3 次，静脉滴注或静脉注射。本品可加入氯化钠注射液、5%～10% 葡萄糖注射液、含乳酸钠的输液、右旋糖酐输液中。

7. 不良反应

长期用药可发生菌群失调和二重感染。可引起念珠菌病及维生素 K、维生素 B 缺乏。

8. 禁忌证

对头孢类抗生素过敏者禁用。

9. 注意

（1）对青霉素过敏或过敏体质者慎用。早产儿及 2 个月以内的新生儿慎用。

（2）本品遇碳酸氢钠不稳定，不可配伍。

10. 药物相互作用

（1）与美洛西林或哌拉西林联用，对大肠杆菌、铜绿假单胞菌有协同或累加作用。

（2）与氨基糖苷类合用，有协同抗菌作用。

（3）与氨基糖苷类、抗肿瘤药或强利尿剂同用，可加重肾毒性。

（4）与氯霉素合用，有相互拮抗作用。

11. 制剂

注射用头孢他啶：每瓶 1g；2g。

12. 贮法

密封，在干燥凉暗处保存。

十一、头孢美唑

1. 其他名称

先锋美他醇，头孢甲氧氰唑。

2. ATC 编码

J01DC09。

3. 性状

常用其钠盐，为白色或微黄色粉末或团块；几无臭；极易溶于水，易溶于甲醇，略溶于丙酮，微溶于乙醇。有引湿性。

4. 药理学

是第二代头霉素类半合成抗生素，性能与第二代头孢菌素相近。抗菌谱包括革兰阳性、阴性菌和厌氧菌，对葡萄球菌、大肠杆菌、克雷伯杆菌、吲哚阴性和阳性变形杆菌、脆弱拟杆菌等有良好的抗菌作用。本品的耐酶性能强，对一些已对头孢菌素耐药的病原菌也可有效。

静脉注射 1g，10min 时血药浓度为 $188\mu g/mL$；静脉滴注 1g 历时 1h，滴完时为 $76\mu g/mL$；静脉注射 1g，6h 血药浓度为 $1.9\mu g/mL$；而静脉滴注 1g，6h 血药浓度为 $2.7\mu g/mL$。$t_{1/2}$ 约为 1h。易透入子宫，在胆汁中也有较高浓度。在体内几不代谢，6h 内有 85%～90% 原形药物由尿排出，尿药浓度甚高。

5. 适应证

用于葡萄球菌、大肠杆菌、克雷伯杆菌、吲哚阴性和阳性杆菌、拟杆菌等微生物的敏感菌株所致的肺炎、支气管炎、胆管感染、腹膜炎、泌尿系统感染、子宫及附件感染等。

6. 用法和用量

静脉注射或静脉滴注。成人，一日量为 1～2g，分为 2 次；儿童，一日量为 25～100mg/kg，分为

2～4次。重症或顽症时，成人可用到一日4g，儿童可用到一日150mg/kg。溶剂可选用等渗氯化钠注射液或5%葡萄糖液，静注时还可用灭菌注射用水（但不适用于滴注，因渗透压过低）。

7. 不良反应

可致过敏，出现荨麻疹、皮疹、药物热等，偶可致休克。偶可致尿素氮升高，停药可恢复。嗜酸性粒细胞增多、白细胞减少以及红细胞减少。少数患者可有氨基转移酶和碱性磷酸酶升高。消化道不良反应有恶心、呕吐和腹泻等。极少数病例可致假膜性肠炎，也可致念珠菌二重感染。

8. 禁忌证

对头孢类抗生素过敏者禁用。

9. 注意

（1）对其他头孢菌素类药物过敏者，以及过敏体质者应慎用。

（2）由于主要经肾排泄，肾功能受损者应慎用。

（3）妊娠期妇女、哺乳期妇女慎用。

10. 药物相互作用

参见头孢噻肟钠。

11. 制剂

注射用头孢美唑钠：每瓶0.25g；0.5g；1g；2g（效价）。

12. 贮法

密闭，在干燥凉暗处保存。

十二、头孢克肟

1. 其他名称

氨噻肟烯头孢菌素，世伏素，达力芬。

2. ATC 编码

J01DD08。

3. 性状

为白色至淡黄色结晶性粉末，无味，具轻微特异臭，易溶于甲醇、二甲基亚砜，略溶于丙酮，难溶于乙醇，几不溶于水、醋酸乙酯、乙醚、己烷中。

4. 药理学

本品为口服用的第三代头孢菌素类抗生素。具第三代头孢菌素的抗菌特性，其抗菌谱包括链球菌、肺炎链球菌、淋球菌、大肠杆菌、克雷伯杆菌、卡他布拉汉菌、沙雷杆菌、枸橼酸杆菌、阴沟肠杆菌、产气肠杆菌、流感嗜血杆菌等。对细菌的β-内酰胺酶甚稳定。

正常人一次空腹口服50mg、100mg、200mg，4h血中药物水平达峰，分别为0.69μg/mL、1.18μg/mL、1.95μg/mL，$t_{1/2}$为2.3～2.5小时。儿童一次按1.5mg/kg、3.0mg/kg、6.0mg/kg空腹服用，3～4h血药水平达峰，分别为1.14μg/mL、2.01μg/mL、3.97μg/mL，$t_{1/2}$为3.2～3.7h。体内分布，以痰、扁桃体、颌窦、中耳分泌物及胆汁中浓度较高。0～12h的尿排泄率为20%～25%，口服50mg，4～6h尿液药物峰浓度为42.9%。

5. 适应证

用于上述敏感菌所引起的肺炎、支气管炎、泌尿道炎、淋病、胆囊炎、胆管炎、猩红热、中耳炎、副鼻窦炎等。

6. 用法和用量

成人及体重为30kg以上的儿童：每次50～100mg，每日2次；重症一次口服量可增至200mg。体重为30kg以下的儿童：每次1.5～3mg/kg，每日2次；重症一次量可增至6mg/kg。

7. 不良反应

本品偶引起过敏性反应，如皮疹、瘙痒、发热、颗粒性白细胞减少、嗜酸性粒细胞增多、血小板减少；可致肝氨基转移酶及碱性磷酸酶升高；可致菌群失常，并引起维生素缺乏或二重感染，也可致过敏性休克。

8. 禁忌证

对头孢类抗生素过敏者禁用。

9. 注意

（1）肾功能不全者应减量使用。

（2）妊娠期妇女、新生儿、早产儿均宜慎用。

（3）本品可干扰尿糖反应，使 Benedict、Fehling 及 Clintest 试验出现假阳性反应。并可使直接血清抗球蛋白试验出现阳性反应。

10. 药物相互作用

参见头孢氨苄。

11. 制剂

胶囊剂：每粒 50mg 或 100mg；颗粒：每 1g 中含本品 50mg（效价）。

12. 贮法

遮光、密封，置凉暗处保存。

第四节 β-内酰胺酶抑制剂

一、克拉维酸钾

1. 其他名称

棒酸钾。

2. 性状

为无色针状结晶，易溶于水，水溶液不稳定。

3. 药理学

本品是由棒状链霉菌所产生的一种新型 β-内酰胺抗生素。仅有微弱的抗菌活性，但可与多数的 β-内酰胺酶牢固结合，生成不可逆的结合物。它具有强力而广谱的抑制 β-内酰胺酶的作用，不仅对葡萄球菌的酶有作用，而且对多种革兰阴性菌所产生的酶也有作用，因此为一有效的 β-内酰胺酶抑制药。

口服125mg，$1 \sim 2h$ 内平均血清峰药浓度为 $2.3\mu g/mL$，在 6h 内，血清 AUC 为 $5\mu g/ (mL \cdot h)$，$t_{1/2}$ 约为 1h。本品在体内分布较广，可渗入许多体液中，但在脑组织和脑脊液中浓度甚微。在 6h 内，有 25% ~ 40% 药物以原形由尿排泄。

单独应用无效。常与青霉素类药物联合应用以克服微生物产 β-内酰胺酶而引起的耐药性，提高疗效。

二、舒巴坦

1. 其他名称

舒巴克坦，青霉烷砜钠。

2. ATC 编码

J01CG01。

3. 性状

常用其钠盐，为白色或类白色结晶性粉末，溶于水，在水溶液中尚稳定。

4. 药理学

本品为不可逆性竞争型 β-内酰胺酶抑制剂，由合成法制取。可抑制 β-内酰胺酶Ⅱ、Ⅲ、Ⅳ、Ⅴ等型酶（对Ⅰ型酶无效）对青霉素、头孢菌素类的破坏；与氨苄西林联合应用可使葡萄球菌、卡他球菌、奈瑟球菌、嗜血杆菌、大肠杆菌、克雷伯杆菌、部分变形杆菌以及拟杆菌等微生物对氨苄西林的最低抑菌浓度（MIC）下降而增效，并可使产酶菌株对氨苄西林恢复敏感；而单独应用则仅对奈瑟球菌淋球菌、脑膜炎球菌有抗菌作用。

在消化道吸收很少，注射后很快分布到各组织中，在血液、肾、心、肺、脾、肝中的浓度均较高，主要经肾排泄，尿中有很高浓度，正常人脑组织中浓度甚低，$t_{1/2} < 1h$。

单独应用仅对淋球菌和脑膜炎球菌的周围感染有效，但较少单独应用。

5. 制剂

注射用舒巴坦钠：0.5g；1g。

三、他唑巴坦

1. 其他名称

三唑巴坦。

2. ATC 编码

J01CG02。

3. 性状

常用其钠盐，为白色或类白色结晶性粉末，水中溶解度50mg/mL，为澄清无色溶液。

4. 药理学

本品既属β-内酰胺类抗生素，又为β-内酰胺酶抑制剂，但其抗菌作用微弱；而具有较广谱的抑酶功能，作用比克拉维酸和舒巴坦强。临床上常与β-内酰胺类抗生素联合应用。

第五节　碳青霉烯类

一、亚胺培南—西司他汀钠

1. 其他名称

亚胺硫霉素—西拉司丁钠，伊米配能—西司他丁钠，泰能。

2. ATC 编码

J01DH51。

3. 性状

亚胺培南为白色至浅茶色结晶性粉末，不引湿，遇紫外光线易变质，略溶于水，微溶于甲醇。西司他汀钠为类白色无定形物，有引湿性，极易溶于水或甲醇中。

4. 药理学

亚胺培南为具有碳青霉烯环的硫霉素类抗生素，由链霉菌 S. cattleya 培养液中分离出硫霉素经半合成制取。西司他汀是由合成法制取。亚胺培南对革兰阳性、阴性的需氧和厌氧菌具有抗菌作用。肺炎链球菌、化脓性链球菌、金黄色葡萄球菌（包括产酶株）、大肠杆菌、克雷伯杆菌、不动杆菌部分菌株、脆弱拟杆菌及其他拟杆菌、消化球菌和消化链球菌的部分菌株对本品甚敏感。粪链球菌、表皮链球菌、流感嗜血杆菌、奇异变形杆菌、沙雷杆菌、产气肠杆菌、阴沟肠杆菌、铜绿假单胞菌、气性坏疽梭菌、难辨梭菌等对本品也相当敏感。本品有较好的耐酶性能，与其他 β-内酰胺类药物间较少出现交叉耐药性。

口服不吸收，静脉注射本品 250mg，500mg 和 1 000mg（均按亚胺培南计量）后 20min，血药峰浓度分别为 20μg/mL、35μg/mL 或 66μg/mL，蛋白结合率约为 20%。体内分布以细胞间液、肾脏、上额窦、子宫颈、卵巢、盆腔、肺等部位最高，在胆汁、前列腺、扁桃体、痰中也有较多量，并有一定量进入脑脊液中。$t_{1/2}$约为 1h。

亚胺培南单独应用，受肾肽酶的影响而分解，在尿中只能回收少量的原形药物。西司他汀是肾肽酶抑制剂，保护亚胺培南在肾脏中不受破坏，因此在尿中回收的原形药物可达 70%。西司他汀并阻抑亚胺培南进入肾小管上皮组织，因而减少亚胺培南的排泄并减轻其肾毒性。

5. 适应证

用于敏感菌所致的腹膜炎、肝胆感染、腹腔内脓肿、阑尾炎、妇科感染、下呼吸道感染、皮肤和软组织感染、尿路感染、骨和关节感染以及败血症等。

6. 用法和用量

静脉滴注或肌内注射。用量以亚胺培南计，根据病情，每次 0.25~1g，每日 2~4 次。对中度感染一般可按 1 次 1g，每日 2 次给予。静脉滴注可选用等渗氯化钠注射液、5%~10% 葡萄糖液作溶剂。每 0.5g 药物用 100mL 溶剂，制成 5mg/mL 液体，缓缓滴入。肌内注射用 1% 利多卡因注射液为溶剂，以减轻疼痛。

对肾功能不全者应按肌酐清除率调整剂量：肌酐清除率为 31~70mL/min 的患者，每 6~8h 用 0.5g，每日最高剂量为 1.5~2g；肌酐清除率为 21~30mL/min 者，每 8~12h 用 0.5g，每日最高剂量为 1~1.5g；肌酐清除率为 <20mL/min 者，每 12h 用 0.25~0.5g，每日最高剂量为 0.5~1g。

7. 不良反应

本品可引起恶心、呕吐、腹泻等胃肠道症状，偶也引起假膜性肠炎。血液学方面的不良反应有嗜酸性粒细胞增多、白细胞减少、中性粒细胞减少、粒细胞缺少、血小板减少或增多、血红蛋白减少等，并可致抗人球蛋白试验阳性。对肝脏的不良反应有氨基转移酶、血胆红素或碱性磷酸酶的升高。肾功能方面的不良反应有血肌酐和血尿素氮的升高。但儿童用本药时常可发现红色尿，这是由于药物引起变色，并非血尿。也可发生神经系统方面的症状，如肌痉挛、精神障碍等。也可致过敏反应，如皮肤瘙痒、皮疹、荨麻疹、药物热等。可引起注射部位疼痛、血栓性静脉炎等。

8. 禁忌证

对本药任何成分过敏者禁用。对 β-内酰胺类有过敏性休克史者禁用。

9. 注意

（1）严重肾功能不全者、中枢神经系统疾病患者、过敏体质者慎用。

（2）婴儿、妊娠期妇女及哺乳期妇女使用本品应权衡利弊。

（3）注射时应注意改换注射部位，以防止发生血栓性静脉炎。

（4）本品应在使用前溶解，用盐水溶解的药液只能在室温存放 10h，含葡萄糖的药液只能存放 4h。

10. 药物相互作用

（1）与氨基糖苷类合用，对铜绿假单胞菌有协同抗菌作用。

（2）与丙磺舒合用，可使亚胺培南血药浓度升高，半衰期延长。

（3）与环孢霉素同用可增加神经毒性作用。

（4）亚胺培南与更昔洛韦合用可引起癫痫发作。

（5）本品不可与含乳酸钠的注射液或其他碱性药液相配伍。

11. 制剂

注射用亚胺培南—西司他汀：每支 0.25g；0.5g；1g（以亚胺培南计量）。其中含有等量的西司他汀钠。

12. 贮法

密闭、避光、室温下保存。

二、美罗培南

1. 其他名称

倍能，美平，海正美特。

2. ATC 编码

J01DH02。

3. 性状

本品为白色至浅黄色粉末，略溶于水，几乎不溶于乙醇或乙醚。

4. 药理学

对大肠杆菌和铜绿假单胞菌的青霉素结合蛋白（PBP）2、3、4 和金黄色葡萄球菌的 PBP 1、2、4 有强的亲和力。抗菌谱与亚胺培南近似，经临床证实的有效菌有肺炎链球菌（耐青霉株除外）、绿色链球菌、大肠杆菌、流感嗜血杆菌（包括产 β-内酰胺酶株）、肺炎克雷伯菌、脑膜炎奈瑟球菌、铜绿假单胞菌、脆弱拟杆菌、丙酸消化球菌等。此外，在体外对下列细菌显示明显抗菌作用：金黄色葡萄球菌和表皮葡萄球菌（包括产酶株）、不动杆菌、气单胞菌、弯曲菌、枸橼酸杆菌、阴沟肠杆菌、流感嗜血杆菌（耐氨苄西林和非产酶株）、哈夫尼亚菌、卡他莫拉菌（包括产酶株）、摩根杆菌、巴斯德杆菌、奇异变形杆菌、普通变形杆菌、沙门菌属、沙雷杆菌、志贺菌属、结肠炎耶尔森菌、多种拟杆菌、难辨梭状芽孢杆菌、真杆菌、梭杆菌等。本品对多数的 β-内酰胺酶有良好的耐抗力（除金属 β-内酰胺酶外）。本品不用于耐甲氧西林的葡萄球菌（MRSA、MRSE）感染，对李斯特菌无效。与其他碳青霉烯类显示交叉耐药性。

以 0.5g 或 1g 作 30min 静脉滴注结束时血药浓度平均为 23μg/mL 或 49μg/mL，以上量作静脉注射给药后 30min 血药浓度平均为 45μg/mL 或 112μg/mL。静脉给药 500mg 后 6h 血药浓度降为约 1μg/mL。消除半衰期约为 1h，在 12h 内约 65% 药物以原形自尿排泄，在用药后 5h 内尿药浓度 >10μg/mL。本品的血浆蛋白结合率约 2%，药物易渗入各种组织及体液（包括脑脊液）达到有效浓度，肾功能不全者药物的尿排泄减少。并用丙磺舒可使 $t_{1/2}$ 延长，AUC 增大。

5. 适应证

用于敏感菌所致的呼吸道、尿路、肝胆、外科、骨科、妇科、五官科感染以及腹膜炎、皮肤化脓性疾病等。本品可适用于敏感菌所致脑膜炎。

6. 用法和用量

成人每日 0.5~1g，分为 2~3 次，稀释后静脉滴注每次 30min。重症每日剂量可增至 2g。连续应用不超过 2 周。

本品每 0.5g 用生理盐水约 100mL 溶解，不可用注射用水。

7. 不良反应

不良反应占用药者的 <1%，其中腹泻（5%）、恶心和呕吐（3.9%）、头痛（2.8%）、皮疹（1.7%）、瘙痒（1.6%）、窒息（1.2%）和便秘（1.2%），其他尚有腹痛、药热、腹胀、背痛、肝功能异常、心脏症状、肺栓塞、低血压、晕厥、黄疸、贫血、外周水肿、缺氧、呼吸障碍、出汗、少尿、肾衰。本品尚可致多种神经、精神症状，尤其是对有癫痫史、细菌性脑膜炎和肾衰患者。注射局部的刺激反应也时有发生。

8. 禁忌证

对本药或其他碳青霉烯类抗生素过敏者禁用。

9. 注意

（1）对过敏体质可致过敏性休克，其他过敏反应者、曾有青霉素或头孢菌素过敏史者应慎用。

（2）严重肝肾功能不全、癫痫、潜在神经疾病患者慎用。

（3）使用本品的第 3 日应考虑是否有必要继续用药、停药或换用其他药物。

（4）本品用生理盐水溶解者，可在室温 4h 内或 4℃ 24h 内应用；用 5% 葡萄糖液溶解者，在室温 1h 内或 4℃ 4h 内应用。

10. 药物相互作用

（1）与氨基糖苷类合用，对某些铜绿假单胞菌有协同抗菌作用。

（2）与丙磺舒合用，可抑制美罗培南肾脏排泄，导致血药浓度升高，半衰期延长。

（3）与丙戊酸合用，可致后者血药浓度降低而导致癫痫复发。

11. 制剂

粉针剂：每瓶 0.5g；1g。

12. 贮法

密闭，在凉暗干燥处保存。

三、帕尼培南—倍他米隆

1. 其他名称

克倍宁，康彼灵。

2. 药理学

本品是帕尼培南和倍他米隆的复方制剂。帕尼培南属于碳青霉烯类抗生素，其抗菌谱和作用性质类似美罗培南，具有对 β-内酰胺酶高度稳定性和酶抑制作用。倍他米隆无抗菌活性，作为有机阴离子转移抑制剂，通过抑制帕尼培南向肾皮质转移，从而减少帕尼培南在肾组织中的蓄积，降低其肾毒性。本品对金黄色葡萄球菌、表皮葡萄球菌、大肠埃希菌、肺炎杆菌、流感杆菌、阴沟杆菌、变形杆菌、枸橼酸杆菌及类杆菌属等具有较强的抗菌活性，对铜绿假单胞菌有较强的作用。对军团菌、沙眼衣原体和肺炎衣原体无效。

静脉滴注 0.5g，帕尼培南血药浓度为 27.5μg/mL，倍他米隆为 15.6μg/mL。血浆半衰期分别为 70min 和 40min。24h 尿液中排出帕尼培南 28.5%，倍他米隆 9.7%。

3. 适应证

用于治疗敏感菌引起的呼吸系统、泌尿生殖系统、腹内、眼科、皮肤及软组织、骨及关节的感染。如急慢性支气管炎、肺炎、肺脓肿，胆囊炎、腹膜炎、肝脓肿，肾盂肾炎、前列腺炎、子宫内感染，角膜溃疡、眼球炎、丹毒、蜂窝织炎，骨髓炎、关节炎等，还可用于败血症、感染性心内膜炎等严重感染。

4. 用法和用量

静脉滴注：成人，一般感染，每次 0.5g，每日 2 次，用不少于 100mL 的生理盐水或 5% 葡萄糖注射液溶解后，于 30~60min 内滴注；重症或顽固性感染，剂量为每次 1g，每日 2 次，静脉滴注时间不少于 1h。儿童，每日 30~60mg/kg，分 2~3 次，每次 30min 静脉滴注；严重感染可增加至每日 100mg/kg，分 3~4 次。

5. 不良反应

常见的不良反应有腹泻、恶心、呕吐、食欲缺乏等胃肠道症状。偶见由于菌群改变引起的假膜性肠炎、口腔炎以及肝功能损害、皮疹、发热、抽搐等。罕见休克、急性肾功能不全、意识障碍、粒细胞缺乏症、溶血性贫血等。

6. 禁忌证

对本品过敏者禁用。

7. 注意

（1）用药前应做皮肤过敏试验。

（2）对碳青霉烯类、青霉素类及头孢菌素类药物有过敏史者，过敏体质者，老年患者及严重肾功能损害者慎用。早产儿、新生儿、妊娠期和哺乳期妇女不宜使用。

8. 药物相互作用

参见美罗培南。

9. 制剂

注射用帕尼培南－倍他米隆：250mg/瓶；500mg/瓶。帕尼培南与等量倍他米隆配伍，以帕尼培南含量计。

10. 贮法

密闭、干燥、避光，室温保存。

四、厄他培南

1. 其他名称

艾他培南，怡万之。

2. ATC 编码

J01DH03。

3. 性状

本品为白色至类白色的冻干块状物。其水溶液为无色或淡黄色。

4. 药理学

本品属于碳青霉烯类衍生物，对革兰阳性菌、革兰阴性菌和厌氧菌均有抗菌作用，甲氧西林敏感葡萄球菌、肺炎链球菌、化脓性链球菌等，以及肠杆菌属、嗜血杆菌属、卡他莫拉菌、脑膜炎奈瑟菌等对本品敏感，而 MRSA、肠球菌属、铜绿假单胞菌、不动杆菌均对本品耐药。本品对革兰阳性菌的抗菌活性略低于亚胺培南，对革兰阴性菌、流感嗜血杆菌和卡他莫拉菌的抗菌活性强于亚胺培南。厄他培南对肾脱氢肽水解酶 I 较亚胺培南稳定，因此不必与西司他汀等酶抑制剂一起使用。

静脉滴注 0.5g，血药峰浓度为 $71.3\mu g/mL$。肌内注射 1g，C_{max} 为 $67\mu g/mL$，肌内注射生物有效率可达 90% 左右。蛋白结合率约 95%。半衰期为 4.5h，尿中和胆汁中分别排出 80% 和 20%，本品可经血液透析清除。

5. 适应证

用于治疗敏感菌引起的呼吸系统、泌尿生殖系统、腹腔、皮肤及软组织、盆腔等部位的感染。

6. 用法和用量

静脉滴注：成人，每日 1g，用不少于 100mL 的生理盐水稀释。肾功能不全者，肌酐消除率 < 30mL/min。每天剂量 0.5g。3 个月及以上的儿童每天两次按 15mg/kg 给予肌内注射或静脉滴注，日剂量不超过 1g。

7. 不良反应

常见的不良反应有腹泻、恶心、呕吐等胃肠道症状，还可有静脉炎、头痛和女性阴道炎，癫痫发生率 0.5%，实验室指标有 ALT、AST、ALP 和肌酐值升高。

8. 禁忌证

对本品过敏者禁用。

9. 注意

（1）对碳青霉烯类、青霉素类及头孢菌素类药物有过敏史者，过敏体质者、老年患者及严重肾功能损害者慎用。

（2）妊娠期、哺乳期妇女使用应权衡利弊。3 个月以下儿童使用本药无安全性、有效性数据。

（3）本品不得与其他药物混合或一同输注。不得使用含葡萄糖的溶媒稀释。

（4）输液配制后应在 6h 内使用。

10. 药物相互作用

参见美罗培南。

11. 制剂

注射用厄他培南：每支 1g。

12. 贮法

密闭、干燥、避光，25℃以下保存。

五、氨曲南

1. 其他名称

噻肟单酰胺菌素，君刻单。

2. ATC 编码

J01DF01。

3. 性状

为白色或类白色粉末，加水猛烈振摇溶解，生成无色或浅灰黄色溶液，放置时可显浅品红色，pH 4.5～7.5。

4. 药理学

本品是一种单酰胺环类 β-内酰胺抗生素。在 1978 年，从美国新泽西州土壤菌紫色杆菌的培养液中首先发现。本品已用合成法制得。抗菌谱主要包括革兰阴性菌，诸如大肠杆菌、克雷伯杆菌、沙雷杆菌、奇异变形杆菌、吲哚阳性变形杆菌、枸橼酸杆菌、流感嗜血杆菌、铜绿假单胞菌及其他假单胞菌、某些肠杆菌属、淋球菌等。与头孢他啶、庆大霉素相比，对产气杆菌、阴沟肠杆菌的作用高于头孢他啶，但低于庆大霉素；对铜绿假单胞菌的作用低于头孢他啶，与庆大霉素相近；对于质粒传导的 β-内酰胺酶，本品较第三代头孢菌素为稳定。

口服不吸收，肌内注射 1g，1h 血药浓度达峰值，约为 46μg/mL，$t_{1/2}$ 约 1.8h；静脉注射 1g，5min 血药浓度约为 125μg/mL，1h 约为 49μg/mL，$t_{1/2}$ 约 1.6h。体内分布较广，在脓疱液、心包液、胸腔积液、滑膜液、胆汁、骨组织、肾、肺、皮肤等部位有较高浓度；在前列腺、子宫肌肉、支气管分泌物中也有一定浓度，在脑脊液中浓度低。主要由尿排泄，在尿中原形药物的浓度甚高。在乳汁中的浓度甚低，为血药浓度的 1%，平均 0.3μg/mL，一日间母乳内总量约 0.3mg。

5. 适应证

用于敏感的革兰阴性菌所致的感染，包括肺炎、胸膜炎、腹腔感染、胆管感染、骨和关节感染、皮肤和软组织炎症，尤适用于尿路感染，也用于败血症。由于本品有较好的耐酶性能，因此，当细菌对青霉素类、头孢菌素类、氨基糖苷类等药物不敏感时，可试用本品。

6. 用法和用量

肌内注射、静脉注射、静脉滴注。成人，一般感染，每天 3～4g，分 2～3 次给予；严重感染，每次 2g，每日 3～4 次，每日最大剂量为 8g；无其他并发症的尿路感染，只需用 1g，分 1～2 次给予。儿童，每次 30mg/kg，每日 3 次，重症感染可增加至每日 4 次给药，一日最大剂量为 120mg/kg。肌内注射：每 1g 药物，加液体 3～4mL 溶解。静脉注射：每 1g 药物，加液体 10mL 溶解，缓慢注射。静脉滴注：每 1g 药物，加液体 50mL 以上溶解（浓度不超过 2%），滴注时间 20～60min。

注射时，下列药液可用作本品的溶解稀释液：灭菌注射用水、等渗氯化钠注射液、林格液、乳酸钠林格液、5%～10%葡萄糖液、葡萄糖氯化钠注射液等。用于肌内注射时，还可用含苯甲醇的氯化钠注射液作溶剂。

7. 不良反应

有皮肤症状，如皮疹、紫癜、瘙痒等；消化道症状，如腹泻、恶心、呕吐、味觉改变、黄疸以及药物性肝炎；局部刺激症状，如血栓性静脉炎、注射部位肿胀；其他尚有神经系统症状、阴道炎、口腔损害、乏力、眩晕、出血等。

8. 禁忌证

对本品过敏者禁用。

9. 注意

（1）本品与青霉素类之间不存在交叉过敏反应，但对于青霉素过敏者及过敏体质者仍须慎用。

（2）肾功能不全者应调整用药剂量。

（3）本品对肝脏毒性不大，但对肝功能已受损的患者应观察其动态变化。

10. 药物相互作用

（1）本品与氨基糖苷类（庆大霉素、妥布霉素、阿米卡星等）联合，对多数肠杆菌属和铜绿假单胞菌有协同抗菌作用，不可混合静滴。

（2）本品与头孢西丁在体外与体内均有拮抗作用。

11. 制剂

注射用氨曲南：每瓶1g（效价）。内含精氨酸0.78g（稳定、助溶用）。

12. 贮法

密闭，避光保存。

第六节　氨基糖苷类

一、卡那霉素

1. ATC 编码

J01GB04。

2. 性状

常用其硫酸盐，为白色或类白色结晶性粉末；无臭；有引湿性。在水中易溶解，在氯仿或乙醚中几乎不溶解。单硫酸卡那霉素12%水溶液的 pH 为7.0～9.0；硫酸卡那霉素（卡那霉素和其硫酸盐的分子比约为1∶1.7）30%水溶液的 pH 为6.0～8.0。水溶液稳定，于100℃，30min 灭菌不损失效价。

3. 药理学

大肠杆菌、克雷伯杆菌、肠杆菌属、变形杆菌、结核杆菌和金黄色葡萄球菌的一些菌株对本品敏感。铜绿假单胞菌、革兰阳性菌（除金黄色葡萄球菌外）、厌氧菌、非典型性分枝杆菌、立克次体、真菌、病毒等对本品均耐药。微生物对本品与其他氨基糖苷类药物间存在有一定的交叉耐药性。

肌内注射0.5g，1h 血药浓度达峰，约为20μg/mL，$t_{1/2}$ 约为2.5h，血浆蛋白结合率很低，分布容积（V_d）为（0.26±0.05）L/kg，用药后24h 内有90%的药物自尿中以原形排泄。本品较易渗入胸腔积液、腹腔积液。在脑脊液中不能达到有效浓度。

4. 适应证

口服用于治疗敏感菌所致的肠道感染及用作肠道手术前准备，并有减少肠道细菌产生氨的作用，对肝硬化消化道出血患者的肝性脑病有一定防止作用。

肌内注射用于敏感菌所致的系统感染，如肺炎、败血症、尿路感染等，常与其他抗菌药物联合应用。

5. 用法和用量

肌内注射或静脉滴注：每次0.5g，每日1～1.2g；小儿每日15～25mg/kg，分2次给予。静脉滴注时应将一次用量以输液约100mL 稀释，滴入时间为30～60min，切勿过速。口服：用于防止肝性脑病，每日4g，分次给予。腹部手术前准备：每小时1g，连续4次（常与甲硝唑联合应用）后，改为每6h 1次，连服36～72h。

6. 禁忌证

对本品或其他氨基糖苷类药物过敏者禁用。

7. 注意

（1）肾功能不全者、儿童、妊娠期妇女及哺乳期妇女均慎用。

（2）氨基糖苷类药物的毒性与其血药浓度密切相关。为了防止血药浓度骤然升高，本品规定只可作肌内注射和静脉滴注，有呼吸抑制作用，不可静脉注射，以防意外。

8. 药物相互作用

（1）与其他氨基糖苷类药物联用，可增加耳毒性、肾毒性及神经肌肉阻滞作用。

（2）与其他具有耳毒性、肾毒性、神经肌肉阻滞作用的药合用，可能使毒性增加。

9. 制剂

注射用硫酸卡那霉素：每瓶 0.5g；1g。

注射液（含单硫酸卡那霉素）：每支 500mg（2mL）。

滴眼液：8mL（40mg）。

10. 贮法

密闭，干燥处保存。

二、阿米卡星

1. 其他名称

丁胺卡那霉素，阿米卡霉素。

2. ATC 编码

J01GB06。

3. 性状

常用其硫酸盐，为白色或类白色结晶性粉末；几乎无臭，无味。在水中极易溶解，在甲醇、丙酮或氯仿中几乎不溶。1%水溶液的 pH 为 6.0～7.5。

4. 药理学

抗菌谱与庆大霉素相似，对大肠杆菌、铜绿假单胞菌、吲哚阴性和阳性变形杆菌、克雷伯杆菌、不动杆菌、枸橼酸杆菌以及沙雷杆菌和肠杆菌的部分菌株有很强的抗菌作用。对于结核杆菌、非典型性分枝杆菌和金黄色葡萄球菌（产酶和不产酶株）也有很强的抗菌作用。其他革兰阳性球菌（包括粪链球菌）、厌氧菌、立克次体、真菌和病毒均对本品不敏感。本品的耐酶性能较强，当微生物对其他氨基糖苷类耐药后，对本品还常敏感。

药物动力学性质与卡那霉素接近。肌内注射 7.5mg/kg 后血药峰浓度可达 18～25μg/mL。成人 7.5mg/kg 30min 滴入后 1.5h 血药峰浓度可达 25μg/mL；8～12h 谷浓度低于 2μg/mL。因此，对于重症患者应每日给药 3 次。本品的蛋白结合率低（约 4%），V_d 为（0.21±0.08）L/kg，$t_{1/2}$ 为 1.8～2.5h。体内分布状况与卡那霉素相近。用药后 24h 内有 94%～98%的药物在尿中以原形排泄，肾功能不全者排泄量显著减少。本品不易透过血脑屏障。

5. 适应证

临床主要用于对卡那霉素或庆大霉素耐药的革兰阴性杆菌所致的尿路、下呼吸道、腹腔、软组织、骨和关节、生殖系统等部位的感染，以及败血症等。

6. 用法和用量

肌内注射或静脉滴注：成人 7.5mg/kg，每 12h 一次，每日总量不超过 1.5g，可用 7～10d；无并发症的尿路感染，每次 0.2g，每 12h 1 次；小儿，开始用 10mg/kg，以后 7.5mg/kg，每 12h 1 次；较大儿童可按成人用量。

给药途径以肌内注射为主，也可用 100～200mL 输液稀释后静脉滴注，30～60min 进入体内，儿童则为 1～2h。疗程一般不超过 10d。

肾功能不全者首次剂量 7.5mg/kg，以后则调整使血药峰浓度为 25μg/mL，谷浓度 5～8μg/mL。

7. 禁忌证

对本品或其他氨基糖苷类药物过敏者禁用。

8. 注意

（1）本品的耳毒性和肾毒性与卡那霉素近似，对于肾功能减退、脱水、应用强利尿剂的患者以及老年患者均应谨慎使用。

（2）对于铜绿假单胞菌感染，常需与抗假单胞菌青霉素（如哌拉西林等）联合应用。但两者不可置于同一点滴器中，以免降效。

（3）本品干扰正常菌群，长期应用可导致非敏感菌过度生长。

9. 制剂

注射液：每支 0.1g（1mL）；0.2g（2mL）。

注射用硫酸阿米卡星：每瓶：0.2g。

10. 贮法

密闭、遮光，在阴凉处保存。

三、妥布霉素

1. ATC 编码

J01GB01。

2. 性状

游离碱为白色或类白色粉末，易溶于水（1:1.5），极微溶于乙醇（1:2 000），几不溶于氯仿或乙醚，10% 溶液的 pH 为 9~11。制造注射液时，加入适量硫酸，调节 pH 使接近 5.8。

3. 药理学

抗菌谱与庆大霉素近似，主要包括革兰阴性杆菌，如铜绿假单胞菌、大肠杆菌、克雷伯杆菌、肠杆菌属、吲哚阴性和阳性变形杆菌、枸橼酸杆菌和普鲁威登菌。对于铜绿假单胞菌的抗菌作用较庆大霉素强 3~5 倍。对庆大霉素中度敏感的铜绿假单胞菌对本品高度敏感。但对其他革兰阴性菌，本品的作用则低于庆大霉素。对金黄色葡萄球菌有抗菌作用，对链球菌无效。与庆大霉素有交叉耐药，仅有 10% 对庆大霉素耐药菌株对妥布霉素仍敏感。

药物动力学性质与庆大霉素近似。肌内注射 1mg/kg 后，血浆峰浓度在 30~90min 后达到 4μg/mL。血浆半衰期 2~3h。

4. 适应证

临床主要用于铜绿假单胞菌感染，如烧伤、败血症等。对其他敏感革兰阴性杆菌所致的感染也可应用。与庆大霉素间存在较密切的交叉耐药性。

5. 用法和用量

肌内注射或静脉滴注，每日 4.5mg/kg，分 2 次给予，每日剂量不可超过 5mg/kg。静脉滴注时一次量用输液 100mL 稀释，于 30min 左右滴入。新生儿一日量 4mg/kg，分 2 次给予。一般用药不超过 7~10d。

6. 禁忌证

对本品或其他氨基糖苷类药物过敏者禁用。

7. 注意

（1）一般认为，本品的血药峰浓度超过 12μg/mL 和谷浓度超过 2μg/mL 时易出现毒性反应。

（2）对肾功能不全者，应进行血药浓度监测。

（3）一个疗程不超过 7~10d。

8. 制剂

注射液：每支 80mg（2mL）。

9. 贮法

密闭，在凉暗处保存。

四、庆大霉素

1. ATC 编码

J01GB03。

2. 性状

常用其硫酸盐，为白色或类白色结晶性粉末；无臭；有引湿性。在水中易溶解，在乙醇、乙醚、丙酮或氯仿中不溶解。其 4% 水溶液的 pH 为 3.5~5.5。本品 1mg 相当于 1 000U。

3. 药理学

对大肠杆菌、产气杆菌、克雷伯杆菌、奇异变形杆菌、某些吲哚阳性变形杆菌、铜绿假单胞菌、某些奈瑟菌、某些无色素沙雷杆菌和志贺菌等革兰阴性菌有抗菌作用。革兰阳性菌中，金黄色葡萄球菌对本品尚可有一定敏感性；链球菌（包括化脓性链球菌、肺炎球菌、粪链球菌等）均对本品耐药。厌氧菌（拟杆菌属）、结核杆菌、立克次体、病毒和真菌也对本品耐药。近年来，由于本品的广泛应用，耐药菌株逐渐增多，铜绿假单胞菌、克雷伯杆菌、沙雷杆菌和吲哚阳性变形杆菌对本品的耐药率甚高。

肌内注射本品 1.5mg/kg 后 30 ~ 60min 或静脉滴注（历时 30min）同量药物 30min 时血药达峰，为 4 ~ 8μg/mL；谷浓度则低于 2μg/mL。V_d 为 0.25L/kg，$t_{1/2}$ 为 1.8 ~ 2.5h。本品注射后 24h 内有 40% ~ 65% 药物以原形自尿中排泄。

4. 适应证

临床主要用于大肠杆菌、痢疾杆菌、克雷伯肺炎杆菌、变形杆菌、铜绿假单胞菌等革兰阴性菌引起的系统或局部感染（对中枢感染无效）。

5. 用法和用量

肌内注射或静脉滴注：每次 80mg，每日 2 ~ 3 次（间隔 8h）。对于革兰阴性杆菌所致重症感染或铜绿假单胞菌全身感染，一日量可用到 5mg/kg。静脉滴注给药可将一次量（80mg），用输液 100mL 稀释，于 30min 左右滴入。小儿每日 3 ~ 5mg/kg，分 2 ~ 3 次给予。

口服：每次 80 ~ 160mg，每日 3 ~ 4 次。小儿每日 10 ~ 15mg/kg，分 3 ~ 4 次服，用于肠道感染或术前准备。

6. 注意

（1）本品血药峰浓度超过 12μg/mL，谷浓度超过 2μg/mL 以上时可出现毒性反应，对于肾功能不全者或长期用药者应进行药物监测。

（2）本品一日量宜分 2 ~ 3 次给药，以维持有效血药浓度，并减轻毒性反应。不要把一日量集中在一次给予。

（3）毒性反应与卡那霉素近似，因剂量小，故毒性反应稍轻。但若用量过大或疗程延长，仍可发生耳、肾损害，应予以注意。

（4）对链球菌感染无效。由链球菌引起的上呼吸道感染不应使用。

（5）有抑制呼吸作用，不可静脉注射。

7. 药物相互作用

（1）与其他氨基糖苷类药物联用，可增加耳毒性、肾毒性及神经肌肉阻滞作用。

（2）与其他具有耳毒性、肾毒性、神经肌肉阻滞作用的药合用，可能使毒性增加。

（3）可减少扎西他滨的肾脏排泄。

（4）与双膦酸盐类药物合用可引起严重的低钙血症。

8. 制剂

注射液：每支 20mg（1mL）；40mg（1mL）；80mg（2mL）。片剂：每片 40mg。

庆大霉素珠链：是由塑料制的小珠，串联成链。含有庆大霉素，放置脓腔中，缓慢地释放药物起局部抗菌作用（1mg = 庆大霉素 1 000U）。

滴眼液：8mL（40mg）。

9. 贮法

密闭，置凉暗处保存。

第七节　大环内酯类

一、红霉素

1. 其他名称

新红康。

2. ATC 编码

J01FA01。

3. 性状

红霉素为白色或类白色的结晶或粉末；无臭，味苦；微有引湿性。在甲醇、乙醇或丙酮中易溶解，在水中极微溶解。其 0.066% 水溶液的 pH 为 8.0~10.5。

乳糖酸红霉素为红霉素的乳糖醛酸盐，为白色或类白色的结晶或粉末；无臭、味苦。在水或乙醇中易溶解，在丙酮或氯仿中微溶解，在乙醚中不溶解。其 8.5% 水溶液的 pH 为 6.0~7.5。

游离碱的 pKa 为 8.9。本品在酸性条件下不稳定，在中性、弱碱性液中较为稳定。

4. 药理学

抗菌谱与青霉素近似，对革兰阳性菌，如葡萄球菌、化脓性链球菌、绿色链球菌、肺炎链球菌、粪链球菌、梭状芽孢杆菌、白喉杆菌、痤疮丙酸杆菌、李斯特菌等有较强的抑制作用。对革兰阳性菌，如淋球菌、螺旋杆菌、百日咳杆菌、布氏杆菌、军团菌，以及流感嗜血杆菌、拟杆菌（口咽部菌株）也有相当的抑制作用。此外，对支原体、放线菌、螺旋体、立克次体、衣原体、奴卡菌、少数分枝杆菌和阿米巴原虫有抑制作用。金黄色葡萄球菌对本品易耐药。

口服吸收率为 18%~45%，口服 250mg 后 2~3h，血药峰浓度为 0.3~0.7μg/mL，静脉给药可获较高的血药浓度。血浆蛋白结合率为 73%，V_d 约为 0.72L/kg。体内分布较广，胆汁中浓度可为血清浓度的 30 倍，但难以通过正常的血脑屏障。大部分在体内代谢，有 10%~15% 呈原形由尿排泄，$t_{1/2}$ 为 1.5h（正常人），无尿者为 6h。

5. 适应证

临床主要应用于链球菌引起的扁桃体炎、猩红热、白喉及带菌者、淋病、李斯特菌病、肺炎链球菌下呼吸道感染（以上适用于不耐青霉素的患者）。对于军团菌肺炎和支原体肺炎，本品可作为首选药应用。尚可应用于流感杆菌引起的上呼吸道感染、金黄色葡萄球菌皮肤及软组织感染、梅毒、肠道阿米巴病等。

6. 用法和用量

口服：成人每日 1~2g，分 3~4 次服用，整片吞服；小儿，每日 30~50mg/kg，分 3~4 次服用。静脉滴注：成人每日 1~2g，分 3~4 次滴注；小儿每日 30~50mg/kg，分 3~4 次滴注。用时，将乳糖酸红霉素溶于 10mL 灭菌注射用水中，再添加到输液 500mL 中，缓慢滴入（最后稀释浓度一般小于 0.1%）。不能直接用含盐输液溶解。

7. 不良反应

本品有潜在的肝毒性，长期及大剂量服用可引起胆汁淤积和肝酶升高，尤其是酯化红霉素较易引起，还可致耳鸣、听觉减退，注射给药较易引起。其他常见消化道反应，药物热、皮疹、荨麻疹等过敏反应。心血管系统可见室性心律失常、室速、QT 间期延长等。

8. 禁忌证

对本药或其他大环内酯类药过敏者禁用。慢性肝病及肝功能损害者、妊娠期妇女禁用。

9. 注意

（1）红霉素为抑菌性药物，给药应按一定时间间隔进行，以保持体内药物浓度，利于作用发挥。

（2）红霉素片应整片吞服，若服用药粉，则受胃酸破坏而发生降效。幼儿可服用对酸稳定的酯化红霉素。

（3）静脉滴注易引起静脉炎，滴注速度宜缓慢。

（4）红霉素在酸性输液中破坏降效，一般不应与低 pH 的葡萄糖输液配伍。在 5%～10% 葡萄糖输液 500mL 中，添加维生素 C 注射液（抗坏血酸钠 1g）或 5% 碳酸氢钠注射液 0.5mL 使 pH 升高到 5 以上，再加红霉素乳糖酸盐，则有助稳定。

10. 药物相互作用

（1）与氯霉素、林可霉素类药物相互拮抗。

（2）本品可抑制阿司咪唑、特非那定、西沙必利等药物的代谢，诱发尖端扭转性心律失常。

（3）本品可干扰茶碱的代谢，使茶碱血药浓度升高，毒性增加。

（4）β-内酰胺类药物与本品联用，一般认为可发生降效作用；本品可阻挠性激素类的肠肝循环，与口服避孕药合用可使之降效。

11. 制剂

片剂（肠溶）：每片 0.1g（10 万 U）；0.125g（12.5 万 U）；0.25g（25 万 U）。

注射用乳糖酸红霉素：每瓶 0.25g（25 万 U）；0.3g（30 万 U）。

红霉素软膏：1%；红霉素眼膏：0.5%。

12. 贮法

密闭、避光，于干燥处保存。

二、琥乙红霉素

1. 其他名称

琥珀酸红霉素，利君沙。

2. ATC 编码

D10AF02；J01FA01；S01AA17。

3. 性状

为白色结晶性粉末；无臭，无味。在无水乙醇、丙酮或氯仿中易溶解，在乙醚中略溶解，在水中几乎不溶解。

4. 药理学

在体内水解，释放出红霉素而起抗菌作用。因无味，且在胃液中稳定，故可制成不同的口服剂型，供儿童和成人应用。

5. 适应证

适应证与红霉素同。

6. 用法和用量

口服：成人每次 0.25～0.5g，每日 3～4 次；小儿一日量 30～50mg/kg，分 3～4 次用。或按下列方案应用：体重 <5kg 者，每次 40mg/kg，每日 4 次；5～7kg 者，每次 50mg，每日 4 次；7～11kg 者，每次 100mg，每日 4 次；11～23kg 者，每次 200mg，每日 4 次；23～45kg 者，每次 300mg，每日 4 次；>45kg 者，按成人量给予。

7. 注意

（1）本品的肝毒性虽较依托红霉素为低，但由于体内红霉素是经肝代谢和排泄的，故肝功能不全者仍应慎用。

（2）红霉素可透过胎盘和进入乳汁，虽毒性不大，但在妇女妊娠期与哺乳期内均应慎用。

（3）食物对本品的吸收影响不大，故可食后（或食前）服用。

（4）其他参见红霉素。

8. 制剂

片剂：每片 0.1g；0.125g（按红霉素计）。颗粒剂：每袋 0.05g；0.1g；0.125g；0.25g（按红霉素计）。

9. 贮法

密闭、避光，于干燥处保存。

三、罗红霉素

1. 其他名称

罗力得，罗迈欣，欣美罗，严迪。

2. ATC 编码

J01FA06。

3. 药理学

抗菌谱与红霉素相近，对金黄色葡萄球菌（MRSA 除外）、链球菌（包括肺炎链球菌和 A、B、C 型链球菌，但 G 型和肠球菌除外）、棒状杆菌、李斯特菌、卡他摩拉菌（卡他球菌）、军团菌等高度敏感或较敏感。对口腔拟杆菌、产黑拟杆菌、消化球菌、消化链球菌、痤疮丙酸杆菌等厌氧菌以及脑炎弓形体、衣原体、梅毒螺旋体等也有较好的抗菌作用。对螺旋杆菌、淋球菌、脑膜炎球菌、百日咳杆菌等作用较弱。

口服单剂量 150mg，2h 血浆浓度达峰，平均 6.6 ~ 7.9μg/mL，AUC 为 72.6 ~ 81（μg·h）/mL［口服红霉素 500mg 则为 6.97（μg·h）/mL］。进食后服药则吸收减少。但若与牛奶同服，因本品的脂溶性强而吸收良好，在组织和体液中分布较红霉素明显为高。在母乳中含量甚低。主要通过粪和尿排泄，以原形药物排出，也有部分脱糖代谢物。本品的 $t_{1/2}$ 为 8.4 ~ 15.5h，远比红霉素长。老年人的药动学无明显改变。肾功能不全者，$t_{1/2}$ 延长，AUC 增大，但一般不需调节剂量（因粪排泄增加）。严重酒精性肝硬化者，半衰期延长两倍，需调整给药间隔时间。

4. 适应证

临床应用于上述敏感菌所致的呼吸道、泌尿道、皮肤和软组织、五官科感染。

5. 用法和用量

成人：每次 150mg，每日 2 次，餐前服。幼儿：每次 2.5 ~ 5mg/kg，每日 2 次。老年人与肾功能一般减退者不需调整剂量。严重肝硬化者，每日 150mg。

6. 不良反应

发生率约为 4.1%，常见有恶心（1.3%）、腹痛（1.2%）、腹泻（0.8%），较少见反应有呕吐、头痛、头晕、便秘、皮疹和瘙痒，严重反应应停药。

7. 注意

（1）本品与红霉素间存在交叉耐药性。

（2）餐前空腹服用有利于吸收及提高疗效。

（3）其他参见红霉素。

8. 制剂

片剂：每片 150mg；250mg；300mg。

9. 贮法

密闭、干燥，于室温下保存。

四、克拉霉素

1. 其他名称

甲红霉素，克拉仙，甲力，卡斯迈欣。

2. ATC 编码

J01FA09。

3. 性状

为白色或类白色结晶性粉末，几乎不溶于水，略溶于甲醇或乙醇，溶于丙酮。

4. 药理学

本品的抗菌谱与红霉素近似，对葡萄球菌、肺炎链球菌、化脓性链球菌、卡他球菌、肺炎支原体等有抗菌作用。本品对流感嗜血杆菌有较强的作用，14-OH-代谢物对该菌的作用为母体药物的两倍。

口服迅速吸收，绝对生物利用度约50%，食物对药物吸收和14-OH-代谢物的生成略有延迟作用，但不影响总的生物利用度，此影响可忽略不计。

空腹服本品250mg，2h血药达峰值；按12h 1次给药，2~3日达稳态，峰坪浓度为1μg/mL，$t_{1/2}$为3~4h；14-OH-代谢物的峰坪浓度为0.6μg/mL，$t_{1/2}$为5~6h。若按500mg，每12h 1次给药，则峰坪浓度为2~3μg/mL，$t_{1/2}$为5~7h；14-OH-代谢物的峰坪浓度为1μg/mL，$t_{1/2}$为7h。口服本品250mg或500mg，每12h 1次，尿中原形药物浓度分别约为20%和30%；14-OH-代谢物浓度分别为10%和15%。肝功能不全者14-OH-代谢物浓度降低，其消除可由母体药物的肾排泄增多而补偿。但肾功能不全者，则药物可潴留。本品在扁桃体内浓度为血清浓度的1倍，肺内浓度为血清浓度的5倍。

5. 适应证

临床用于化脓性链球菌所致的咽炎和扁桃体炎，肺炎链球菌所致的急性中耳炎、肺炎和支气管炎，流感嗜血杆菌、卡他球菌所致支气管炎。支原体肺炎以及葡萄球菌、链球菌所致皮肤及软组织感染。

6. 用法和用量

轻症：每次250mg，重症每次500mg，均为12h 1次口服，疗程7~14d。12岁以上儿童按成人量。6个月以上小儿至12岁以下儿童用量每日15mg/kg，分为2次；或按以下方法口服给药：8~11kg体重每次62.5mg，12~19kg体重每次125mg，20~29kg体重每次187.5mg，30~40kg体重每次250mg，按上量每日用药2次。

7. 不良反应

不良反应有腹泻（3%）、恶心（3%）、味觉改变（3%）、消化不良（2%）、腹痛或不适（2%）、头痛（2%），一般程度较轻。尚可见ALT、AST、LDH、碱性磷酸酶、胆红素升高（均<1%）；白细胞减少（<1%）、凝血酶原时间延长（1%）、BUN升高（4%）、血清肌酐值升高（<1%）等。

8. 禁忌证

对本药或其他大环内酯类药过敏者禁用。慢性肝病及肝功能损害者、心脏病患者、妊娠期妇女禁用。

9. 注意

（1）哺乳期妇女慎用（宜暂停哺乳）。

（2）肝功能不全者慎用本品。

（3）肾功能严重损害，肌酐消除率<30mg/L者，需作剂量调整。

（4）本品与其他大环内酯类、林可霉素和克林霉素存在交叉耐药。

10. 药物相互作用

（1）本品可使下列联合应用的药物血药浓度发生变化：地高辛（增高）、茶碱（增高）、口服抗凝血药（增高）、麦角胺或二氢麦角碱（增高）、三唑仑（增高）而显示更强的作用。对于卡马西平、环胞素、苯妥英等也可有类似的阻滞代谢而使作用加强。

（2）利托那韦、氟康唑可抑制本药的代谢，使血药浓度增加。

11. 制剂

片剂：每片250mg或500mg。

12. 贮法

遮光、密闭，于阴凉干燥处保存。

五、阿奇霉素

1. 其他名称

希舒美，泰力特，芙奇星，丽珠奇乐。

2. ATC 编码

J01FA10。

3. 药理学

本品的抗菌谱与红霉素相近，作用较强，对流感嗜血杆菌、淋球菌的作用比红霉素强4倍；对军团菌强2倍；对绝大多数革兰阴性菌的 MIC $<1\mu g/mL$，对梭状芽孢杆菌的作用也比红霉素强，在应用于金黄色葡萄球菌感染中也比红霉素有效。此外，本品对弓形体、梅毒螺旋体也有良好的杀灭作用。

本品的口服生物利用度约为40%，分布容积为23L/kg，消除率为10mL/（min·kg），$t_{1/2}$约41h，体内的血药浓度高于红霉素。

4. 适应证

临床应用于敏感微生物所致的呼吸道、皮肤和软组织感染。

5. 用法和用量

每日只需服1次，成人500mg；儿童10mg/kg，连用3天。

重症可注射给药，每日1次，每次500mg，以注射用水5mL溶解后，加入0.9%氯化钠液或5%葡萄糖液中使成1~2mg/mL浓度，静脉滴注1~2h，约2d症状控制后改成口服巩固疗效。

6. 不良反应

本品的总不良反应率约为12%，消化道反应（包括呕吐、腹泻、腹痛等）占9.6%；神经系统反应1.3%；皮疹<1%；ALT 和 AST 升高分别为1.7%和1.5%；少数患者出现白细胞计数、中性粒细胞及血小板减少。

7. 禁忌证

对本药或其他大环内酯类药过敏者禁用。

8. 注意

（1）肝肾功能不全者、妊娠期妇女和哺乳期妇女均需慎用。

（2）口服宜空腹服用。注射剂不宜肌内注射。

（3）其他参见红霉素。

9. 制剂

片剂（胶囊）：每粒250mg 或500mg。

乳糖酸阿奇霉素（冻干粉针）：每支500mg。

10. 贮法

密闭，于阴凉干燥处保存。

第八节　糖肽类

一、去甲万古霉素

1. 其他名称

万迅。

2. ATC 编码

J01XA01。

3. 性状

常用其盐酸盐，为淡棕色粉末；无臭，味苦。在水中易溶解，在甲醇中微溶解，在丙酮、丁醇或乙醚中不溶解；在溶液中能被多种重金属盐类沉淀。5%水溶液的 pH 为 2.8 ~ 4.5。脲可增大本品在水中的溶解度。

4. 药理学

对化脓性链球菌、肺炎链球菌、金黄色葡萄球菌、表皮葡萄球菌等有强大的抗菌作用。厌氧链球菌、难辨梭状芽孢杆菌、炭疽杆菌、放线菌、白喉杆菌、淋球菌对本品也其敏感。绿色链球菌、牛链球菌、粪链球菌等也有一定的敏感性。革兰阴性杆菌、分枝杆菌、拟杆菌、真菌等对本品不敏感。

口服不吸收。静脉滴注给药 1g，可在多数组织、胸腔积液、腹腔积液、心包液、滑膜液中达到治疗浓度，但在胆汁中浓度甚低。本品不透过正常人的血脑屏障，但在脑膜炎患者有可能达到治疗浓度。本品应用后 24h 内，80%以上的药物自尿排泄，正常肾功能的成人 $t_{1/2}$ 为 6 ~ 8h，无尿患者可延长到 8 ~ 10d。

5. 适应证

主要用于葡萄球菌（包括产酶株和耐甲氧西林株）、肠球菌（耐氨苄西林株）、难辨梭状芽孢杆菌等所致的系统感染和肠道感染，如心内膜炎、败血症，以及假膜性肠炎等。

6. 用法和用量

口服（治疗假膜性肠炎）：成人每次 0.4g，每 6h 1 次，每日量不可超过 4g；儿童酌减。静脉滴注：成人一日量 0.8 ~ 1.6g，一次或分次给予；小儿一日量为 16 ~ 24mg/kg，一次或分次给予。一般将一次量的药物先用 10mL 灭菌注射用水溶解，再加入到适量等渗氯化钠注射液或葡萄糖输液中，缓慢滴注。如采取连续滴注给药，则可将一日量药物加到 24h 内所用的输液中给予。

7. 不良反应

可引起口麻、刺痛感、皮肤瘙痒、嗜酸性粒细胞增多、一过性白细胞减少、药物热、感冒样反应以及血压剧降、过敏性休克反应等。可致严重的耳中毒和肾中毒，大剂量和长时间应用时尤易发生。输入速度过快、剂量过大可产生红斑样或荨麻疹样反应，皮肤发红（称为红颈综合征），尤以躯干上部为甚。

8. 禁忌证

对本药或万古霉素类抗生素过敏者禁用。肾功能不全者禁用。

9. 注意

（1）新生儿、妊娠期和哺乳期妇女用药应权衡利弊。

（2）输入药液过浓可致血栓性静脉炎，应适当控制药液浓度和滴速。

（3）不可肌内注射，因可致剧烈疼痛。

10. 药物相互作用

（1）与氨基糖苷类药合用对肠球菌有协同抗菌作用，但肾毒性、耳毒性可能增加。

（2）考来烯胺可使本药失活。

（3）与耳毒性、肾毒性药物联用可导致毒性增强。

（4）与许多药物可产生沉淀反应，含本品的输液中不得添加其他药物。

11. 制剂

注射用盐酸去甲万古霉素：每瓶 0.4g（40 万 U）［相当万古霉素约 0.5g（50 万 U）］。

12. 贮法

密闭，在凉暗处保存。

二、万古霉素

1. 其他名称

盐酸万古霉素，稳可信，来可信，方刻林，VANCOR。

2. ATC 编码

J01XA01。

3. 性状

其盐酸盐为白色粉末，极易溶于水，易溶于甲醇，微溶于乙醇、丙酮和乙醚。

4. 药理学

属于糖肽类抗生素。对金黄色葡萄球菌、表皮葡萄球菌、化脓性链球菌、肺炎链球菌等有较强抗菌活性，对厌氧链球菌、难辨梭状芽孢杆菌、炭疽杆菌、放线菌、白喉杆菌、淋球菌、草绿色链球菌、粪链球菌等有一定的抗菌作用。本品对革兰阳性菌有较强的杀菌作用，对多数革兰阴性菌、分枝杆菌属、立克次体属、衣原体属或真菌均无效。

口服吸收不良，静脉给药分布较广，分布容积为 0.43～1.25L/kg，血清、心包、胸膜、腹膜、腹腔积液和滑膜液中可达有效抗菌浓度。本品可透过胎盘，脑膜发炎时可渗入脑脊液并达有效抗菌浓度。蛋白结合率约 55%，成人消除半衰期平均为 6h，严重肾功能不全者可延长至 7.5d，小儿为 2～3h。药物经肝脏代谢，24h 内 80%～90% 以原形经肾排泄，少量通过胆汁和乳汁排出。

5. 适应证

临床用于革兰阳性菌严重感染，尤其是对其他抗菌药耐药的耐甲氧西林菌株。血液透析患者发生葡萄球菌属所致的动静脉分流感染。口服用于对甲硝唑无效的假膜性结肠炎或多重耐药葡萄球菌小肠结肠炎。

6. 用法和用量

口服：每次 125～500mg，每 6h 1 次，每日剂量不宜超过 4g，疗程 5～10d；小儿一次 10mg/kg，每 6h 1 次，疗程 5～10d。

静脉滴注：全身感染，成人每 6h 7.5mg/kg，或每 12h 15mg/kg。严重感染，可一日 3～4g 短期应用；新生儿（0～7d）首次 15mg/kg，以后 10mg/kg，每 12h 给药 1 次；婴儿（7d～1 个月）首次 15mg/kg，以后 10mg/kg，每 8h 给药 1 次；儿童每次 10mg/kg，每 6h 给药 1 次，或每次 20mg/kg，每 12h 1 次。

注意、禁忌证、药物相互作用同去甲万古霉素。

7. 制剂

胶囊：每粒 20mg；250mg。注射用盐酸万古霉素：每支 0.5g；1.0g。

8. 贮法

室温下保存。

三、替考拉宁

1. ATC 编码

J01XA02。

2. 性状

本品为白色冻干状物和粉末。

3. 药理学

对金黄色葡萄球菌、链球菌、李斯特菌、肠球菌等革兰阳性菌和一些厌氧菌有抗菌作用。对所有革兰阴性菌、分枝杆菌、真菌等均无效。

口服不吸收，静脉注射给药后，药物广泛分布于体内周围部位，包括胆汁、扁桃体、黏膜、肝、胰、胃、肾等部位，但在皮肤和脑脊液中浓度甚低。本品蛋白结合率为 90%～95%。药物大部以原形随尿液排泄。半衰期可达 70～100h。

4. 适应证

临床用于耐甲氧西林金黄色葡萄球菌和耐氨苄西林肠球菌所致的系统感染（对中枢感染无效）。

本类药物（万古霉素与本品）限用于上述适应证，其目的是防止过度应用（即用于其他抗生素能控制的一些病原菌感染而造成耐药菌滋长）。

5. 用法和用量

首剂（第 1 日）400mg，次日开始每日 200mg，静脉注射或肌内注射；严重感染，每次 400mg，每日 2 次，3 日后减为每日 200 ~ 400mg。

用前以注射用水溶解，静脉注射应不少于 1min。若采取静脉滴注，则将药物加入 0.9％氯化钠液中，静脉滴注不少于 30min。也可采用肌内注射。

6. 不良反应

不良反应与去甲万古霉素近似而较轻。本品有肾毒性，可引起血清肌酐短暂升高；有耳毒性反应；曾有引起白细胞减少，中性粒细胞减少，血小板增多的报道；尚有头晕和消化道反应，肝功能一时性障碍，皮肤过敏反应以及肌内注射部位红肿等。

7. 注意

（1）肾功能不全者应减量慎用，用药时监测肾功能。

（2）妊娠期妇女不宜使用，哺乳期妇女应用本品，建议暂停哺乳。

（3）本品可与万古霉素（去甲万古霉素）有交叉过敏反应。对万古霉素过敏者慎用。

（4）本品宜现配现用，若保存在 4℃条件下，不可超过 24h。

（5）其他参见去甲万古霉素。

8. 制剂

粉针：每支 200mg；400mg。

9. 贮法

密闭，于 10℃以下贮存。

第九节　其他抗菌抗生素

一、克林霉素

1. 其他名称

林大霉素，氯洁霉素，氯林可霉素，氯林肯霉素，氯林霉素，盐酸克林霉素，盐酸氯洁霉素。

2. 药理学

克林霉素磷酸酯为化学合成的克林霉素衍生物，在体外无抗菌活性，进入体内后迅速被水解为克林霉素而发挥抗菌活性。体外试验表明，克林霉素对以下微生物有活性：需氧革兰阳性球菌：金黄色葡萄球菌和表皮葡萄球菌（均包括产青霉素酶和不产青霉素酶的菌株）、链球菌（粪肠道球菌除外）、肺炎球菌。厌氧革兰阴性杆菌属：拟杆菌属（含脆弱拟杆菌群和产黑拟杆菌群）和梭杆菌。厌氧革兰阳性不产芽孢杆菌：丙酸杆菌属、真细菌属和放线菌属。厌氧和微需氧的革兰阳性杆菌属：消化球菌属、微需氧链球菌和消化链球菌属。

3. 适应证

（1）革兰阳性菌引起的下列各种感染性疾病：①扁桃体炎、化脓性中耳炎、鼻窦炎等。②急性支气管炎、慢性支气管炎急性发作、肺炎、肺脓肿和支气管扩张合并感染等。③皮肤和软组织感染：疖、痈、脓肿、蜂窝织炎、创伤和手术后感染等。④泌尿系统感染：急性尿道炎、急性肾盂肾炎、前列腺炎等。⑤其他：骨髓炎、败血症、腹膜炎和口腔感染等

（2）厌氧菌引起的各种感染性疾病：①脓胸、肺脓肿、厌氧菌引起的肺部感染。②皮肤和软组织感染、败血症。③腹内感染：腹膜炎、腹腔内脓肿。④女性盆腔及生殖器感染：子宫内膜炎、非淋球菌性输卵管及卵巢脓肿、盆腔蜂窝织炎及妇科手术后感染等。

4. 用法和用量

（1）口服：盐酸盐，成人重症感染，一次口服 150 ~ 300mg，必要时至 450mg，每 6h 1 次。儿童重症一日 8 ~ 16mg/kg，必要时可至 20mg/kg，分 3 ~ 4 次用。棕榈酸酯盐酸盐，供儿童用，重症感染一日 8 ~ 12mg/kg，极严重可增至一日 20 ~ 25mg/kg，分 3 ~ 4 次给药。

（2）注射：磷酸酯注射剂，静滴或肌内注射，成人革兰阳性需氧菌感染，一日 0.6 ~ 1.2g，厌氧菌

感染一日 1.2 ~ 2.7g，极严重感染可用至一日 4.8g，分 2 ~ 4 次用。儿童 1 月龄以上，重症感染一日 15 ~ 25mg/kg，极严重感染 25 ~ 40mg/kg，分 3 ~ 4 次用。肌内注射一次不超过 0.6g，超过此量应静脉给药。

5. 不良反应

在国家药品不良反应监测中心病例报告数据库中，克林霉素注射剂不良反应或事件问题较为严重，主要以全身性损害、呼吸系统损害、泌尿系统损害为主，其中导致急性肾功能损害、血尿的问题相对突出。

（1）局部反应：肌内注射后，在注射部位偶可出现疼痛、硬结及无菌性脓肿。长期静脉滴注应注意静脉炎的出现。

（2）胃肠道反应：偶见恶心、呕吐、腹痛及腹泻。1% ~ 2% 的患者可出现伪膜性肠炎。

（3）过敏反应：少数患者可出现药物性皮疹，偶见剥脱性皮炎。

（4）对造血系统基本无毒性反应，偶可引起中性粒细胞减少、嗜酸性粒细胞增多、血小板减少等，一般轻微，为一过性。

（5）可发生一过性碱性磷酸酶、血清转氨酶轻度升高及黄疸、肾功能异常。

6. 禁忌证

对克林霉素过敏者禁用。

7. 注意

（1）与青霉素、头孢菌素类抗生素无交叉过敏反应，可用于对青霉素过敏者。

（2）肝肾功能损害者及胃肠疾病如溃疡性结肠炎、局限性肠炎、相关肠炎的患者要慎用。

（3）使用本品时，应注意可能发生的伪膜性肠炎，如出现伪膜性肠炎，先补充水、电解质、蛋白质，然后给甲硝唑口服，每次 250 ~ 500mg，每日 3 次，无效时再选用万古霉素口服，每次 0.125 ~ 0.5g，每日 4 次。

（4）FDA 对本药的妊娠安全性分级为 B 级。

8. 药物相互作用

（1）克林霉素具有神经肌肉阻滞作用，可能会增强其他神经肌肉阻滞药的作用，所以，凡使用这些药物的患者应慎用克林霉素。

（2）业已证实克林霉素与红霉素、氯霉素之间的拮抗作用具有临床意义，两种药物不应同时使用。

（3）本品与新生霉素、卡那霉素、氨苄西林、苯妥英钠、巴比妥盐酸盐、氨茶碱、葡萄糖酸钙及硫酸镁可产生配伍禁忌

（4）本品与阿片类镇痛药合用，可能使呼吸中枢抑制现象加重。

9. 规格

胶囊剂：75mg；150mg。注射剂：2mL：0.15g；2mL：0.3g。

二、磷霉素

1. 其他名称

复美欣，美乐力。

2. 药理学

磷霉素可抑制细菌细胞壁的早期合成，其分子结构与磷酸烯醇丙酮酸相似，因此可与细菌竞争同一转移酶，使细菌细胞壁合成受到抑制而导致细菌死亡。磷霉素对金黄色葡萄球菌、表皮葡萄球菌等革兰阳性球菌具抗菌作用。对大肠埃希菌、沙雷菌属、志贺菌属、耶尔森菌、铜绿假单胞菌、肺炎克雷伯菌、产气肠杆菌、弧菌属和产气单胞菌属等革兰阴性菌也具有较强的抗菌活性。磷霉素为一种游离酸，药用品有钙盐和二钠盐两种。

3. 适应证

本品用于敏感菌所致的呼吸道感染、尿路感染、皮肤软组织感染等。也可与其他抗生素联合应用治疗由敏感菌所致重症感染如败血症、腹膜炎、骨髓炎等。

4. 用法和用量

口服磷霉素钙，适用于尿路感染及轻症感染，成人 2~4g/d，儿童一日量为 50~100mg/kg，分 3~4 次服用。

静脉滴注磷霉素钠用于中度或重度系统感染。成人：一日 4~12g，严重感染可增至一日 16g，分 2~3 次滴注；儿童：一日 0.1~0.3/kg，分 2~3 次滴注。

5. 不良反应

（1）主要为轻度的胃肠道反应，如恶心、食欲缺乏、中上腹不适、稀便或轻度腹泻，一般不影响继续用药。

（2）偶可发生皮疹、嗜酸性粒细胞增多、红细胞及血小板一过性降低、白细胞降低、血清氨基转移酶一过性升高、头晕、头痛等反应。

（3）注射部位静脉炎。

（4）极个别患者可能出现休克。

6. 禁忌证

对本品过敏者禁用。

7. 注意

（1）本品静脉滴注速度宜缓慢，每次静脉滴注时间应在 1~2h 以上。

（2）肝、肾功能减退者慎用。

（3）用于严重感染时除需应用较大剂量外，尚需与其他抗生素如 β-内酰胺类或氨基糖苷类联合应用。用于金黄色葡萄球菌感染时，也宜与其他抗生素联合应用。

（4）应用较大剂量时应监测肝功能。

（5）本品在体外对二磷酸腺苷（ADP）介导的血小板凝集有抑制作用，剂量加大时作用更为显著，但临床应用中尚未见引起出血的报道。

（6）FDA 对本药的妊娠安全性分级为 B 级。

8. 药物相互作用

（1）与 β-内酰胺类抗生素合用对金黄色葡萄球菌（包括甲氧西林耐药菌）、铜绿假单胞菌具有协同作用。

（2）与氨基糖苷类抗生素合用时具协同作用。

（3）本品的体外抗菌活性易受培养基中葡萄糖或磷酸盐的干扰而减弱，加入少量葡萄糖-6-磷酸盐则可增强本品的作用。

（4）钙盐或抗酸药可抑制本品的吸收。

9. 规格

注射用磷霉素钠：1g（100 万 U）；2g（200 万 U）；4g（400 万 U）。磷霉素钙胶囊：0.1g；0.2g。

10. 贮法

密闭，在阴凉干燥处保存。

三、多黏菌素 B

1. 其他名称

阿罗多黏。

2. 药理学

对铜绿假单胞菌、大肠杆菌、肺炎克雷伯杆菌，以及嗜血杆菌、肠杆菌属、沙门菌属、志贺菌属、百日咳杆菌、巴斯德菌和弧菌等革兰阴性菌有抗菌作用。沙雷菌属、奈瑟菌、变形杆菌属、布鲁菌属和专性厌氧菌均对本类药物不敏感。所有革兰阳性菌对黏菌素类均耐药。本品属窄谱抗生素。口服不吸收，注射后主要由尿排出。

3. 适应证

主要用于铜绿假单胞菌及其他假单胞菌引起的创面、尿路以及眼、耳、气管等部位感染，也可用于败血症、腹膜炎。

4. 用法和用量

静脉滴注，每 50mg 本品，以 5% 葡萄糖注射液 500mL 稀释后滴注。肾功能正常者一日 1.5 ~ 2.5mg/kg，分成 2 次，每 12h 滴注 1 次。婴儿肾功能正常者可耐受一日 4mg/kg。

5. 不良反应

（1）胃肠道反应：纳减、恶心和呕吐等。

（2）过敏反应：皮疹、瘙痒等。

6. 禁忌证

对黏菌素类过敏者禁用。

7. 注意

（1）严重肾功能损害者慎用。

（2）不宜与其他有肾毒性或神经肌肉阻滞作用的药物合用，以免发生意外。

（3）静脉注射可能导致呼吸抑制，一般不采用。

（4）FDA 对本药的妊娠安全性分级为 B 级。

8. 药物相互作用

磺胺药、TMP、利福平和半合成青霉素会增强多黏菌素对大肠杆菌、肠杆菌属、肺炎杆菌、铜绿假单胞菌等的抗菌作用。

9. 规格

注射剂：50mg（50 万 U）。

10. 贮法

于 15 ~ 30℃ 保存。

四、黏菌素

1. 其他名称

多黏菌素 E，可利迈仙。

2. 药理学

黏菌素主要作用于细菌细胞膜，使细胞内的重要物质外漏，其次影响核质和核糖体的功能，为慢效杀菌剂。大肠埃希菌、克雷伯菌属、肠杆菌属对本品敏感，本品对铜绿假单胞菌的抗菌活性差异较大。不动杆菌属、沙门菌属、志贺菌属、流感嗜血杆菌、百日咳鲍特菌、嗜肺军团菌通常敏感。霍乱弧菌可敏感，但埃尔托型弧菌耐药。沙雷菌属、脑膜炎奈瑟菌、淋病奈瑟菌、变形杆菌属、布鲁菌属均耐药。脆弱拟杆菌耐药，而其他拟杆菌属和真杆菌属则很敏感。所有革兰阳性菌对黏菌素均耐药。本品属窄谱抗生素。

3. 适应证

用于肠道手术前准备，或用于大肠杆菌性肠炎和对其他药物耐药的菌痢。外用于烧伤和外伤引起的铜绿假单胞菌局部感染和耳、眼等部位敏感菌感染。

4. 用法和用量

口服，成人每日 100 万 ~ 300 万 U，分 3 次服。儿童一次 25 万 ~ 50 万 U，一日 3 ~ 4 次。宜空腹给药。

5. 不良反应

（1）胃肠道反应：纳减、恶心和呕吐等。

（2）过敏反应：皮疹、瘙痒等。

6. 禁忌证

对黏菌素类过敏者禁用。

7. 注意

（1）严重肾功能损害者慎用。

（2）不宜与其他有肾毒性药物合用。

8. 药物相互作用

磺胺药、TMP、利福平和半合成青霉素会增强多黏菌素对大肠杆菌、肠杆菌属、肺炎杆菌、铜绿假单胞菌等的抗菌作用。

9. 规格

片剂：50 万 U；100 万 U；300 万 U。

10. 贮法

密闭，于阴凉处保存。

五、夫西地酸钠

1. 其他名称

褐霉酸钠，梭链孢酸钠。

2. 药理学

夫西地酸钠通过抑制细菌的蛋白质合成而产生杀菌作用，对一系列革兰阳性细菌有强大的抗菌作用。葡萄球菌，包括对青霉素、甲氧西林和其他抗生素耐药的菌株，均对本品高度敏感。夫西地酸钠与临床使用的其他抗菌药物之间无交叉耐药性。对因严重或深部感染而需长时间用药时，建议夫西地酸钠与其他抗葡萄球菌药物联用，以减少耐药性的产生。夫西地酸钠可与耐青霉素酶的青霉素类、头孢菌素类、红霉素、氨基糖苷类、林可霉素、利福平及万古霉素联合使用，并可获得相加或协同作用的效果。

3. 适应证

用于由各种敏感细菌尤其是葡萄球菌引起的感染，如骨髓炎、败血症、心内膜炎，反复感染的囊性纤维化、肺炎、皮肤及软组织感染，外科及创伤性感染等。

4. 用法和用量

成人：每次 500mg，每天 3 次，重症加倍。每日总量不得超过 2g。1 岁以下儿童：每日 50mg/kg，分 3 次给药。1~5 岁儿童：每次 250mg，每日 3 次。

5. 不良反应

（1）静脉注射本品可能会导致血栓性静脉炎和静脉痉挛。

（2）每天用药 1.5~3g 时有可逆性转氨酶增高的报道。个别患者用药后出现可逆行黄疸，这主要见于大剂量静脉给药，尤其是严重的金黄色葡萄球菌性菌血症的患者。

6. 禁忌证

对本品过敏者、肝功能不全者禁用。

7. 注意

（1）根据夫西地酸钠的代谢和排泄特点，肾功能不全及血液透析患者使用本品无须调整剂量，而本品的透析清除量也不高。

（2）由于夫西地酸钠可通过胎盘，理论上又有导致核黄疸的危险，因此妊娠的后 3 个月应避免使用。

（3）静脉注射（夫西地酸二乙醇胺）可致脉管痉挛、静脉炎、溶血。使用磷酸盐—枸橼酸盐缓冲液溶解药物，注射后可致低钙血症。

（4）局部用药可致过敏症状。

（5）当长期大剂量用药或夫西地酸钠联合其他排出途径相似的药物（如林可霉素或利福平）应用时，对肝功能不全和胆管异常的患者应定期检查肝功能

8. 药物相互作用

（1）偶有报道本品可增加香豆素类药物的抗凝血作用。

（2）与阿托伐他汀同用，可使两者血药浓度明显升高，引起肌酸激酶浓度上升，出现肌无力、疼痛。

9. 规格

片剂：250mg。混悬剂：5mL：250mg。霜膏：2%。

10. 贮法

室温下保存。

六、利福昔明

1. 其他名称

利福西亚胺，莱利清，威利宁。

2. 药理学

本品为利福霉素的半合成衍生物，是广谱肠道抗生素，通过与依赖 DNA 的 RNA 多聚酶 β 亚单位不可逆地结合，抑制细胞 RNA 的合成，最终抑制细胞蛋白质的合成，发挥杀菌作用。对革兰阳性需氧菌中的金黄色葡萄球菌、粪链球菌，革兰阴性需氧菌中的沙门菌属、志贺菌属和大肠埃希菌、小肠耶尔森菌，革兰阳性厌氧菌中的拟杆菌属等均有高度抗菌活性。

3. 适应证

用于敏感菌所致的肠道感染，预防胃肠道围术期感染性并发症，也可用于其他器官的感染。

4. 用法和用量

（1）肠道感染：成人每次 200mg，每日 4 次，连续使用 5～7d；6～12 岁儿童，每次 100～200mg，每日 4 次。

（2）手术前后预防感染：成人每次 400mg，6～12 岁儿童每次 200～400mg，每日 2 次，在手术前 3 天给药。

（3）高氨血症的辅助治疗：成人每次 400mg，疗程 7～21d。6～12 岁儿童每次 200～300mg，每日 3 次。

5. 不良反应

（1）中枢神经系统：有出现头痛的报道。

（2）肝性脑病患者服用本药后可出现体重下降，血清钾和血清钠浓度轻度升高。

（3）胃肠道系统：常见的症状为腹胀、腹痛、恶心和呕吐。

（4）皮肤：大剂量长期用药，极少数患者可能出现荨麻疹样皮肤反应。

（5）其他：足部水肿。

6. 禁忌证

（1）对本药或利福霉素过敏者禁用。

（2）肠梗阻者、严重的肠道溃疡性病变者禁用。

7. 注意

（1）儿童连续服用本药不能超过 7d。

（2）6 岁以下儿童建议不要服用本药。

（3）长期大剂量用药或肠黏膜受损时，会有极少量（少于 1%）被吸收，导致尿液呈粉红色。

（4）如果出现对抗生素不敏感的微生物，应中断治疗并采取其他适当治疗措施。

（5）对驾驶和操纵机器的影响未知。

8. 药物相互作用

口服利福昔明只有少于 1% 口服剂量经胃肠道吸收，所以利福昔明不会引起因药物的相互作用而导致的全身问题。

9. 规格

片剂、胶囊剂：200mg。

10. 贮法

避光，密闭保存。

第六章

抗病毒药物

人类传染病约75%是由病毒引起的，其中严重危害人类健康的传染病有流感、艾滋病、病毒性脊髓灰质炎、乙型脑炎、肝炎、麻疹、非典型肺炎、天花、狂犬病等。医学史上曾成功地用疫苗接种的方法预防严重危害人类健康的流行性病毒感染性疾病如天花、麻疹、脊髓灰质炎等。目前临床所用的抗病毒化学药物大多毒性较大，且临床疗效有待提高；生物制剂如疫苗、免疫球蛋白、一些细胞因子如干扰素和干扰素诱导剂等在病毒感染性疾病的治疗与预防方面仍然占有重要的位置。

第一节　概述

一、病毒简介

病毒无完整细胞结构，属于非细胞型微生物，仅由单链或双链核酸（RNA 或 DNA）的核心和外面的蛋白外壳（衣壳）组成，有些病毒具有脂蛋白包膜。病毒体指完整成熟的病毒颗粒，是其独立存在的形式，具有典型的形态结构和感染性。病毒核酸携带有病毒的全部遗传信息。病毒蛋白分为结构蛋白和非结构蛋白。结构蛋白指参与病毒体结构构成的蛋白质，包括病毒的衣壳蛋白、包膜蛋白和基质蛋白，它们一般具有良好的抗原性。非结构蛋白是指由病毒基因组编码，但不参与病毒体结构构成的蛋白或多肽，例如蛋白水解酶、DNA 多聚酶、核苷激酶和逆转录酶等，它们可存在于病毒体，也可以仅存在于宿主细胞中。

病毒体微小，可通过滤菌器。人类目前发现的病毒有 4 000 多种，各种病毒有很大差异，分类有多种。可按病毒大小、形态结构特点、核酸类型、所致疾病、宿主细胞类型等进行分类。

病毒没有自己的代谢系统，只能寄生于其他细胞内，利用宿主细胞的酶进行代谢、复制。病毒的增殖不是二分裂，而是以其基因组（DNA 或 RNA）为模板，通过转录和（或）逆转录、翻译等复杂的生化过程，复制 DNA 或 RNA，合成蛋白质，通过组装产生更多的病毒颗粒。病毒体从吸附穿透侵入宿主细胞内到最后从宿主细胞释放出更多的病毒体主要经历以下过程：①吸附、穿透侵入易感细胞。②脱壳。③合成核酸多聚酶。④合成核酸。⑤合成蛋白质及翻译后修饰。⑥各部分组装成病毒颗粒。⑦从宿主细胞释放出更多的病毒体。

二、抗病毒药的作用机制和分类

理论上讲病毒复制周期中的每个环节都可以成为药物作用的靶点，目前临床疗效较好的抗病毒药的靶点大多为嘌呤或嘧啶代谢、逆转录酶、蛋白酶和神经酰胺酶等。但由于病毒的寄生特点，干扰病毒复制，抑制或杀伤病毒的药物常影响人体细胞的复制机制，或通过其他机制损伤人体细胞而产生毒性。研究选择性抗病毒药仍是目前人类所面临的一大挑战。

抗病毒药的分类方法有多种。①按病毒种类分类：广谱抗病毒药、抗 RNA 病毒药和抗 DNA 病毒药。②按病毒所致疾病分类：抗疱疹病毒药、抗艾滋病病毒药、抗流感病毒药、抗肝炎病毒药等。③按药物来源和化学结构与性质分类；化学合成药物、生物制剂。④按作用机制或靶点分类：阻止吸附穿透药（抗体）、干扰脱壳药（金刚烷胺）、抑制核酸合成药（嘌呤或嘧啶核苷类似药、逆转录酶抑制药）、抑制蛋白质合成药（干酪素）、干扰蛋白质合成后修饰药（蛋白酶抑制药）、干扰组装药（干扰素、金刚烷胺）、抑制病毒释放药（神经酰胺酶抑制药）等。

第二节　广谱抗病毒药

广谱抗病毒药主要有嘌呤或嘧啶核苷类似药和生物制剂类药物。化学结构上属于此类的抗病毒药有利巴韦林，大部分抗疱疹病毒药（阿昔洛韦、伐昔洛韦、阿糖腺苷、碘苷等），主要用于抗艾滋病病毒的核苷类逆转录酶抑制药，主要用于治疗慢性病毒性肝炎的拉米夫定、泛昔洛韦和喷昔洛韦等。生物制剂有干扰素、胸腺肽 α_1、转移因子等。

一、利巴韦林（三氮唑核苷）

1. 药理学

又名病毒唑，是人工合成的鸟嘌呤类似物，为广谱抗病毒药，对多种 RNA 和 DNA 病毒有抑制作用。对呼吸道合胞病毒、流行性出血热病毒、甲型肝炎病毒、麻疹病毒、乙型脑炎病毒、腺病毒、带状疱疹病毒和各种流感病毒均有抑制作用。最小抗病毒浓度为 $0.05 \sim 2.5\mu g/mL$。本药在细胞内先后磷酸化为一磷酸利巴韦林、二磷酸利巴韦林和三磷酸利巴韦林，其中三磷酸利巴韦林为其细胞内主要形式，占80%，其细胞内 $t_{1/2} < 2h$，其抗病毒机制尚未完全明了，其中一磷酸利巴韦林竞争性抑制一磷酸肌苷脱氢酶，进而干扰三磷酸鸟苷的合成；三磷酸利巴韦林竞争性抑制病毒 RNA 聚合酶，阻碍 mRNA 的转录过程。此外，利巴韦林在细胞内可能有多个作用靶点，其相互间可表现出协同抗病毒作用。

2. 体内过程

不同给药途径、不同剂型、不同剂量、不同给药间隔，其药物代谢动力学各参数有很大差异。血药浓度可达 $0.2\mu g/mL$（气雾剂吸入）$\sim 17.6\mu g/mL$（静脉注射）。V_d 约为 10L/kg。单次用药其血浆 $t_{1/2}$ 为 $30 \sim 40h$，多次给药达稳态血药浓度的 $t_{1/2}$ 可达 $200 \sim 300h$。

3. 临床应用

（1）口服用于甲型肝炎、单纯疱疹、麻疹、呼吸道病毒感染。

（2）气雾剂喷雾用于呼吸道病毒引起的鼻炎、咽炎等。

（3）感染早期静脉滴注治疗流感、流感病毒性肺炎、小儿腺病毒肺炎、拉萨热和病毒性出血热等。

（4）滴鼻治疗甲、乙型流感。

（5）乳膏剂治疗带状疱疹和生殖器疱疹。

（6）滴眼剂治疗流行性结膜炎、单纯疱疹病毒性角膜炎等。

4. 不良反应

少数用药者可出现腹泻、乏力、白细胞减少、可逆性贫血等。动物实验表明本药有致畸作用，孕妇忌用。

5. 用法和用量

口服每日 $0.8 \sim 1g$，分 $3 \sim 4$ 次服用。肌内注射或静脉滴注 $10 \sim 15mg/（kg·d）$，分2次。缓慢静脉滴注用于早期出血热，每日 1g，加入输液 $500 \sim 1\ 000mL$ 中静滴，连续应用 $3 \sim 5d$。滴鼻用于防治流感，用0.5%溶液（以等渗氯化钠溶液配制），每小时 1 次。滴眼治疗疱疹感染，浓度0.1%，一日数次。

二、干扰素（IFNs）

为一类强有力的细胞因子，其性质为蛋白质，具有抗病毒、免疫调节和抗增生作用。目前已被证明有抗病毒作用的 IFNs 有三种，即 IFN α、IFN β 和 IFN γ。几乎所有细胞均能在病毒感染及多种其他刺激下产生 IFN α 和 IFN β，而 IFN γ 的产生仅限于 T 淋巴细胞和自然杀伤细胞。IFN α 和 IFN β 具有抗病毒和抗增生作用，可刺激淋巴细胞、自然杀伤细胞和巨噬细胞的细胞毒作用。IFN γ 的抗病毒和抗增生作用较弱，但免疫调节作用较强。IFNs 为广谱抗病毒药，它们可抑制绝大多数动物病毒，RNA 病毒对 IFNs 较为敏感，而 DNA 病毒敏感性较低。IFNs 对病毒穿透细胞膜过程、脱壳、mRNA 合成、蛋白翻译后修饰、病毒颗粒组装和释放均可产生抑制作用。对不同病毒，IFNs 的主要作用环节有所不同，不同病毒对 IFNs 的敏感性差异较大。IFNs 与细胞内特异性受体结合，进而影响相关基因，导致抗病毒蛋白的合成。已知 IFNs 诱导的酶有 3 种。①蛋白激酶：导致延长因子 2 磷酸化，抑制病毒肽链启动。②寡腺苷酸合成酶：激活 RNA 酶，降解病毒 mRNA。③磷酸二酯酶：降解 tRNA 末端核苷，抑制病毒肽链延长。IFNs 通过抗病毒作用和免疫调节作用而发挥抗病毒感染效应。目前临床所用的 IFNs 有重组型、自然型和蛋白改性（长效）型。临床用于多种病毒感染性疾病，如慢性肝炎、单纯疱疹病毒性角膜炎、带状疱疹等，另外还广泛用于肿瘤治疗。

三、胸腺肽 α_1

为一组免疫活性肽，可诱导 T 细胞分化成熟，并调节其功能。临床用于慢性肝炎、艾滋病、其他病毒性感染和肿瘤的治疗或辅助治疗。

四、转移因子

是从健康人白细胞提取出的一种核苷肽，无抗原性。可以将供体细胞的免疫信息转移给未致敏的受体细胞，从而使受体细胞获得供体样的特异性和非特异性细胞免疫功能，其作用可以持续 6 个月。本药还可起到佐剂作用，临床用于先天性和获得性免疫缺陷病、病毒感染、霉菌感染和肿瘤等的辅助治疗。

第三节 抗人免疫缺陷病毒药

人免疫缺陷病毒（HIV）属于逆转录病毒。目前发现可引起人类获得性免疫缺陷综合征（AIDS，简称艾滋病）的病毒有 HIV-1 和 HIV-2 两种。目前所知，HIV 复制周期中起着重要作用的酶主要有逆转录酶、蛋白酶、整合酶等。这些酶都是研究开发和筛选抗 HIV 新药的靶点，而目前体外筛选抗 HIV 药物的靶酶主要是 HIV 逆转录酶和 HIV 蛋白酶。HIV 逆转录酶为多功能酶蛋白，其功能有三：①催化以 HIV RNA 为模板负链合成 DNA。②降解 RNA-DNA 杂交链中的 RNA 模板。③催化以负链 DNA 为模板合成正链 DNA，即病毒前 DNA。然后病毒前 DNA 掺入宿主细胞染色体中。因此，抑制逆转录酶可抑制 HIV 早期复制过程。HIV 蛋白酶具有催化 HIV 蛋白前体裂解为成熟蛋白质（包括逆转录酶、蛋白酶、整合酶和结构蛋白质）的作用。因此，HIV 蛋白酶对 HIV 的感染性是至关重要的。抑制 HIV 蛋白酶导致病毒停留在不成熟无感染性的病毒颗粒状态。目前已批准临床用于抗 HIV 的药物有 3 类：核苷类逆转录酶抑制药、非核苷类逆转录酶抑制药和 HIV 病毒蛋白酶抑制药。

一、核苷类逆转录酶抑制药

核苷酸或核苷类逆转录酶抑制药（NRTls）为嘧啶或嘌呤类似物。此类药物一般须先在宿主细胞浆内的某些激酶的作用下发生磷酸化而形成活性药物——三磷酸核苷类似物。继而活性药物作为酶的底物竞争（与相应的核苷酸）性抑制病毒逆转录酶，或者掺入病毒 DNA 链中，终止病毒 DNA 链的延长。在逆转录酶的作用下 NRTls 可被掺入病毒 DNA 链中，由于 NRTI 缺乏 3′羟基，结果 DNA 链无法延长。由于逆转录过程是病毒复制的早期关键环节，因而 NRTls 对防止高危和易感细胞的感染效果较突出。齐多夫定（ZDV）为本类第一个（1987 年）被美国 FDA 批准上市的药物，2000 年又批准了 5 个核苷类逆转录酶抑制药，它们分别是地丹诺辛（DDI，双脱氧肌苷）、拉米夫定、司他夫定、扎西他滨（双脱氧胞苷）和阿巴卡韦。属于此类的药物还有替诺福韦和恩曲他滨。此类药物中 ZDV 和司他夫定在活化细胞内的抗 HIV 作用较强，而拉米夫定、DDI 和扎西他滨在静止细胞中抗病毒作用较强，因而 ZDV（或司他夫定）＋DDI（或拉米夫定）联合用药可起到协同抗 HIV 作用。

齐多夫定（ZDV）

（1）药理学：又称叠氮胸苷（AZT），为胸苷类似物，对多种逆转录病毒有抑制作用。ZDV 进入宿主细胞内，在宿主细胞胸苷激酶的作用下生成一磷酸 ZDV，进而在胸苷激酶作用下生成二磷酸 ZDV，最后在核苷二磷酸激酶的作用下生成三磷酸 ZDV。三磷酸 ZDV 具有两方面的作用：①竞争性抑制三磷酸胸苷掺入病毒 DNA 链。②终止 DNA 链延长。因此，ZDV 抑制 HIV 逆转录过程，使病毒复制受阻而产生抗病毒作用。ZDV 在细胞内抑制 HIV-1 和 HIV-2 复制的 IC_{50}（抑制病毒生长 50% 的药物浓度）分别为 0.013μg/mL 和 0.015μg/mL。对人骨髓细胞和人淋巴细胞生长的 IC_{50} 分别为 0.5μg/mL 和 5μg/mL；对其他人细胞生长的 IC_{50} 大多 > 50μg/mL。胸苷激酶是细胞周期中 DNA 合成期的特异酶，因此，ZDV 在活化细胞内的抗 HIV 作用强于在静止细胞内。病毒可通过逆转录酶密码子突变而产生抗药性。

（2）体内过程：口服吸收率为 65%，成人口服 200mg，血药峰值浓度为 0.63 ~ 1.47μg/mL，达峰时间为 0.5 ~ 1.5h。体内分布广泛，V_d 为 1.6L/kg。ZDV 主要在肝脏代谢，约 18% 的原形药物和约 74% 的代谢物经尿排出，血浆 $t_{1/2}$ 约为 1h。三磷酸 ZDV 在细胞内的 $t_{1/2}$ 为 3h。

（3）临床应用：ZDV 为治疗 HIV 感染的首选药，可减轻或缓解 AIDS 相关症状，减缓疾病进展，延长 AIDS 患者生存期。为增强疗效、防止或延缓耐药性产生，临床上须与其他抗 HIV 药合用。ZDV 还可用于预防母子传播和预防接触后传染。

（4）不良反应：可引起骨髓抑制，表现为白细胞或红细胞减少、贫血，发生率与用药剂量和疗程有关，多发生在连续用药 6 ~ 8 周。其骨髓抑制作用可能与一磷酸 ZDV 竞争性抑制细胞胸苷激酶有关。ZDV 还有一定骨骼肌和心肌毒性，表现为肌痛、肌无力、心电图异常，停药可恢复。其他不良反应有恶心、头痛、发热、疲乏等。因此，使用本药时应定期查血象和心电图。

（5）药物相互作用：美沙酮、氟康唑、丙戊酸、苯妥英钠等可增高 ZDV 血药浓度；氟胞嘧啶、更昔洛韦、氨苯砜、抗癌药物可增强 ZDV 对骨髓的抑制，故应尽量避免与其他有骨髓抑制作用的药物合用。

（6）用法和用量：成人常用量每次 200mg，每隔 4h 给药一次。有贫血的患者可按每次 100mg 用药。

二、非核苷类逆转录酶抑制药

非核苷类逆转录酶抑制药（NNRTls）有奈韦拉平、地拉夫定和依法韦仑。它们为人工合成化合物，其化学结构迥然不同。它们与 HIV-1 逆转录酶结合，但结合点在活性区域以外的一个疏水的位置上，通过改变该酶构象而抑制其活性。本类药物的作用机制相似，有关毒性作用和耐药性产生方面也相近，大多数药物尚在临床试验观察阶段。本类药物的特点有：①不需要磷酸化。②仅对 HIV-1 有效，对 HIV-2 无效。③均被细胞色素 P450 代谢，对肝药酶有抑制作用，易引起药物相互作用。④病毒对本类药物易产生耐药性，并且本类药物间有交叉耐药现象。

奈韦拉平

（1）药理学：特异性抑制 HIV-1 逆转录酶，对 HIV-2 逆转录酶和动物细胞 DNA 聚合酶无抑制作用。体外抑制 HIV-1 复制的 IC50 为 0.002 ~ 0.27μg/mL。极易产生耐药毒株，但与 ZDV 无交叉耐药现象。

（2）体内过程：口服吸收率 > 90%，口服单剂 200mg，血药浓度 4h 达峰值，为（2.0 ± 0.4）μg/mL。V_d 为 1.21L/kg。经肝代谢，可诱导肝 P450 酶（CYP3A4）。代谢物主要经肾排出，单次和多次给药的 $t_{1/2}$ 分别为 45h 和 25 ~ 30h。

（3）临床应用：常与其他抗逆转录病毒药物联合用于治疗 HIV-1 成人和儿童患者。最近一项研究表明，用奈韦拉平、ZDV 和 DDI 三药合用治疗 HIV-1 成年患者，52% 的患者血浆 HIV-1 RNA 低于每毫升 400 个拷贝。

（4）不良反应：最常见的有药疹（发生率 > 16%）、发热、疲劳、头痛、失眠和恶心等。用药后患者肝转氨酶增高发生率约为14%。

（5）药物相互作用：本药可显著降低血浆乙炔基雌二醇和炔诺酮水平，也可降低HIV蛋白酶抑制药的浓度。

（6）用法和用量：成人患者在最初14d，每日1片（200mg）。然后每日2次，每次200mg，并同时使用至少两种以上的其他抗逆转录病毒药物。

三、HIV病毒蛋白酶抑制药

HIV病毒蛋白酶抑制药通过竞争性抑制病毒天冬氨酰蛋白酶，而阻滞病毒蛋白质的裂解，使其结构蛋白质和酶蛋白质无法进行翻译后修饰。此类药物有沙奎那韦、利托那韦、奈非那韦、茚地那韦、安泼那韦、洛匹那韦等。它们的共同特点：①选择性抑制HIV蛋白酶，对HIV-1病毒复制均有很强的抑制作用，单药治疗4~12周可使患者血浆HIV-1 RNA水平下降100~1 000倍。前4药选择性抑制HIV-1蛋白酶，后两者对HIV-1和HIV-2蛋白酶均有抑制作用。它们对人细胞蛋白酶的亲和力很弱。②干扰病毒复制的晚期，与NRTI合用可产生协同作用。③病毒易产生耐药性，但比NNRTls慢。④均被细胞色素P450（CYP3A4或CYP3A）代谢。它们大多可抑制肝药酶，其中利托那韦的肝药酶抑制作用最强。利托那韦、奈非那韦和安泼那韦还有中度的肝药酶诱导作用。因此，本类药物可使很多药物的血药浓度明显增高或降低，因而易引起明显而复杂的药物相互作用。⑤不良反应有身体脂肪重新分布（出现水牛背、躯干肥胖、面部和外周萎缩）、胰岛素抵抗、高脂血症、恶心，呕吐、腹泻和感觉异常等。

四、AIDS治疗的相关问题

1. 及时治疗

一般认为开始治疗时间为血浆HIV RNA≥每毫升2万个拷贝，或血浆CD4细胞≤每毫升350个。

2. 联合用药

临床研究表明，大多抗HIV药物单用时效果不佳，病毒易产生耐药性。目前很多抗HIV药物的临床研究是在多个抗HIV药物合用的情况下进行的。要尽可能彻底地、长时间地抑制病毒复制而又避免不良反应和延缓耐药性产生，必须治疗一开始就采用多个药物同时联合用药。1995年以后先后提出了所谓"鸡尾酒疗法"和"高效抗逆转录靶点疗法（HARRT）"，目前强调至少3个抗HIV药物合用治疗AIDS。逆转录酶抑制药和蛋白酶抑制药分别干扰HIV复制的早期和晚期，因此，两类药物合用可双重干扰HIV复制而产生协同作用；由于ZDV和司他夫定等在活化细胞内的抗HIV活性强，而地丹诺辛、扎西他滨和拉米夫定等在静止细胞内的抗HIV活性较强，这两类合用也可产生协同作用。临床联合用药常采用：活化细胞内作用强的NRTI+静止细胞内活性强的NRTI+蛋白酶抑制药。抗HIV疗效较好的联合用药方案为：ZDV（或司他夫定）+地丹诺辛（或拉米夫定或扎西他滨）+茚地那韦（或奈非那韦、或沙奎那韦、或利托那韦）。

3. 监控血液HIV RNA水平，确保疗效

抗HIV药可抑制HIV复制增殖，延缓艾滋病进展，提高患者生活质量，延长生存期，但最终挽救不了患者生命。抗HIV药物的临床疗效是以血浆HIV RNA受抑制的程度和持续时间来衡量的。开始治疗后2~4周测量血浆HIV RNA水平，然后每3~4个月测量一次，通过动态监测确保血浆HIV RNA能理想下降。

4. 坚持持续治疗

许多AIDS患者难以坚持多药物合用疗法，不能严格坚持这种治疗是治疗失败和死亡的主要原因。

第四节　抗流感病毒药

一、金刚烷胺和金刚乙胺

1. 抗病毒作用

金刚烷胺和金刚乙胺的抗病毒机制可能有两方面：①作用于具有离子通道作用的 M2 蛋白而影响病毒脱壳和复制。②也可通过影响血凝素而干扰病毒组装。此两药仅对亚洲甲型流感病毒有效，金刚烷胺抗病毒浓度为 $0.03 \sim 1.0\mu g/mL$，金刚乙胺的抗病毒作用比金刚烷胺强 $4 \sim 10$ 倍。

2. 体内过程

此两药口服均易吸收，体内分布广泛。金刚烷胺和金刚乙胺常规口服量血药浓度在 $0.3 \sim 0.8\mu g/mL$。金刚烷胺绝大部分以原形从尿中排出，血浆 $t_{1/2}$ 为 $12 \sim 18h$，老年人和肾功能低下者血浆 $t_{1/2}$ 延长。金刚乙胺代谢物 $60\% \sim 90\%$ 从尿中排出，血浆 $t_{1/2}$ 为 $24 \sim 36h$。

3. 临床应用

此两药仅用于亚洲甲型流感病毒感染的预防和治疗。预防有效率为 $70\% \sim 90\%$；发病 48h 内治疗用药可改善症状，缩短病程 $1 \sim 2d$，并可加速患者功能恢复。另外，金刚烷胺还用于震颤麻痹症。

4. 不良反应

两药的不良反应一般有轻微胃肠症状（食欲下降、恶心）和中枢神经症状（如神经过敏、注意力不集中、头昏）。金刚乙胺不良反应较轻。大剂量或金刚烷胺血药浓度为 $1.0 \sim 5.0\mu g/mL$ 时可引起严重的神经毒性作用，可出现精神错乱、幻觉、癫痫发作甚至昏迷和心律失常。在老年人，抗组胺药或抗胆碱药可增强金刚烷胺引起神经毒性的可能性。有研究表明，金刚烷胺对大鼠有胎毒作用和致畸作用，孕妇和哺乳期妇女慎用。

5. 用法和用量

（1）金刚烷胺：抗震颤麻痹：成人每次口服 100mg，每日 $1 \sim 2$ 次，每日最大量为 400mg。肾功能障碍者应减量。抗病毒：成人每日口服用药 1 次，每次 200mg。肾功能障碍者，应减少剂量。

（2）金刚乙胺：成人及 10 岁以上儿童每日口服 200mg，可 1 次或分 2 次给药。

二、扎那米韦

1. 抗病毒作用

为治疗流感病毒 A 和流感病毒 B 感染的新药，体外试验表明，扎那米韦对金刚烷胺和金刚乙胺耐药病毒仍有抑制作用。其抗病毒机制为抑制病毒神经酰胺酶，该酶裂解末端唾液酸残基，破坏病毒血凝素可识别的受体。神经酰胺酶所引发的这种酶反应是病毒从感染细胞释放的关键过程。因而扎那米韦抑制病毒从感染细胞释放，从而阻止病毒在呼吸道扩散。本药对流感病毒 A 和流感病毒 B 的神经酰胺酶有很强的选择性抑制作用，在 $0.2 \sim 3ng/mL$ 即可竞争性抑制该酶，但在高于此浓度的 106 倍时才可影响其他病原体和哺乳类细胞的该酶。

2. 体内过程

口服吸收率低（约 5%），故口服无效。临床一般采用鼻内用药或干粉吸入用药。干粉吸入滞留在口咽部和下呼吸道的量分别约为 80% 和 15%。吸入用药的吸收率 <20%，吸入 10mg 后血浆药物浓度约为 $35 \sim 100ng/mL$。约 90% 的代谢物从尿中排出体外。口吸入和静脉注射的 $t_{1/2}$ 分别为 $2.5 \sim 5h$ 和 1.7h。

3. 临床应用

用于流感的治疗和预防。越早使用疗效越好。早期治疗可降低疾病的严重性，可使流感感染病程缩短 $1 \sim 3d$；可使下呼吸道并发症发生危险性降低 40%。

4. 不良反应

局部使用一般患者耐受良好。曾有报道，扎那米韦可引起喘鸣、支气管痉挛，患有哮喘或气道慢性阻塞性疾病的患者可出现肺功能状态恶化。临床前研究未发现本药有致突变、致畸和致癌作用。

5. 用法和用量

本品可用于成年患者和 12 岁以上的青少年患者，每日两次，间隔约 12h。每次 10mg，分两次吸入，连用 5d。

三、奥塞米韦

与扎那米韦的作用、作用机制和临床应用相似。

第五节　抗疱疹病毒药

一、阿昔洛韦

1. 药理学

又名无环鸟苷，是人工合成的无环鸟苷类似物，抗病毒谱较窄，为抗 DNA 病毒药，对 RNA 病毒无效。对 I 型和 II 型单纯疱疹病毒作用最强；对带状疱疹病毒作用较弱。体外试验表明，0.02 ~ 2.2μg/mL 对单纯疱疹病毒有效；0.8 ~ 4.4μg/mL 对带状疱疹病毒有效；50μg/mL 对无感染哺乳类细胞的生长一般无影响。

阿昔洛韦经过三步磷酸化形成三磷酸无环鸟苷。阿昔洛韦首先在疱疹病毒专有的胸苷激酶作用下被摄入被感染细胞内，并转化为一磷酸型；然后分别由宿主细胞的一磷酸鸟苷激酶和磷酸酶转化为二磷酸型和三磷酸型。三磷酸无环鸟苷从以下两个方面干扰 DNA 合成：①三磷酸无环鸟苷与三磷酸脱氧鸟曹（dGTP）竞争病毒 DNA 多聚酶，抑制病毒 DNA 复制。②三磷酸无环鸟苷掺入病毒 DNA 链中，使 DNA 延长终止，生成无功能 DNA。由于阿昔洛韦的初始活化需要疱疹病毒专有的胸苷激酶；疱疹病毒胸苷激酶与阿昔洛韦的亲和力比哺乳类细胞胸苷激酶的亲和力大 200 倍；因此，三磷酸阿昔洛韦仅在疱疹病毒感染的宿主细胞内浓集（感染细胞内比正常细胞高 40 ~ 100 倍），表现出对感染细胞有选择性。

单纯疱疹病毒和带状疱疹病毒对阿昔洛韦易产生耐药性，其机制可能与疱疹病毒胸苷激酶或（和）DNA 多聚酶发生变化有关。一旦发现耐药性应及时更换药物。

2. 体内过程

阿昔洛韦口服吸收少，生物利用度为 10% ~ 30%。口服 200mg 后血浆峰值浓度平均为 0.4 ~ 0.8μg/mL。60% ~ 90% 以原形从尿液排出。血浆 $t_{1/2}$ 一般为 1.5 ~ 6h，平均 2.5h 左右；无尿患者的血浆 $t_{1/2}$ 可达 20h。全身体液分布广泛，大多组织和体液可达相当于血浆浓度的 50% ~ 100%。

3. 临床应用

主要用于单纯疱疹病毒引起的生殖器感染、皮肤黏膜感染、角膜炎及疱疹病毒脑炎和带状疱疹。

4. 不良反应

较少。局部使用可引起黏膜刺激和短暂的灼痛感。口服偶见胃肠道反应、药疹、头痛等。肾功能不全和神经毒性极少见。临床研究未发现本药有致畸作用。

5. 用法和用量

（1）生殖器疱疹初治和免疫缺陷者皮肤黏膜单纯疱疹：成人每次口服 0.2g，每日 5 次，共 10d；或每次 0.4g，每日 3 次，共 5d。

（2）带状疱疹：成人常用量每次 0.8g，每日 5 次，共 7 ~ 10d。

（3）水痘：2 岁以上儿童每次 20mg/kg，每日 4 次，共 5d。40kg 以上儿童和成人常用量为每次 0.8g，每日 4 次，共 5d。肾功能不全患者应调整剂量。

二、伐昔洛韦

为阿昔洛韦的前体药物，在体内水解成阿昔洛韦而发挥作用，因此二者作用及适应证均相同。更昔洛韦与阿昔洛韦活性相似，用于治疗巨细胞病毒性视网膜炎。与阿昔洛韦相类似的药物还有泛昔洛韦和喷昔洛韦。

三、泛昔洛韦和喷昔洛韦

泛昔洛韦和喷昔洛韦是人工合成的无环鸟苷类似物，前者是后者的前体药物。它们主要用于治疗疱疹病毒感染。研究表明，泛昔洛韦可降低慢性乙型肝炎患者的乙型肝炎病毒 DNA 和转氨酶水平，其疗效不如拉米夫定，且对拉米夫定耐药者无效。

四、西多福韦

为胞嘧啶核苷酸类似物，它被细胞内酶代谢为二磷酸型而竞争性抑制三磷酸脱氧胞苷（dCTP）；并可作为病毒 DNA 多聚酶的底物，而抑制病毒 DNA 合成。人细胞 DNA 多聚酶对本药的敏感性远低于巨细胞病毒和单纯疱疹病毒 DNA 多聚酶。二磷酸西多福韦在细胞内的 $t_{1/2}$ 较长，其磷酸胆碱代谢物（可转化为二磷酸西多福韦）的 $t_{1/2}$ 更长，可达 87h。因此，用药间隔可很长，甚至单次用药即对单纯疱疹病毒、水痘等痘病毒感染有效。局部应用可引起局部疼痛、烧灼感、瘙痒甚至溃疡。静脉用药可引起肾毒性。临床前研究表明，本药具有致突变、生殖腺毒性、胎毒性和致畸作用；大鼠实验表明本药可引起癌症。

五、膦甲酸

本药为无机焦磷酸盐类似物，对疱疹病毒有抑制作用。80～300μmol/L 对巨细胞病毒和其他疱疹病毒（包括耐更昔洛韦的巨细胞病毒和耐阿昔洛韦的单纯疱疹病毒和带状疱疹病毒）有效；500～1 000μmol/L 时可抑制未感染人细胞的 DNA 合成和细胞增殖。本药可逆性、非竞争性阻断病毒 DNA 多聚酶的焦磷酸结合点，抑制焦磷酸从三磷酸脱氧核苷上裂解出来，而抑制病毒的核酸合成。本药口服生物利用度低，体内药物80%从尿液中以原形排出体外，血液透析可有效消除本药。临床采用静脉给药用于治疗巨细胞病毒引起的视网膜炎等感染，也可用于耐阿昔洛韦的单纯疱疹病毒和带状疱疹病毒感染。

主要不良反应：①肾毒性：一半用药者可出现血清肌酐增加，但停药后大多数可恢复。应用时避免大剂量、给药速度过快、脱水、肾功不良等危险因素；足量的盐水可降低发生肾毒性的危险性。②低血钙：可出现感觉异常、心律失常、手足抽搐等。③中枢系统症状；头痛（发生率约1/4）、震颤、幻觉、易激动等。此外，局部使用可引起局部刺激症状、溃疡，口服可引起胃肠道症状。

六、碘苷

本药又名疱疹净，是一种脱氧碘化尿嘧啶核苷。本药抑制 DNA 复制，因此，选择抑制 DNA 病毒增殖，而对 RNA 病毒无效。临床用于单纯疱疹病毒引起的急性疱疹性角膜炎，对浅层上皮角膜炎效果好，对更深层的基质感染无效。全身应用毒性大，限于短期局部使用。长期用药可影响角膜正常代谢。点眼可致局部痛痒、眼睑过敏、睫毛脱落和角膜损伤等。

七、阿糖腺苷

本药为人工合成的嘌呤核苷类衍生物，在细胞内转变为具有活性的三磷酸阿糖腺苷，抑制病毒的 DNA 多聚酶而干扰 DNA 合成。临床静滴用于治疗单纯疱疹病毒性脑炎，局部外用见于疱疹病毒性角膜炎。其静滴用途现大多已被静滴阿昔洛韦所取代。阿糖腺苷的不良反应有眩晕、恶心、呕吐、腹泻、腹痛，偶见骨髓抑制、白细胞和血小板较少等。有致畸作用，孕妇忌用。

第六节 抗乙型肝炎病毒药

肝炎病毒有很多种类，较常见有甲、乙、丙型肝炎病毒。其中乙型肝炎病毒（HBV）对人类健康危害最大，在我国HBV感染者和携带者高达1.2亿人，其中慢性乙型肝炎患者约有3 000万。临床用于抗乙型肝炎病毒药物有拉米夫定、阿德福韦、IFN α、胸腺肽 α_1、利巴韦林，此外还有鸟苷类似物恩替卡韦、胞嘧啶类似物恩曲他滨和腺苷类似物替诺福韦等。

一、拉米夫定

1. 药理作用

为胞嘧啶类似物，经过被动扩散进入细胞内，在细胞内酶（脱氧胞啶激酶、脱氧胞啶—磷酸激酶、二磷酸核苷激酶）的作用下转化为三磷酸拉米夫定，进而竞争性抑制HBV DNA多聚酶，并引起DNA链延长反应终止。三磷酸拉米夫定在感染细胞内 $t_{1/2}$ 为 17～19h，提示一次用药细胞内有效浓度可维持近1d。HBV对本药可产生耐药性，耐拉米夫定者仍可对阿德福韦敏感。与阿德福韦和喷昔洛韦联合用药时拉米夫定对HBV的作用增强。此外，拉米夫定还可抑制HIV逆转录酶。本药对人类 α 和 δDNA 多聚酶亲和力很低，对 β 型中等，对 γ 型较高。

2. 体内过程

口服吸收快，在成人口服吸收率为80%，用药后 0.5～1.5h 达血浆峰值浓度，口服 100mg 的血浆 Cmax 约为 $1.5\mu g/mL$。体内分布广泛，约70%的药物以原形经尿排出，血浆 $t_{1/2}$ 约为9h。

3. 临床应用和疗效

临床主要用于乙型肝炎和AIDS。有研究表明服用本药治疗乙型肝炎（100～300mg/d，3～12 个月）可降低 HBV DNA 水平，患者生化指标趋于正常，肝脏病变有所好转，有效率可达60%左右，而安慰剂对照组有效率约为30%。

4. 不良反应

拉米夫定不良反应轻而少，据报道大于推荐剂量可引起头痛、恶心、失眠、疲劳和胃肠道反应。

5. 药物相互作用

甲氧苄啶抑制拉米夫定经肾小管分泌排出。拉米夫定可与大多数核苷类似物产生协同抗病毒作用，但抑制胞嘧啶类似物扎西他滨在细胞内的磷酸化，而对抗其作用。

6. 用法和用量

成人口服 0.1g/d，每日1次。12 岁以下儿童 3mg/kg，每日1次。

二、阿德福韦

为一磷酸腺苷类似物，其市场上的阿德福韦二匹伏酯为其二酯型前体药物。细胞培养实验表明，阿德福韦 $0.2～1.2\mu mol/L$ 即可抑制 HBV，且对耐拉米夫定者仍有效；与拉米夫定等抗 HBV 药物有协同抗病毒作用。阿德福韦二匹伏酯进入细胞内去酯化为阿德福韦，在细胞内进一步转化为其二磷酸型，而竞争性抑制病毒 DNA 多聚酶和逆转录酶。其二磷酸型在细胞内的 $t_{1/2}$ 为 5～18h，因此，可一日用药一次。连续用药3年治疗 HBV 患者时，其耐药发生率约为4%。阿德福韦主要通过肾小球滤过和肾小管分泌排出体外，口服本药后 24h 内 30%～45% 从尿中以原形排出体外，其血浆消除 $t_{1/2}$ 为 5～7.5h。临床研究表明，阿德福韦治疗48周，HBV DNA 水平可下降一百多倍，且有一半患者表现出肝脏组织学改善和转氨酶恢复正常。对拉米夫定用药者继续采用阿德福韦治疗，其 HBV DNA 水平可进一步下降。阿德福韦较大剂量时具有肾毒性，用药后可出现肾小管功能异常、氮质血症、低磷血症、酸中毒、蛋白尿、糖尿等；临床治疗 HBV 所用剂量为 10mg/kg，采用此剂量时肾毒性很轻，可出现头痛、腹部不适、腹泻、无力等。

第七章

抗肿瘤药物

肿瘤是对人体健康产生严重威胁的疾病之一。肿瘤治疗的方法，基本上有手术治疗、放射治疗、药物治疗及免疫治疗4类。抗肿瘤药物是一类对肿瘤细胞有杀灭作用或干扰其生长和代谢的药物。经过近50年的发展，药物治疗已经形成一个新的治疗方法，已由姑息化疗过渡到根治性化疗的阶段。化疗已经成为治疗肿瘤的主要手段之一，它的综合治疗地位越来越重要。

抗肿瘤药物按作用机制可分为以下几类：①影响核酸生物合成的药物。它们主要影响瘤细胞的酶系，使DNA或RNA合成受阻，抑制瘤细胞的生长和繁殖，使其死亡。②直接破坏DNA并影响其复制的药物。③作用于转录的药物。④作用于翻译的药物。⑤影响纺锤丝的药物。⑥影响生物膜的药物。⑦影响细胞信号转导的药物。

目前常用的抗肿瘤药物通常可分为烷化剂、抗代谢药、抗生素、植物成分药、抗肿瘤激素类和其他类。

抗肿瘤药物的主要适应证：①对抗肿瘤药物敏感的某些全身性肿瘤，如恶性淋巴瘤、白血病、绒毛膜上皮癌、多发性骨髓瘤等作为首选的治疗手段。在确诊后应开始化疗。②对多数常见肿瘤如头颈部分化鳞癌、尤因肉瘤、消化道癌等，由于它们对于抗肿瘤药物的敏感性趋于中度，可在术后作为辅助巩固治疗。③对某些晚期肿瘤或对药物不敏感的肿瘤可作辅助治疗或巩固治疗，也可作为姑息治疗。④对于包括胸腔积液、腹腔积液和心包积液等的体腔积液，可采用腔内注射使其控制或消失，也可配合放疗，以便开始放射治疗。⑤对于某些表浅肿瘤如皮肤癌等可进行局部治疗，并可配以中草药治疗，部分可以治愈。

第一节 烷化剂

烷化剂属于细胞毒类药物，又称生物烷化剂，在体内能形成碳正离子或其他具有活泼的亲电性基团的化合物，进而与细胞中的生物大分子（DNA、RNA、酶）中含有丰富电子的基团（如氨基、巯基、羟基、羧基、磷酸基等）发生共价结合，使其丧失活性或使DNA分子发生断裂，导致肿瘤细胞死亡，抗肿瘤活性强。但是这类药物在抑制增生活跃的肿瘤细胞的同时，对增生较快的正常细胞例如骨髓细胞、肠上皮细胞等也同样产生抑制，有较严重的不良反应，例如恶心、呕吐、骨髓抑制、脱发等，临床上多采用合并用药。烷化剂按化学结构可分为：氮芥类、乙烯亚胺类、甲烷磺酸酯类、亚硝基脲类、其他类等。

一、氮芥（HN_2）

1. 制剂

注射剂：5mg；10mg。

2. 药理学

本品为最早应用于临床的氮芥类药物。氮芥具有化学性很活泼的烷化基团，在中性或碱性条件下，分子中的一个氯乙基环化，释出氯离子，生成乙撑亚胺离子，后者在一定条件下生成正碳离子，该离子具有高度活泼性，能进行强烈的亲电子反应，与细胞的主要生物学成分如氨基、巯基、羟基、羧基、磷酸基、咪唑基，尤其是与鸟嘌呤第七位氮原子等发生烷化作用，由于氮芥的双臂可与两个鸟嘌呤的第七位氮原子起反应，因此产生 DNA 的双链间的交叉联结或 DNA 的同一链内不同碱基间的交叉联结。因此使细胞组成发生变化，抑制细胞分裂，而引起细胞死亡。具有较强的细胞毒作用，毒性较大。属于细胞周期非特异性药物，但在 M 期和 G_1 期最敏感。

3. 适应证

常用于治疗霍奇金病和非霍奇金淋巴瘤，也用于治疗恶性体腔积液和上腔静脉综合征及肺癌、头颈部癌等实体瘤。对急性白血病无效。

4. 用法和用量

因本品有明显的局部刺激作用，易引起组织坏死，仅供动脉、静脉及腔内给药。

（1）静脉注射（iv）：每次 5 ~ 10mg，每周 1 ~ 2 次，总量 30 ~ 60mg，疗程间隔为 2 ~ 4 周，每次用生理盐水 10mL 溶解，注入正在输注 5% 葡萄糖液的输液皮管中慢速推注，注入后应继续输液一定时间，以减轻对静脉的刺激。

（2）动脉注射：每次 5 ~ 10mg，每日或隔日 1 次，用生理盐水溶解。腔内注射：每次 10 ~ 20mg，溶于 20 ~ 40mL 生理盐水中，在抽液后注入胸腔或腹腔内，注入后 5min 内应多次变换体位，使药液在腔内分布均匀，每 5 ~ 7 日 1 次，4 ~ 5 次为 1 个疗程。

（3）腹主动脉下半身阻断给药：每次 0.2mg/kg，每周 2 ~ 3 次，总量 60mg 为 1 个疗程。方法：用腹带加上纱布团及血压计气囊加压阻断腹主动脉后，由上肢静脉快速注入药物，10 ~ 15min 后解除腹带。

5. 注意

（1）本药注射勿漏于血管外，一旦漏出血管外应立即局部皮下注射 0.25% 硫代硫酸钠或生理盐水及冷敷 6 ~ 12h。注射 1% 普鲁卡因注射液。

（2）用药期间应每周查白细胞、血小板 1 ~ 2 次。

（3）氮芥溶解后极不稳定，使用时需新鲜配制，溶入 10mL 生理盐水后立即静脉冲入。

6. 不良反应

（1）局部反应：氮芥对局部组织有较强刺激作用，反复注射的静脉可引起静脉炎和栓塞性静脉炎，药液漏于血管外可引起局部肿胀、疼痛，甚至组织坏死、溃疡。

（2）胃肠道反应：食欲减退、恶心、呕吐或腹泻，其中呕吐较突出，可应用昂丹司琼或甲氧氯普胺及地塞米松止吐。

（3）骨髓抑制：是氮芥的剂量限制性毒性反应，可引起明显白细胞、血小板减少，最低值出现在用药后 7 ~ 15d，2 ~ 3 周可恢复。

（4）其他：可有头晕、乏力、脱发、闭经、不育等。

7. 禁忌证

（1）对本品过敏者禁用。

（2）孕妇禁用。

8. 药物相互作用

尚不明确。

二、苯丁酸氮芥

1. 制剂

片剂或纸型片剂：每片 2mg。

2. 药理学

本品属氮芥类衍生物，具有双功能烷化剂作用，可形成不稳定的乙撑亚胺而发挥细胞毒性作用，干扰 DNA 和 RNA 的功能。在常规剂量下，其毒性较其他任何氮芥类药物小。对增殖状态的细胞敏感，特别对 G_1 期与 M 期的作用最强，属细胞周期非特异性药物。对淋巴细胞有一定的选择性控制作用。

3. 适应证

主要用于慢性淋巴细胞白血病，也可用于恶性淋巴瘤、卵巢癌、多发性骨髓瘤及巨球蛋白血症的治疗。

4. 用法和用量

每日 $0.1 \sim 0.2 mg/kg$（$6 \sim 10 mg$ 或 $4 \sim 8 mg/m^2$），每日 1 次或分 $3 \sim 4$ 次口服，连用 $3 \sim 6$ 周，1 个疗程总量可达 $300 \sim 500 mg$。

5. 注意

本品给药时间较长，疗效及毒性多在治疗 3 周以后出现，故应密切观察血常规变化，并注意蓄积毒性。

6. 不良反应

（1）骨髓抑制：属中等程度，主要表现为白细胞减少，对血小板影响较轻，但大剂量连续用药时可出现全血常规下降。

（2）胃肠道反应：较轻，多为食欲减退、恶心，偶见呕吐。

（3）生殖系统反应：长期应用本品可致精子缺乏或持久不育、月经紊乱或停经。

（4）其他少见的不良反应尚包括中枢神经系统毒性、皮疹、脱发、肝损害及发热等，长期或大剂量应用可导致间质性肺炎。

7. 禁忌证

（1）凡有严重骨髓抑制、感染者禁用，有痛风病史、泌尿道结石者慎用。

（2）对本品过敏者禁用。

（3）本品有致突变、致畸胎作用，可造成胎儿死亡或先天畸形，故早孕妇女禁用。

8. 药物相互作用

尚不明确。

三、环磷酰胺（CTX）

1. 制剂

片剂：50mg。注射剂：100mg；200mg。

2. 药理学

本品在体外无活性，进入体内被肝脏或肿瘤内存在的过量的磷酰胺酶或磷酸酶水解，变为活化作用型的磷酰胺氮芥而起作用。其作用机制与氮芥相似，与 DNA 发生交叉联结，抑制 DNA 的合成，也可干扰 RNA 的功能，属细胞周期非特异性药物。本品抗瘤谱广，对多种肿瘤有抑制作用。

3. 适应证

本品为目前广泛应用的抗癌药物，对恶性淋巴瘤、急性或慢性淋巴细胞白血病、多发性骨髓瘤有较好的疗效，对乳腺癌、睾丸肿瘤、卵巢癌、肺癌、头颈部鳞癌、鼻咽癌、神经母细胞瘤、横纹肌肉瘤及骨肉瘤均有一定的疗效。

4. 用法和用量

成人常用量：单药静脉注射按体表面积每次 $500 \sim 1\,000 mg/m^2$，加生理盐水 $20 \sim 30 mL$，静脉冲入，每周 1 次，连用两次，休息 $1 \sim 2$ 周重复。联合用药 $500 \sim 600 mg/m^2$。儿童常用量：静脉注射每次 $10 \sim 15 mg/kg$，加生理盐水 $20 mL$ 稀释后缓慢注射，每周 1 次，连用 2 次，休息 $1 \sim 2$ 周重复。也可肌内注射。

5. 注意

本品的代谢产物对尿路有刺激性，应用时应鼓励患者多饮水，大剂量应用时应水化、利尿，同时给予尿路保护剂美司钠。近年研究显示，提高药物剂量强度，能明显增加疗效，当大剂量用药时，除应密切观察骨髓功能外，尤其要注意非血液学毒性如心肌炎、中毒性肝炎及肺纤维化等。当肝、肾功能损害，骨髓转移或既往曾接受多程化、放疗时，环磷酰胺的剂量应减少至治疗量的 1/3 ~ 1/2。由于本品需在肝内活化，因此腔内给药无直接作用。环磷酰胺水溶液仅能稳定 2 ~ 3h，最好现配现用。

6. 不良反应

（1）骨髓抑制：白细胞减少较血小板减少为常见，最低值在用药后 1 ~ 2 周，多在 2 ~ 3 周后恢复。对肝功能有影响。

（2）胃肠道反应：包括食欲减退、恶心及呕吐，一般停药 1 ~ 3d 即可消失。

（3）泌尿道反应：当大剂量环磷酰胺静脉滴注，而缺乏有效预防措施时，可致出血性膀胱炎，表现为膀胱刺激症状、少尿、血尿及蛋白尿，是其代谢产物丙烯醛刺激膀胱所致，但环磷酰胺常规剂量应用时，其发生率较低。

（4）其他反应：尚包括脱发、口腔炎、中毒性肝炎、皮肤色素沉着、月经紊乱、无精子或精子减少及肺纤维化等。

7. 禁忌证

（1）凡有骨髓抑制、感染、肝肾功能损害者禁用或慎用。

（2）对本品过敏者禁用。

（3）妊娠期及哺乳期妇女禁用。

8. 药物相互作用

环磷酰胺可使血清中假胆碱酯酶减少，使血清尿酸水平增高，因此，与抗痛风药如别嘌醇、秋水仙碱、丙磺舒等同用时，应调整抗痛风药物的剂量。此外也加强了琥珀胆碱的神经肌肉阻滞作用，可使呼吸暂停延长。环磷酰胺可抑制胆碱酯酶活性，因而延长可卡因的作用并增加毒性。大剂量巴比妥类、皮质激素类药物可影响环磷酰胺的代谢，同时应用可增加环磷酰胺的急性毒性。

四、异环磷酰胺（IFO）

1. 制剂

注射剂：0.5g；1.0g；2.0g。

2. 药理学

本品在体外无抗癌活性，进入体内被肝脏或肿瘤内存在的磷酰胺酶或磷酸酶水解，变为活化作用型的磷酰胺氮芥而起作用。其作用机制为与 DNA 发生交叉联结，抑制 DNA 的合成，也可干扰 RNA 的功能，属细胞周期非特异性药物。本品抗瘤谱广，对多种肿瘤有抑制作用。

3. 适应证

适用于睾丸癌、卵巢癌、乳腺癌、肉瘤、恶性淋巴瘤和肺癌等。

4. 用法和用量

单药治疗：静脉注射按体表面积每次 1.2 ~ 2.5g/m²，连续 5 日为 1 个疗程。联合用药：静脉注射按体表面积每次 1.2 ~ 2.0g/m²，连续 5 日为 1 个疗程。每一疗程间隙 3 ~ 4 周。共 500 ~ 600mg/m²。

5. 注意

（1）本品的代谢产物对尿路有刺激性，应用时应鼓励患者多饮水，大剂量应用时应水化、利尿，同时给予尿路保护剂美司钠。

（2）低白蛋白血症、肝肾功能不全、骨髓抑制及育龄期妇女慎用。

（3）本品水溶液不稳定，须现配现用。

（4）用药期间应定期检查白细胞、血小板，测定肝、肾功能。

6. 不良反应

（1）骨髓抑制：白细胞减少较血小板减少为常见，最低值在用药后 1 ~ 2 周，多在 2 ~ 3 周后恢复。对肝功能有影响。胃肠道反应，包括食欲减退、恶心及呕吐，一般停药 1 ~ 3d 即可消失。

（2）泌尿道反应：可致出血性膀胱炎，表现为排尿困难、尿频和尿痛，可在给药后几小时或几周内出现，通常在停药后几天内消失。

（3）中枢神经系统毒性：与剂量有关，通常表现为焦虑不安、神情慌乱、幻觉和乏力等。少见晕厥、癫痫样发作甚至昏迷。

（4）少见的有一过性无症状肝、肾功能异常；若大剂量用药可因肾毒性产生代谢性酸中毒。罕见心脏和肺毒性。

（5）其他反应尚包括脱发、恶心和呕吐等。注射部位可产生静脉炎。

（6）长期用药可产生免疫抑制、垂体功能低下、不育症和继发性肿瘤。

7. 禁忌证

严重骨髓抑制患者、对本品过敏者、妊娠期及哺乳期妇女禁用。

8. 药物相互作用

（1）先前应用顺铂患者，可加重异环磷酰胺的骨髓抑制、神经毒性和肾毒性。

（2）同时使用抗凝血药物，可能导致出血危险。

（3）同时使用降血糖药，可增强降血糖作用。

（4）与其他细胞毒药物联合应用时，应酌情减量。

五、卡莫司汀（BCNU）

1. 制剂

注射剂：125mg。

2. 药理学

本品及其代谢物可通过烷化作用与核酸交链，也有可能因改变蛋白而产生抗癌作用。在体内能与DNA聚合酶作用，对增殖期细胞各期都有作用，对兔子及小鼠有致畸性。

3. 适应证

因能够通过血脑屏障，故对脑瘤（恶性胶质细胞瘤、脑干胶质瘤、成神经管细胞瘤、星形胶质细胞瘤、室管膜瘤）、脑转移瘤和脑膜白血病有效，对恶性淋巴瘤、多发性骨髓瘤也有效，与其他药物合用对恶性黑色素瘤有效。

4. 用法和用量

静脉注射按体表面积 $100mg/m^2$，每日1次，连用 $2\sim3d$；或 $200mg/m^2$，用一次，每 $6\sim8$ 周重复。溶入5%葡萄糖或生理盐水150mL中快速滴注。

5. 注意

（1）老年人易有肾功能减退，可影响排泄，应慎用。

（2）对诊断的干扰：本品可引起肝、肾功能异常。

（3）下列情况慎用：骨髓抑制、感染、肝肾功能异常、接受过放射治疗或抗癌药治疗的患者。

（4）用药期间应注意检查血常规、血小板、肝肾功能、肺功能。

（5）本品可抑制身体免疫机制，使疫苗接种不能激发自身抗体产生。化疗结束后3个月内不宜接种活疫苗。

（6）预防感染，注意口腔卫生。

6. 不良反应

（1）一次静脉注射后，骨髓抑制经常发生在用药后 $4\sim6$ 周，白细胞最低值见于 $5\sim6$ 周，在 $6\sim7$ 周逐渐恢复。但多次用药，可延迟至 $10\sim12$ 周恢复。一次静脉注射后，血小板最低值见于 $4\sim5$ 周，在 $6\sim7$ 周内恢复，血小板下降常比白细胞严重。

（2）静脉注射部位可产生血栓性静脉炎。

（3）大剂量可产生脑脊髓病。

（4）长期治疗可产生肺间质或肺纤维化。有时甚至 $1\sim2$ 个疗程后即出现肺并发症，部分患者不能恢复。

（5）此外可产生恶心、呕吐等消化道反应；用药后 2h 即可出现，常持续 4~6h。对肝肾均有影响，肝脏损害常可恢复，肾脏毒性可见氮质血症，功能减退，肾脏缩小。

（6）本品有继发白血病的报道。

（7）也有致畸胎的可能性。本品可抑制睾丸或卵子功能，引起闭经或精子缺乏。

7. 禁忌证

既往对本药过敏的患者、妊娠期及哺乳期妇女禁用。

8. 药物相互作用

以本品组成联合化疗方案时，应避免合用有严重降低白细胞、血小板作用或产生严重胃肠道反应的抗癌药。

六、司莫司汀

1. 制剂

胶囊：10mg；50mg。

2. 药理学

本品为细胞周期非特异性药物，对处于 G_1~S 期边界或 S 早期的细胞最敏感，对 G_2 期也有抑制作用。本品进入体内后其分子从氨甲酰胺键处断裂为两部分，一为氯乙胺部分，将氯解离形成乙烯碳正离子，发挥烃化作用，使 DNA 链断裂，RNA 及蛋白质受到烃化，这与抗肿瘤作用有关；另一部分为氨甲酰基部分变为异氰酸酯，或再转化为氨甲酸，以发挥氨甲酰化作用，主要与蛋白质特别是其中的赖氨酸末端的氨基等反应，这主要与骨髓毒性作用有关，氨甲酰化还破坏一些酶蛋白使 DNA 被破坏后难以修复，这有助于抗癌作用。本品与其他烷化剂并无交叉耐药性。

3. 适应证

本品脂溶性强，可通过血脑屏障，进入脑脊液，常用于脑原发肿瘤及转移瘤。与其他药物合用可治疗恶性淋巴瘤、胃癌、大肠癌、黑色素瘤。

4. 用法和用量

口服 100~200mg/m²，顿服，每 6~8 周一次，睡前与止吐剂、安眠药同服。

5. 注意

（1）骨髓抑制、感染、肝肾功能不全者慎用。

（2）用药期间应密切注意血常规、血尿素氮、尿酸、肌酐清除率、血胆红素、转氨酶的变化，以及肺功能。老年人易有肾功能减退，可影响排泄，应慎用。

（3）本品可抑制身体免疫机制，使疫苗接种不能激发身体抗体产生。

（4）用药结束后 3 个月内不宜接种活疫苗。预防感染，注意口腔卫生。

6. 不良反应

（1）骨髓抑制，呈延迟性反应，有累积毒性。

（2）白细胞或血小板减少最低点出现在 4~6 周，一般持续 5~10d，个别可持续数周，一般 6~8 周可恢复。

（3）服药后可有胃肠道反应。因与较高浓度药物接触，可影响肝、肾功能。

（4）乏力，轻度脱发，偶见全身皮疹。

（5）可抑制睾丸与卵巢功能，引起闭经及精子缺乏。

7. 禁忌证

（1）对本药过敏的患者。

（2）孕妇及哺乳期妇女应禁用。

8. 药物相互作用

选用本品进行化疗时应避免同时联合其他对骨髓抑制较强的药物。

七、洛莫司汀（CCNU）

1. 制剂

胶囊剂：40mg；50mg；100mg。

2. 药理学

本品与BCNU同属氯乙胺基亚硝脲类抗肿瘤药物，进入体内后，其分子从氨甲酰胺键处断裂为两部分，一部分为氯乙胺，将氯解离，形成乙烯正碳离子（$CH_2 = CH^+$），发挥烷化作用，使DNA断裂，抑制核酸及蛋白质合成；另一部分为氨甲酰基部分再转化为异氰酸酯，或转化为氨甲酸，发挥氨甲酰化作用，与蛋白质尤其是其中的赖氨酸末端氨基作用，这一作用主要与骨髓抑制有关，但氨甲酰化作用还可破坏一些酶蛋白而起抗肿瘤作用。本品为细胞周期非特异性药物，可作用于增殖细胞各期和非增殖细胞，处于$G_1 \rightarrow S$期边界或S期的细胞对之最敏感，对G_2期抑制作用强于BCNU。本品与一般烷化剂无交叉耐药，与VCR、PCB及抗代谢剂亦无交叉耐药，但与BCNU呈交叉耐药。

本品脂溶性高，能迅速穿过胃肠黏膜及血脑屏障。口服后30min内即可完全吸收，3h可产生血浆代谢产物的高峰；注射后10min即可达到有效的血浆水平，其代谢完全而迅速，在血浆、脑脊液及尿中测不到药物原形。代谢产物环己基的血浆半衰期为5h，氯乙基为72h。本品在体内分布较广，以肝肾较多，脑脊液浓度为血浆浓度的50%～55%，可经胆汁排入肠道，形成肠肝循环，故药效持久。口服48h内有60%以代谢物形式从尿中排泄，但4d排泄量小于75%，粪中排出少于5%，从呼吸道排出约10%。

3. 适应证

常用于脑部原发肿瘤（如成胶质细胞瘤）及继发性肿瘤；治疗实体瘤，如联合用药治疗胃癌、直肠癌及支气管肺癌、恶性淋巴瘤等。

4. 用法和用量

$100 \sim 130mg/m^2$，顿服，每6～8周一次，3次为1个疗程。

5. 注意

（1）因可引起突变和畸变，孕妇及哺乳期妇女应禁用。

（2）对诊断的干扰：本品可引起肝功能一过性异常。

（3）下列情况慎用：骨髓抑制、感染、肾功能不全、经过放射治疗或抗癌药治疗的患者或有白细胞低下史者。

（4）用药期间应注意随访检查血常规及血小板、血尿素氮、血尿酸、肌酐清除率、血胆红素、丙氨酸氨基转移酶等。

（5）宜睡前与止吐药、安眠药共服，用药当天不能饮酒。

（6）治疗前和治疗中应检查肺功能。

6. 不良反应

（1）口服后6h内可发生恶心、呕吐，可持续2～3d，预先用镇静药或甲氧氯普胺并空腹服药可减轻。

（2）少数患者发生胃肠道出血及肝功能损害。

（3）骨髓抑制，服药后3～5周可见血小板减少，白细胞降低可在服药后第1周及第4周先后出现两次，第6～第8周才恢复；但骨髓抑制有累积性。

（4）偶见全身性皮疹，有致畸胎的可能，也可能抑制睾丸或卵巢功能，引起闭经或精子缺乏。

7. 禁忌证

有肝功能损害、白细胞低于$4 \times 10^9/L$、血小板低于$80 \times 10^9/L$者禁用。合并感染时应先治疗感染。

8. 药物相互作用

以本品组成联合化疗方案时，应避免合用有严重降低白细胞和血小板的抗癌药。

八、六甲蜜胺（HMM）

1. 制剂

片剂：50mg；100mg。

2. 药理学

本品为嘧啶类抗代谢药物，主要抑制二氢叶酸还原酶，干扰叶酸代谢，选择性抑制 DNA、RNA 和蛋白质的合成。为周期特异性药，与烷化剂无交叉耐药。体内需经肝脏微粒体 P_{450} 单氧化酶活化后，发挥细胞毒效应，口服血浆 T_{max} 2～3h，血浆 $t_{1/2}$ 为 13h，主要代谢物经尿排出。

3. 适应证

本品用于卵巢癌、小细胞肺癌（SCLC）、恶性淋巴瘤、子宫内膜癌的联合化疗，对卵巢癌及 SCLC 疗效尤佳。

4. 用法和用量

口服，按体重每日 10～16mg/kg，分 4 次服用，21d 为 1 个疗程或每日 6～8mg/kg，90 日为 1 个疗程。联合方案中，推荐总量为按体表面积 150～200mg/m²，连用 14d，耐受好。饭后 1～1.5h 或睡前服用能减少胃肠道反应。

5. 注意

用药期间应定期查血常规及肝功能。严重骨髓抑制和神经毒性患者忌用。

6. 不良反应

（1）严重恶心、呕吐为剂量限制性毒性，骨髓抑制轻至中度，以白细胞降低为著，多发生于治疗 1 周后，3～4 周达最低点。

（2）中枢或周围神经毒性作用出现于长期服用后，为剂量限制性毒性，停药 4～5 个月可减轻或消失。

（3）偶有脱发、膀胱炎、皮疹、瘙痒、体重减轻等。

7. 禁忌证

对本品过敏者禁用。

8. 药物相互作用

与单胺氧化酶抑制剂、抗抑郁药合用可导致严重的直立性低血压，应慎用。与甲氧氯普胺合用可致肌张力障碍。与维生素 B_6 同时使用，可能减轻周围神经毒性。

九、白消安（BUS）

1. 制剂

片剂：0.5mg；2mg。

2. 药理学

属双甲基磺酸酯类的双功能烷化剂，为细胞周期非特异性药物。进入人体内磺酸酯基团的环状结构打开，通过与细胞的 DNA 内鸟嘌呤起烷化作用而破坏 DNA 的结构与功能。本品的细胞毒作用几乎完全表现在对造血功能的抑制，主要表现在对粒细胞生成的明显抑制作用。其次是血小板和红细胞的抑制，对淋巴细胞的抑制很弱。易经胃肠道吸收，口服吸收良好。吸收后很快自血浆消失，反复给药可逐渐在体内蓄积。在体内水解后，其水解物经环化作用变为 4-羟呋喃等中间代谢产物。主要代谢在肝内进行。$t_{1/2}$ 为 2～3h，主要经肾脏以代谢产物排出。

3. 适应证

主要适用于慢性粒细胞白血病的慢性期，对 Ph 染色体阴性患者效果不佳。也可用于治疗原发性血小板增多症、真性红细胞增多症等慢性骨髓增殖性疾病。

4. 用法和用量

成人常用量：慢性粒细胞白血病，每日总量 4～6mg/m²，每日一次。如白细胞计数下降至 20×10^9/L

则需酌情停药；或给维持量，每日或隔日 1～2mg，以维持白细胞计数在 10×10^9/L 左右。

5. 注意

（1）慢粒白血病患者治疗时有大量细胞破坏，血及尿中尿酸水平可明显升高，严重时可发生尿酸肾病。

（2）对有骨髓抑制、感染、有细胞毒药物或放疗史的患者也应慎用。

（3）治疗前及治疗中应严密观察血常规及肝、肾功能的变化，及时调整剂量，特别注意检查血尿素氮、内生肌酐清除率、胆红素、丙氨酸转移酶、ALT（SGPT）及血清尿酸。

（4）应根据患者对药物的反应、骨髓抑制程度、个体差异而调整剂量。

（5）嘱患者多摄入液体并碱化尿液或服用别嘌醇以防止高尿酸血症及尿酸性肾病的产生。

（6）发现粒细胞或血小板迅速大幅度下降时应立即停药或减量，以防止出现严重骨髓抑制。

6. 不良反应

（1）可产生骨髓抑制。常见为粒细胞减少，血小板减少。严重者需及时停药。

（2）长期服用或用药过大可致肺纤维化，可有皮肤色素沉着、高尿酸血症及性功能减退，男性乳房女性化、睾丸萎缩，女性月经不调等。

（3）白内障、多型红斑皮疹、结节性多动脉炎为罕见不良反应。

（4）曾有个别报道使用高剂量后出现癫痫发作；心内膜纤维化，并由此出现相应症状；以及少见的肝静脉闭锁。

7. 禁忌证

（1）对本品过敏者禁用。

（2）本品有致突变、致畸胎作用，可造成胎儿死亡或先天畸形，故早孕妇女禁用。

8. 药物相互作用

因为服用本品可升高血及尿中尿酸水平，故对有痛风病史的患者或服用本品后尿酸增高的患者可用抗痛风药物。

十、噻替哌（TSPA）

1. 制剂

注射剂：10mg。

2. 药理学

为细胞周期非特异性药物，在生理条件下，形成不稳定的亚乙基亚胺基，具有较强的细胞毒作用。噻替哌是多功能烷化剂，能抑制核酸的合成，与 DNA 发生交叉联结，干扰 DNA 和 RNA 功能，改变 DNA 的功能，故也可引起突变。体外试验显示可引起染色体畸变，在小鼠的研究中可清楚看到有致癌性，但对人尚不十分清楚。近年来证明本品对垂体促卵泡激素含量有影响。本品不宜从消化道吸收，注射后广泛分布在各组织内。1～4h 后血浆浓度下降90%，24～48h 大部分药物通过肾脏排出。注射药物后血浆蛋白结合率为10%，主要和白蛋白、脂蛋白结合，对白蛋白亲和力最大，$t_{1/2}$ 约3h。尚无资料说明药物能否通过胎盘屏障。

3. 适应证

主要用于乳腺癌、卵巢癌、癌性体腔积液的腔内注射以及膀胱癌的局部灌注等，也可用于胃肠道肿瘤等。

4. 用法和用量

静脉或肌内注射（单一用药）：每次 10mg（0.2mg/kg）每日 1 次，连续 5d 后改为每周 3 次，1 个疗程总量 300mg。胸腹腔或心包腔内注射：每次 10～30mg，每周 1～2 次。膀胱腔内灌注：每次排空尿液后将导尿管插入膀胱内向腔内注入 60mg，溶于生理盐水 60mL，每周 1～2 次，10 次为 1 个疗程。动脉注射：每次 10～20mg，用法同静脉。

5. 注意

（1）妊娠初期的 3 个月应避免使用此药，因其有致突变或致畸胎作用，可增加胎儿死亡及先天性畸形。

（2）下列情况应慎用或减量使用：骨髓抑制、肝功能损害、感染、肾功能损害、肿瘤细胞浸润骨髓、有泌尿系结石史和痛风病史。

（3）用药期间每周都要定期检查外周血常规，白细胞与血小板及肝、肾功能。停药后 3 周内应继续进行相关检查，已防止出现持续的严重骨髓抑制。

（4）肝、肾功能较差时，本品应用较低的剂量。

（5）在白血病、淋巴瘤患者中为防止尿酸性肾病或高尿酸血症，可给予大量补液（或）给予别嘌醇。

（6）尽量减少与其他烷化剂联合使用，或同时接受放疗。

6. 不良反应

（1）骨髓抑制是最常见的剂量限制毒性，多在用药后 1～6 周发生，停药后大多数可恢复。有些病例在疗程结束时开始下降，少数病例抑制时间较长。

（2）可有食欲减退、恶心及呕吐等胃肠道反应。

（3）个别报道用此药后再接受手术麻醉时，用琥珀酰胆碱后出现呼吸暂停。少见过敏，个别有发热及皮疹。

（4）有少量报道有出血性膀胱炎，注射部位疼痛，头痛、头晕，闭经，影响精子形成。

7. 禁忌证

对本药过敏者禁用，有严重肝、肾功能损害，严重骨髓抑制者禁用。

8. 药物相互作用

（1）噻替哌可增加血尿酸水平，为了控制高尿酸血症可给予别嘌醇。

（2）与放疗同时应用时，应适当调整剂量。

（3）与琥珀胆碱同时应用可使呼吸暂停延长，在接受噻替哌治疗的患者，应用琥珀胆碱前必须测定血中假胆碱酯酶水平。

（4）与尿激酶同时应用可增加噻替哌治疗膀胱癌的疗效，尿激酶为纤维蛋白溶酶原的活化剂，可增加药物在肿瘤组织中的浓度。

第二节　抗代谢药

抗代谢类药是能干扰细胞正常代谢过程的药物，其中多数作用于核酸合成。抗代谢药分三类：叶酸类抗代谢类药物、嘌呤类抗代谢类药物和嘧啶类抗代谢类药物。抗代谢类药物属于细胞周期特异性药物，主要抑制细胞 DNA 的合成，对 S 期细胞最敏感。有时也可抑制 RNA 与蛋白质的合成，故对 G_1 期或 G_2 期细胞也有一定作用。

一、甲氨蝶呤（MTX）

1. 制剂

片剂：2.5mg；注射剂：0.1g，5mg。

2. 药理学

四氢叶酸是在体内合成嘌呤核苷酸和嘧啶脱氧核苷酸的重要辅酶，本品作为一种叶酸还原酶抑制剂，主要抑制二氢叶酸还原酶而使二氢叶酸不能还原成有生理活性的四氢叶酸，从而使嘌呤核苷酸和嘧啶核苷酸的生物合成过程中一碳基团的转移作用受阻，导致 DNA 的生物合成受到抑制。此外，本品也有对胸腺核苷酸合成酶的抑制作用，但抑制 RNA 与蛋白质合成的作用则较弱。本品主要作用于细胞周期的 S 期，属细胞周期特异性药物，对 G_1/S 期的细胞也有延缓作用，对 G_1 期细胞的作用较弱。用量小于 30mg/m² 时，口服吸收良好，1～5h 血药浓度达最高峰。肌内注射后达峰时间为 0.5～1h。血浆蛋白结合率约为 50%，本品透过血脑屏障的量甚微，但鞘内注射后则有相当量可达全身循环。部分经肝细胞代谢转化为谷氨酸盐，另有部分通过胃肠道细菌代谢。主要经肾（约 40%～90%）排泄，大多以原形药排出体外；小于 10% 的药物通过胆汁排泄。少量甲氨蝶呤及其代谢产物可以结合型形式贮存于肾脏和肝脏等组织中长达数月，在有胸腔或腹腔积液情况下，本品的清除速度明显减缓。清除率个体差别极大，老年患者更甚。

3. 适应证

（1）各型急性白血病，特别是急性淋巴细胞白血病、恶性淋巴瘤、非霍奇金淋巴瘤和蕈样肉芽肿、多发性骨髓病。

（2）头颈部癌、肺癌、各种软组织肉瘤、银屑病。

（3）乳腺癌、卵巢癌、宫颈癌、恶性葡萄胎、绒毛膜上皮癌、睾丸癌。

4. 用法和用量

（1）一般剂量为 7.5mg，1～2 次/周，口服或 5～10mg 肌内注射，每周 1 次，持续给予 3～6 个月或更长，可收到较好的临床效果。

（2）本品用注射用水 2mL 溶解，可供静脉、肌内、动脉、鞘内注射。

（3）用于急性白血病：肌内注射或静脉注射，每次 10～30mg，每周 1～2 次；儿童每日 20～30mg/m²，每周一次，或视骨髓情况而定。

（4）用于绒毛膜上皮癌或恶性葡萄胎：每日 10～20mg，也可溶于 5% 或 10% 的葡萄糖注射液 500mL 中静脉滴注，每日 1 次，5～10 次为 1 个疗程。总量 80～100mg。

（5）用于脑膜白血病：鞘内注射甲氨蝶呤每次一般 6mg/m²，成人常用为 5～12mg，最大不大于 12mg，每日 1 次，5 天为 1 个疗程。用于预防脑膜白血病时，每日 10～15mg，每日 1 次，每隔 6～8 周 1 次。

（6）用于实体瘤：①静脉一般每次 20mg/m²。②也可介入治疗。③高剂量并叶酸治疗某些肿瘤，方案根据肿瘤由医师判定，如骨肉瘤等。

（7）治疗风湿免疫性疾病：①用于类风湿关节炎每周 1 次，10～15mg。②脊柱关节病累及大关节者每周 10～15mg，顿服，持续应用 3～6 个月或更长。③治疗系统性红斑狼疮每周 0.3mg/kg（最大剂量 ≤20mg/周）。

5. 注意

（1）本品的致突变性、致畸性和致癌性较烷化剂为轻，但长期服用后，有潜在的导致继发性肿瘤的危险。

（2）对生殖功能的影响，虽较烷化剂类抗癌药为小，但也可导致闭经和精子减少或缺乏，尤其是在长期应用较大剂量后，但一般不严重，有时呈不可逆性。

（3）全身极度衰竭，恶病质或并发感染及心、肺、肝、肾功能不全时，禁用本品。周围血常规如白细胞低于 $3.5×10^9$/L 或血小板低于 $50×10^9$/L 时不宜用。

6. 不良反应

（1）胃肠道反应，包括口腔炎、口唇溃疡、咽喉炎、恶心、呕吐、腹痛、腹泻、消化道出血。食欲减退常见，偶见假膜性或出血性肠炎等。

（2）肝功能损害，包括黄疸、丙氨酸氨基转移酶、碱性磷酸酶，γ-谷氨酰转肽酶等增高，长期口服可导致肝细胞坏死、脂肪肝、肝纤维化甚至肝硬化。

（3）大剂量应用时，由于本品和其代谢产物沉积在肾小管而致高尿酸血症肾病，此时可出现血尿、蛋白尿、少尿、氮质血症甚或尿毒症。

（4）长期用药可引起咳嗽、气短、肺炎或肺纤维化。

（5）骨髓抑制：主要为白细胞和血小板减少，长期口服小剂量可导致明显骨髓抑制，贫血和血小板下降而伴皮肤或内脏出血。

（6）脱发、皮肤发红、瘙痒或皮疹。

（7）白细胞低下时可并发感染。

7. 禁忌证

（1）对本品过敏者禁用。

（2）本品有致突变、致畸胎作用，故孕妇、哺乳期妇女禁用。

8. 药物相互作用

（1）乙醇和其他对肝脏有损害作用的药物，如与本品同用，可增加肝脏毒性。

（2）由于用本品后可引起血液中尿酸水平增高，对于痛风或高尿酸血症患者应相应增加别嘌醇等药剂量。

（3）本品可增加抗血凝作用，甚至引起肝脏凝血因子缺少和（或）血小板减少症，因此与其他抗凝药同用宜谨慎。

（4）与保泰松和磺胺类药物同用后，因与蛋白质结合的竞争，可能会引起本品血清浓度的增高而导致毒性反应的出现。

（5）口服卡那霉素可增加口服本品的吸收，而口服新霉素钠可减少其吸收。

（6）与弱有机酸和水杨酸盐等同用，可抑制本品的肾排泄而导致血清药浓度增高，继而毒性增加，应酌情减少用量。

（7）氨苯蝶啶、乙胺嘧啶等药物均有抗叶酸作用，如与本品同用可增加其不良反应。

（8）先用或同用时，与氟尿嘧啶有拮抗作用，如先用本品，4~6h 后再用氟尿嘧啶则可产生协同作用。本品与门冬酰胺酶合用也可导致减效，如用门冬酰胺酶者 10d 后用本品，或于本品用药后 24h 内给门冬酰胺酶，则可增效而减少对胃肠道和骨髓的不良反应。有报道如在用本品前 24h 或 10min 后用阿糖胞苷，可增加本品的抗癌活性。本品与放疗药或其他骨髓抑制药同用时宜谨慎。

二、氟尿嘧啶（5-Fu）

1. 制剂

片剂：50mg。注射剂：0.125g；0.25g。缓释植入剂：0.1g。软膏：20mg；100mg。

2. 药理学

在体内先转变为 5-氟-2-脱氧尿嘧啶核苷酸，后者抑制胸腺嘧啶核苷酸合成酶，阻断脱氧尿嘧啶核苷酸转变为脱氧胸腺嘧啶核苷酸，从而抑制 DNA 的生物合成。此外，还能掺入 RNA，通过阻止尿嘧啶和乳清酸掺入 RNA 而达到抑制 RNA 合成的作用。本品为细胞周期特异性药，主要抑制 S 期瘤细胞。本品主要经肝脏分解代谢，大部分降解为二氧化碳经呼吸道排出体外，约 15% 在给药 1h 内经肾以原形药排出体外。大剂量用药能透过血脑屏障，静脉注射后于半小时内到达脑脊液中，并可维持 3h，$t_{1/2\alpha}$ 为 10~20min，$t_{1/2\beta}$ 为 20h。

3. 适应证

为恶性葡萄胎、绒毛膜上皮癌的主要化疗药物。也用于乳腺癌、消化道肿瘤（包括原发性和转移性肝癌和胰腺癌）、卵巢癌和原发性支气管肺癌的辅助化疗和姑息治疗。

4. 用法和用量

（1）成人常用量，每日 0.15~0.3g，分 3~4 次服。疗程总量 10~15g。

（2）外用，每日 1~2 次涂患处。

（3）氟尿嘧啶作静脉注射或静脉滴注所用剂量相差甚大。单药静脉注射剂量一般为按体重每日 10~20mg/kg，连用 5~10d，每疗程 5~7g（甚至 10g）。若为静脉滴注，通常按体表面积每日 300~500mg/m²，连用 3~5d，每次静脉滴注时间不得少于 6~8h；静脉滴注时可用输液泵连续给药维持 24h。用于原发性或转移性肝癌，多采用动脉插管注药。腹腔内注射按体表面积一次 500~600mg/m²。每周 1 次，2~4 次为 1 疗程。

（4）缓释植入剂。

1）术中使用：①手术野散布：手术野散布是在手术基本结束、腹腔冲洗完毕，即将关腹前将植入用缓释氟尿嘧啶（中人氟安）药粒散布于手术野内，尽量做到均匀，或者以肿瘤原在部位为中心逐渐递减散布。这种方法的优点是较为简单，耗时短，不需要特别的人工或仪器设计。推荐剂量：500 ~ 1 200mg。②定点穿刺给药：手术中定点穿刺是根据肿瘤的部位、肿瘤可能侵犯和转移的途径进行穿刺预埋植入用缓释氟尿嘧啶，起到杀灭残留肿瘤细胞的作用，预防复发转移。CT 引导穿刺给药：使用方法和注意事项基本与超声引导穿刺给药相似。给药过程：CT 确定肿瘤位置和大小。计算用药剂量、植药点位置和数目。CT 引导植药针穿刺、植药、取出等。内镜引导下给药：某些腔道可在内镜下，通过特殊的穿刺装置给药，也可利用人造管腔支架上的携药囊装药，经内镜放置于肿瘤狭窄部位。胸腔、腹腔直接穿刺给药：胸腔、腹腔癌性积液患者或不愿接受全身化疗的患者，可直接将植入用缓释氟尿嘧啶经皮穿刺进入胸腔、腹腔。剂量可比术中给药更大些。直视下经皮穿刺给药：对于体表肿瘤可以在直视下经皮穿刺给药到瘤体或瘤周，根据肿瘤的大小确定给药剂量，为使治疗更精确、更有效，可在治疗前用肿瘤治疗计划系统（TPS）进行计划和治疗设计，两个植药点间的距离不低于3cm，植药点距体表不低于1.5cm。单点剂量不超过150mg。

2）与其他治疗方法配合使用：与常规化疗配合使用。与放射粒子^{125}I、^{103}Pd 配合使用。与微波刀、超声聚焦刀、氩氦刀等配合使用。先用微波刀（或超声聚焦刀等）杀死肿瘤主体，再于瘤体边缘（或肿瘤残余部位）植入化疗粒子。

5. 注意

（1）肝肾功能不良、感染（如水痘患者）、心脏病慎用。

（2）用药期间应定期检查血常规。

（3）用药期间出现毒性反应，立即停药。

6. 不良反应

（1）接触性皮炎，皮肤红肿、糜烂，炎症后色素沉着，刺激、疼痛，光过敏，瘙痒，瘢痕，皮疹，溃疡，甲床变黑（可恢复）。

（2）白细胞减少是最常发生的血液学不良反应。

7. 禁忌证

（1）对本品过敏者禁用。

（2）本品有致突变、致畸胎作用，故孕妇禁用。

8. 药物相互作用

本品与甲酰四氢叶酸或顺铂合用，其抗肿瘤疗效明显提高。本品与甲氨蝶呤也存在相互作用。氟尿嘧啶用药在先，甲氨蝶呤用药在后则产生抵抗；反之，先用甲氨蝶呤，4 ~ 6h 后再用氟尿嘧啶则产生抗肿瘤协同作用。

三、替加氟（UFT）

1. 制剂

片剂：50mg。注射剂：0.2g；0.5g。

2. 药理学

本品为氟尿嘧啶的衍生物，在体内经肝脏活化逐渐转变为氟尿嘧啶而起抗肿瘤作用。能干扰和阻断 DNA、RNA 及蛋白质合成，主要作用于 S 期，是抗嘧啶类的细胞周期特异性药物，其作用机制、疗效及抗瘤谱与氟尿嘧啶相似，但作用持久，吸收良好，毒性较低。化疗指数为氟尿嘧啶的 2 倍，毒性仅为氟尿嘧啶的1/7 ~ 1/4。慢性毒性实验中未见到严重的骨髓抑制，对免疫的影响较轻微。口服吸收良好，给药后 2h 作用达最高峰，持续时间较长，为 12 ~ 20h。血浆 $t_{1/2}$ 为 5h，静脉注射后均匀地分布于肝、肾、小肠、脾和脑，以肝、肾中的浓度为最高。由于本品具有较高的脂溶性，可通过血脑屏障，在脑脊液中浓度比氟尿嘧啶高。本品经肝脏代谢，主要由尿和呼吸道排出，给药后 24h 内由尿中以原形排出

23%，由呼吸道以 CO_2 形式排出 55%。静脉注射后，均匀分布于肝、肾、小肠、脾和脑，而以肝、肾浓度较高，且可通过血脑屏障，脑脊液中浓度比氟尿嘧啶高，血 $t_{1/2}$5h，24h 后尿排出原形 23%，55% 经肺由呼吸排出。

3. 适应证

主要治疗消化道肿瘤，对胃癌、结肠癌、直肠癌有一定疗效，也可用于治疗乳腺癌、支气管肺癌和肝癌等，还可用于膀胱癌、前列腺癌、肾癌等。

4. 用法和用量

口服：每日 800～1 200mg，分 3～4 次服用，总量 30～50g 为 1 个疗程。注射剂：单药成人一日剂量 800～1 000mg 或按体重一次 15～20mg/kg，溶于 5% 葡萄糖注射液或 0.9% 氯化钠注射液 500mL 中，每日 1 次静脉滴注，总量 20～40g 为一疗程。

5. 注意

（1）用药期间定期检查白细胞、血小板计数，若出现骨髓抑制，轻者对症处理，重者需减量，必要时停药。一般停药 2～3 周即可恢复。

（2）轻度胃肠道反应可不必停药，给予对症处理，严重者需减量或停药，餐后服用可以减轻胃肠道反应。

（3）有肝、肾功能障碍的患者使用时应慎重，酌情减量。

6. 不良反应

（1）轻度骨髓抑制表现为白细胞和血小板减少。

（2）轻度胃肠道反应以食欲减退、恶心为主，个别患者可出现呕吐、腹泻和腹痛，停药后可消失。

（3）其他反应有乏力、寒战、发热、头痛、眩晕、运动失调、皮肤瘙痒、色素沉着、黏膜炎及注射部位血管疼痛等。

7. 禁忌证

（1）孕妇及哺乳期妇女禁用。

（2）对本品过敏者禁用。

8. 药物相互作用

替加氟呈碱性且含碳酸盐，避免与含钙、镁离子及酸性较强的药物合用。本品注射液禁与酸性药物配伍。

四、阿糖胞苷（Ara－C）

1. 制剂

注射剂：0.1g；0.5g。

2. 药理学

本品为主要作用于细胞 S 增殖期的嘧啶类抗代谢药物，通过抑制细胞 DNA 的合成干扰细胞的增殖。阿糖胞苷进入人体后经激酶磷酸化后转为阿糖胞苷三磷酸及阿糖胞苷二磷酸，前者能强有力地抑制 DNA 聚合酶的合成，后者能抑制二磷酸胞苷转变为二磷酸脱氧胞苷，从而抑制细胞 DNA 聚合及合成。本品为细胞周期特异性药物，对处于 S 增殖期细胞的作用最为敏感，对抑制 RNA 及蛋白质合成的作用较弱。可静脉、皮下、肌内或鞘内注射而吸收。静脉注射后能广泛分布于体液、组织及细胞内，静脉滴注后约有中等量的药物透过血脑屏障，其浓度约为血浆中浓度的 40%。本品在肝、肾等组织内代谢，在血及组织中很容易被胞嘧啶脱氨酶迅速脱氨而形成无活性的尿嘧啶阿糖苷。在脑脊液内，由于脱氨酶含量较低，故其脱氨作用较缓慢。静脉给药时，$t_{1/2\alpha}$ 为 10～15min。$t_{1/2\beta}$2～2.5h；鞘内给药时，$t_{1/2}$ 可延至 11h。在 24h 内约 10% 以阿糖胞苷、70%～90% 以尿嘧啶阿糖苷为主的无活性物质形式从肾脏排泄。

3. 适应证

适用于急性白血病的诱导缓解期及维持巩固期。对急性非淋巴细胞白血病效果较好，对慢性粒细胞白血病的急变期，恶性淋巴瘤也有效。

4. 用法和用量

（1）成人常用量：①诱导缓解：静脉注射或滴注每次按体重2mg/kg（或1~3mg/kg），每日1次，连用10~14d，如无明显不良反应，剂量可增大至一次按体重4~6mg/kg。②维持：完全缓解后改用维持治疗量，每次按体重1mg/kg，每日1~2次，皮下注射，连用7~10d。

（2）中剂量阿糖胞苷：中剂量是指阿糖胞苷的剂量为一次按体表面积0.5~1.0g/m²的方案，一般需静脉滴注1~3h，每日两次，以2~6d为1个疗程；大剂量阿糖胞苷的剂量为按体表面积为1~3g/m²的方案，静脉滴注及疗程同中剂量方案。由于阿糖胞苷的不良反应随剂量增大而加重，有时反而限制了其疗效，故现多偏向用中剂量方案。中剂量或大剂量阿糖胞苷主要用于治疗难治性或复发性急性白血病，也可用于急性白血病的缓解后，延长其缓解期。由于不良反应较多，故疗程中必须由有丰富经验的医师指导，并要有充分及时的支持疗法保证方可进行。

（3）小剂量阿糖胞苷：剂量为一次按体表面积10mg/m²，皮下注射，每日两次，以14~21d为1个疗程，如不缓解而患者情况容许，可于2~3周重复一疗程。本方案主要用于治疗原始细胞增多或骨髓增生异常综合征患者，也可治疗低增生性急性白血病、老年性急性淋巴细胞白血病等。

（4）鞘内注射：阿糖胞苷为鞘内注射防治脑膜白血病的第二线药物，剂量为每次25~75mg，联用地塞米松5mg，用2mL 0.9%氯化钠注射液溶解，鞘内注射，每周1~2次，至脑脊液正常。如为预防性则每4~8周一次。使用本品时，应适当增加患者液体的摄入量，使尿液保持碱性，必要时同用别嘌醇以防止血清尿酸增高及尿酸性肾病的形成；快速静脉注射虽引起较严重的恶心、呕吐反应，但对骨髓的抑制较轻，患者也能耐受较大剂量的阿糖孢苷。

5. 注意

（1）使用本品时可引起ALT（SGPT）（血清丙氨酸氨基转移酶）、血及尿中尿酸的增高。

（2）下列情况应慎用：骨髓抑制、白细胞及血小板显著减低、肝肾功能不全、有胆管疾病、有痛风及尿酸盐肾结石病史、近期接受过细胞毒药物或放射治疗。

（3）用药期间应定期检查：血常规，红细胞和血小板计数，骨髓涂片以及肝、肾功能。

6. 不良反应

（1）造血系统：主要是骨髓抑制，白细胞及血小板减少，严重者可发生再生障碍性贫血或巨幼细胞性贫血。

（2）白血病、淋巴瘤患者治疗初期可发生高尿酸血症，严重者可发生尿酸性肾病。

（3）较少见的有口腔炎、食管炎、肝功能异常、发热反应及血栓性静脉炎。阿糖胞苷综合征多出现于用药后6~12h，有骨痛或肌痛、咽痛、发热、全身不适、皮疹、眼睛发红等表现。

7. 禁忌证

（1）对本品过敏者禁用。

（2）孕妇、哺乳期妇女禁用。

8. 药物相互作用

四氢尿苷可抑制脱氨酶，延长阿糖胞苷血浆半衰期，提高血中浓度，起增效作用。本品可使细胞部分同步化，继续应用柔红霉素、多柔比星、环磷酰胺及亚硝脲类药物可以增效。本品不应与氟尿嘧啶并用。

五、卡培他滨

1. 制剂

片剂：0.15g；0.5g。

2. 药理学

卡培他滨是一种对肿瘤细胞有选择性活性的口服细胞毒类制剂，其本身无细胞毒性，但可转化为具有细胞毒性的氟尿嘧啶，其结构通过肿瘤相关性血管因子胸腺嘧啶磷酸化酶在肿瘤所在部位进行转化，从而最大限度地降低氟尿嘧啶对人体正常细胞的损害。

3. 适应证

适用于紫杉醇和包括有蒽环类抗生素化疗方案治疗无效的晚期原发性或转移性乳腺癌的进一步治疗。

4. 用法和用量

每日 2 500mg/m²，连用两周，休息 1 周。每日总剂量分早晚两次于饭后半小时用水吞服。如病情继续恶化或产生不能耐受的毒性时应停止治疗。

5. 注意

需限制剂量的毒性包括：腹泻、腹痛、恶心、胃炎及手足综合征。近半数接受本品治疗者会诱发腹泻，对发生脱水的严重腹泻患者应严密监测并给予补液治疗。每日腹泻 4~6 次或有夜间腹泻者为 2 级腹泻，每日腹泻 7~9 次或大便失禁和吸收障碍者为 3 级腹泻，每日腹泻 10 次以上或者有肉眼血便和需静脉补液者为 4 级腹泻。如发生 2 级、3 级或 4 级腹泻，则应停用本品，直到腹泻停止或腹泻次数减少到 1 级时再恢复使用。3 级或 4 级腹泻后再使用本品时应减少用量。几乎近一半使用本品的患者发生手足综合征，但多为 1~2 级，3 级综合征者不多见。多数不良反应可以消失，但需要暂时停止用药或减少用量，无需长期停止治疗。

6. 不良反应

卡培他滨的不良反应较少，以下情况可能与之有关。

（1）消化系统：卡培他滨最常见的不良反应为可逆性胃肠道反应，如腹泻、恶心、呕吐、腹痛、胃炎等。严重的（3~4 级）不良反应相对少见。

（2）皮肤：在几乎一半使用卡培他滨的患者中发生手足综合征：表现为麻木、感觉迟钝、感觉异常、麻刺感、无痛感或疼痛感，皮肤肿胀或红斑，脱屑、水疱或严重的疼痛。皮炎和脱发较常见，但严重者很少见。

（3）一般不良反应：常有疲乏但严重者极少见。其他常见的不良反应为黏膜炎、发热、虚弱、嗜睡等，但均不严重。

（4）神经系统：头痛、感觉异常、味觉障碍、眩晕、失眠等较常见，但严重者少见。

（5）心血管系统：下肢水肿较轻且不常见。尚未见其他心血管系统不良反应作用。

（6）血液系统：中性粒细胞减少，少见且不严重，贫血极少见也不严重。

（7）其他：畏食及脱水常见，但重者极少见。

7. 禁忌证

有卡培他滨严重不良反应或对氟尿嘧啶（卡培他滨的代谢产物）有过敏史者禁用，孕妇、哺乳期妇女禁用。

8. 药物相互作用

（1）卡培他滨与大量药物合用，如抗组胺药、NSAIDs、吗啡、对乙酰氨基酚、阿司匹林、止吐药、H_2 受体拮抗剂等，未见具有临床意义的不良反应。

（2）蛋白结合：卡培他滨与血清蛋白结合率较低（64%），通过置换与能和蛋白紧密结合的药物发生相互作用的可能性尚无法预测。

（3）与细胞色素 P_{450} 酶间的相互作用：在体外实验中，未发现卡培他滨对人类肝微粒体 P_{450} 酶产生影响。

六、吉西他滨

1. 制剂

注射剂：0.2g；1g。

2. 药理学

盐酸吉西他滨为核苷同系物，属细胞周期特异性抗肿瘤药。主要杀伤处于 S 期（DNA 合成）的细胞，同时也阻断细胞增殖由 G_1 期向 S 期过渡的进程。本品在细胞内由核苷激酶代谢成有活性的二磷酸核苷（dFdCDP）和三磷酸核苷（dFdCTP），其细胞毒活性来源于这两种核苷抑制 DNA 合成的联合作用。二磷酸吉西他滨可抑制核糖核苷酸还原酶，而该酶催化 DNA 合成过程中生成三磷酸脱氧核苷的化学反应，从而导致脱氧核苷酸（包括 dCTP）的浓度降低。三磷酸吉西他滨可与 dCTP 竞争性结合到 DNA 上，而细胞中 dCTP 浓度的降低（由其二磷酸盐的作用而产生）可促进三磷酸吉西他滨与 DNA 的结合，结果一个核苷酸掺入到合成过程中的 DNA 链上，从而阻止 DNA 的进一步合成。另外 DNA 聚合酶并不能够清除吉西他滨核苷酸和修复合成过程中的该 DNA 链。

3. 适应证

非小细胞肺癌、胰腺癌、膀胱癌、乳腺癌及其他实体肿瘤。

4. 用法和用量

推荐成人使用吉西他滨剂量为 1 000mg/m^2，静脉滴注 30min，每周 1 次，连续 3 周。随后休息 1 周，每 4 周重复一次，依据患者的毒性反应相应减少剂量。配制方法：每瓶（含吉西他滨 200mg）至少注入 0.9%氯化钠注射液 5mL（含吉西他滨浓度≤40mg/mL），振摇使溶解。给药时所需药量可用 0.9%氯化钠注射液进一步稀释，配制好的吉西他滨溶液应贮存在室温下并在 24h 内使用。吉西他滨溶液不得冷藏，以防结晶析出。65 岁以上的高龄患者也能很好耐受，尽管年龄对吉西他滨的清除率和半衰期有影响，但并没有证据表明高龄患者需要调整剂量。未研究过儿童使用吉西他滨的情况。

5. 注意

已证明滴注药物时间延长和增加用药频率可增大药物的毒性。

（1）吉西他滨可抑制骨髓，表现为白细胞和血小板减少及贫血。然而，由于骨髓抑制时间短，通常并不影响以后的用药剂量。

（2）高敏反应：曾报道极个别患者发生过敏反应。注意：一般情况，接受吉西他滨治疗的患者需密切观察，包括实验室监测，在出现药物毒性反应时，应能够及时处理。

（3）使用吉西他滨的患者应定期检查肝、肾功能，包括氨基转移酶和血清肌酐。

（4）对驾驶和操作机器能力的影响：据报道，吉西他滨可引起轻至中度的困倦。患者在用药期间必须禁止驾驶和操作机器，直到经鉴定已不再倦怠。

6. 不良反应

（1）血液系统：由于吉西他滨具有骨髓抑制作用，因此应用吉西他滨后可出现贫血、白细胞降低和血小板减少、骨髓抑制，常常为轻到中度，多为中性粒细胞减少，血小板减少也比较常见。

（2）消化系统：约 2/3 的患者发生肝脏氨基转移酶的异常，但多为轻度，非进行性损害，无需停药。肝功能受损的患者使用吉西他滨应特别谨慎。据报道约 1/3 的患者出现恶心和呕吐反应，20%的患者需药物治疗，并且宜用抗呕吐药控制。

（3）肾脏：近一半的患者用药后可出现轻度蛋白尿和血尿，但极少伴有临床症状和血清肌酐与尿素氮的变化。然而报道有部分病例出现不明原因的肾衰竭。因此对于已有肾功能损害的患者使用吉西他滨应特别谨慎。

（4）过敏：约 25%的患者可有皮疹，10%的患者可出现瘙痒，通常皮疹为轻度，非剂量限制性毒性，局部治疗有效。极少报道有脱皮、水疱和溃疡。

（5）滴注吉西他滨过程中，不到 1%的患者可发生支气管痉挛，痉挛一般为轻度且持续短暂。但可能需要胃肠道外的给药治疗。已知对本药高度敏感的患者应严禁使用。有报道约 10%的患者在用药后数小时内发生呼吸困难，这种呼吸困难常常持续短暂，症状轻，几乎很少需要调整剂量，大多无需特殊治疗，其发病机制不清，与吉西他滨的关系也不清楚。

（6）其他：大约 20%的患者有类似流感的表现，大多症状较轻，短暂且为非剂量限制性。仅 1.5%的患者表现较重，发热、头痛、背痛、寒战、肌痛、乏力和畏食是最常见的症状。咳嗽、鼻炎、不适、出汗和失眠也有发生，有些仅表现为发热和乏力，此类症状的发病机制尚不清楚。有报道证实水杨酸类药物可减轻症状。水肿/周围性水肿的发生率约 30%，部分患者可出现面部水肿。肺水肿的发生率约 1%，水肿/周围性水肿常常由轻到中度，几乎不影响用药剂量，部分患者伴有局部疼痛，停止用药（吉西他滨）后常自行逆转，引起这种毒性的机制尚不清楚，没有任何证据表明与心脏、肝肾功能受损有关。

常见的不良反应报道还有：13%的患者脱发（常为轻度），10%患者嗜睡，8%患者腹泻，7%的患者口腔毒性（主要为溃疡及红斑），6%患者便秘。曾有低血压的病例报道，有的研究报道有心肌梗死、充血性心力衰竭及心律失常，但无明确证据表明是吉西他滨引起的心脏毒性。

7. 禁忌证

对本品过敏者禁用。

8. 药物相互作用

一项治疗非小细胞肺癌的试验中，应用 $1\,000\text{mg/m}^2$ 吉西他滨的患者，同时给予连续 6 周的胸部放射治疗，结果出现严重甚至威胁生命的毒性反应，并发生食管炎和肺炎。尤其当接受大剂量放疗时，上述反应更明显。目前尚无将吉西他滨与治疗剂量放射治疗配合进行综合治疗的合适方案。

七、羟基脲

1. 制剂

片剂：0.5g。

2. 药理学

本品是一种核苷二磷酸还原酶抑制剂，可阻止核苷酸还原为脱氧核苷酸，干扰嘌呤及嘧啶碱基生物合成，选择性地阻碍 DNA 合成，对 RNA 及蛋白质合成无阻断作用。本品为周期特异性药，对 S 期细胞敏感。本品口服吸收佳，血浆 T_{max} 为 $1\sim2\text{h}$，6h 从血中消失，可透过血脑屏障，CSF 中 T_{max} 为 3h，20% 在肝内代谢，80%由尿排出。

3. 适应证

（1）慢性粒细胞白血病（CML）有效，并可用于对白消安耐药的 CML。

（2）对黑色素瘤、肾癌、头颈部癌有一定疗效，与放疗联合对头颈部癌及宫颈鳞癌有效。

4. 用法和用量

口服，CML 每日 $20\sim60\text{mg/kg}$，每周两次，6 周为一疗程；头颈癌、宫颈鳞癌等每次 80mg/kg，每 3 天一次，需与放疗合用。

5. 注意

（1）服用本品可使患者免疫功能受到抑制，故用药期间避免接种病毒疫苗，一般停药 3 个月至 1 年才可考虑接种疫苗。

（2）服用本品时应适当增加液体的摄入量，以增加尿量及尿酸的排泄。定期监测白细胞、血小板，血中尿素氮、尿酸及肌酐浓度。

6. 不良反应

（1）骨髓抑制为剂量限制性毒性，可致白细胞和血小板减少，停药后 $1\sim2$ 周可恢复。

（2）有时出现胃肠道反应，尚有致睾丸萎缩和致畸胎的报道。

（3）偶有中枢神经系统症状和脱发，也有本药引起药物热的报道，重复给药时可再次出现。

7. 禁忌证

（1）水痘、带状疱疹及各种严重感染禁用。

（2）对本品过敏者禁用。

（3）本品有诱变、致畸胎及致癌的潜在可能，孕妇及哺乳期妇女禁用。

8. 药物相互作用

可能减少 5-Fu 转变为活性代谢物（Fd-UMP），二者并用应慎重；本品对中枢神经系统有抑制作用，故用本品时慎用巴比妥类、苯二氮䓬类、麻醉药等；本品有可能提高患者血中尿酸的浓度，故与别嘌醇、秋水仙碱、丙磺舒等合用治疗痛风时，须调整上述药物剂量。本品与别嘌醇合用能预防并逆转其所致的高尿酸血症，与烷化剂无交叉耐药。

八、硫鸟嘌呤

1. 制剂

片剂：25mg。

2. 药理学

属于抑制嘌呤合成途径的常用嘌呤代谢拮抗药物，是细胞周期特异性药物，对处于 S 期的细胞最敏感，除能抑制细胞 DNA 的合成外，对 RNA 的合成也有轻度抑制作用。本品是鸟嘌呤的类似物，在人体内必须由磷酸核糖转移酶转为硫鸟嘌呤核糖核苷酸方具活性，本品的作用环节与巯嘌呤相似，此外，硫鸟嘌呤核糖核苷酸通过对鸟苷酸激酶的抑制作用，可阻止一磷酸鸟苷（GMP）磷酸化为二磷酸鸟苷（GPD）。本品经代谢为脱氧核糖三磷酸后，能掺入 DNA，因而进一步抑制核酸的生物合成，巯嘌呤无此作用。本品与巯嘌呤有交叉耐药，而与阿糖胞苷等药物合用可提高疗效。口服后吸收不完全，约30%。本品的活化及分解过程均在肝脏内进行，经甲基化作用转为氨甲基硫嘌呤或经脱氨作用转为巯嘌呤而失去活性，但灭活的代谢过程与黄嘌呤氧化酶无关，因而服用别嘌醇，对本品的代谢并无明显的抑制作用。一次口服，40％的药物在 24h 内以代谢产物形式经尿液排出，尿中仅能测出微量的硫鸟嘌呤。

3. 适应证

（1）急性淋巴细胞白血病及急性非淋巴白血病的诱导缓解期及继续治疗期。

（2）慢性粒细胞白血病的慢性期及急变期。

4. 用法和用量

成人常用量，口服，开始时每日 2mg/kg 或 100mg/m²，每日 1 次或分次服用，如 4 周后临床未改进，白细胞未见抑制，可谨慎将每日剂量增至 3mg/kg。维持量按每日 2～3mg/kg 或 100mg/m²，一次或分次口服。联合化疗中 75～200mg/m² 一次或分次服，连用 5～7d。小儿常用量，口服每日 2.5mg/kg，每日 1 次或分次日服。

5. 注意

（1）骨髓已有显著的抑制（血常规表现有白细胞减少或血小板显著降低），并出现相应严重的感染或明显的出血现象者，有肝肾功能损害、胆管疾患者，有痛风病史、尿酸盐结石病史者，4～6 周内已接受过细胞毒药物或放射治疗者均应慎用。

（2）用药期间应注意定期（每周）检查周围血常规，检查肝功能，包括总胆红素、直接胆红素等，其他包括血尿素氮、血尿酸、肌酐清除率等。

（3）服用本品时，应适当增加水的摄入量，并使尿液保持碱性，或同时服用别嘌醇以防止患者血清尿酸含量的增高及尿酸性肾病的形成。

（4）本品可有迟缓作用，因此在疗程中首次出现血细胞减少症，特别是粒细胞减少症、血小板减少症、黄疸、出血或出血倾向时，即应迅速停药，当各实验室指标恢复后，可以小剂量开始服用。有增加胎儿死亡或先天性畸形的危险，应避免在妊娠初期的 3 个月内服用，哺乳期妇女慎用。

6. 不良反应

（1）常见的毒性反应为骨髓抑制，可有白细胞和血小板减少。

（2）消化系统反应：恶心、呕吐、食欲减退等胃肠道反应及肝功能损害，可伴有黄疸。

（3）开始治疗的白血病及淋巴瘤患者可出现高尿酸血症，严重者可发生尿酸性肾病。

（4）本品有抑制睾丸或卵巢功能的可能，引起闭经或精子缺乏，与药物的剂量和疗程有关，反应可能是不可逆的。

7. 禁忌证

已知对本品高度过敏的患者禁用。

8. 药物相互作用

本品有增加血尿酸含量的作用，因而和抗痛风药物同时使用时，须调节抗痛风药物的剂量，以控制高尿酸血症及痛风疾病；本品与其他对骨髓有抑制的抗肿瘤药或放射治疗合并使用时，会增强本品的效应，因而须考虑调节本品的剂量与疗程。

九、巯嘌呤

1. 制剂

片剂：50mg。

2. 药理学

属于抑制嘌呤合成途径的细胞周期特异性药物，化学结构与次黄嘌呤相似，因而能竞争性地抑制次黄嘌呤的转变过程。本品进入体内，在细胞内必须由磷酸核糖转移酶转为 6-巯基嘌呤核糖核苷酸后，方具有活性。其主要的作用环节有二：①通过负反馈作用抑制酰胺转移酶，因而阻止 1-焦磷酸-5-磷酸核糖（PRPP）转为 1-氨基-5-磷酸核糖（PRA）的过程，干扰了嘌呤核苷酸合成的起始阶段。②抑制复杂的嘌呤间的相互转变，即能抑制次黄嘌呤核苷酸转为腺嘌呤核苷酸及次黄嘌呤核苷酸转为黄嘌呤核苷酸、鸟嘌呤核苷酸的过程，同时本品还抑制辅酶 I（NAD^+）的合成，并减少生物合成 DNA 所必需的脱氧三磷酸腺苷（dATP）及脱氧三磷酸鸟苷（dGTP），因而肿瘤细胞不能增殖。本品对处于 S 增殖周期的细胞较敏感，除能抑制细胞 DNA 的合成外，对细胞 RNA 的合成也有轻度的抑制作用。用巯嘌呤治疗白血病常产生耐药现象，其原因可能是体内出现了突变的白血病细胞株，因而失去了将巯嘌呤变为巯嘌呤核糖核苷酸的能力。

口服胃肠道吸收不完全，约 50%。广泛分布于体液内。血浆蛋白结合率约为 20%。本品吸收后的活化分解代谢过程主要在肝脏内进行，在肝内经黄嘌呤氧化酶等氧化及甲基化作用后分解为硫尿酸等而失去活性。静脉注射后的半衰期约为 90min，约半量经代谢后在 24h 即迅速从肾脏排泄，其中 7% ~ 39% 以原形排出。

3. 适应证

适用于绒毛膜上皮癌、恶性葡萄胎、急性淋巴细胞白血病及急性非淋巴细胞白血病，慢性粒细胞白血病的急变期。

4. 用法和用量

（1）绒毛膜上皮癌：成人常用量，每日 6 ~ 6.5mg/kg，分两次口服，以 10d 为 1 个疗程，疗程间歇为 3 ~ 4 周。

（2）白血病：①开始：每日 2.5mg/kg 或 80 ~ 100mg/m²，每日 1 次或分次服用，一般于用药后 2 ~ 4 周可见显效，如用药 4 周后，仍未见临床改进及白细胞数下降，可考虑在仔细观察下，加量至每日 5mg/kg。②维持：每日 1.5 ~ 2.5mg/kg 或 50 ~ 100mg/m²，每日 1 次或分次口服。小儿常用量：每日 1.5 ~ 2.5mg/kg 或 50mg/m²，每日 1 次或分次口服。

5. 注意

（1）对诊断的干扰：白血病时有大量白血病细胞破坏，在服用本品时则破坏更多，致使血液及尿中尿酸浓度明显增高，严重者可产生尿酸盐肾结石。

（2）下列情况应慎用：骨髓已有显著的抑制现象（白细胞减少或血小板显著降低）或出现相应的严重感染或明显的出血倾向；肝功能损害、胆管疾病患者，有痛风病史、尿酸盐肾结石病史者；4 ~ 6 周内已接受过细胞毒药物或放射治疗者。

（3）用药期间应注意定期检查外周血常规及肝、肾功能，每周应随访白细胞计数及分类、血小板计数、血红蛋白 1 ~ 2 次，对血细胞在短期内急骤下降者，应每日观察血常规。

6. 不良反应

（1）较常见的为骨髓抑制：可有白细胞及血小板减少。

（2）肝脏损害：可致胆汁淤积而出现黄疸。

（3）消化系统：恶心、呕吐、食欲减退、口腔炎、腹泻，但较少发生，可见于服药量过大的患者。

（4）高尿酸血症：多见于白血病治疗初期，严重的可发生尿酸性肾病。

（5）间质性肺炎及肺纤维化少见。

7. 禁忌证

（1）对本品过敏者禁用。

（2）孕妇禁用。

8. 药物相互作用

（1）与别嘌醇同时服用时，由于后者抑制了巯嘌呤的代谢，明显增加巯嘌呤的效能与毒性。

（2）本品与对肝细胞有毒性的药物同时服用，有增加肝细胞毒性的危险。

（3）本品与其他对骨髓有抑制的抗肿瘤药物或放射治疗合并应用时，会增强巯嘌呤效应，因而必须考虑调节本品的剂量与疗程。

十、卡莫氟

1. 制剂

片剂：50mg。

2. 药理学

本品为氟尿嘧啶的衍生物，口服吸收迅速，在体内缓慢释放出氟尿嘧啶，干扰或阻断 DNA、RNA 及蛋白质合成而发挥抗肿瘤作用。本品口服后，能在体内经多种途径代谢，逐渐释放出氟尿嘧啶，并能较长时间维持氟尿嘧啶于有效的血药浓度范围内，$T_{max}2 \sim 4h$，肝、肾及胃壁浓度较高，主要由尿排出。

3. 适应证

主要用于消化道癌（食管癌、胃癌、结直肠癌），对于乳腺癌也有效。

4. 用法和用量

成人口服每次 200mg，每日 3～4 次；或按体表面积每日 140mg/m²，分 3 次口服。联合化疗每次 200mg，每日 3 次。

5. 注意

高龄、骨髓功能低下、肝肾功能不全、营养不良者以及孕妇慎用。服药后避免摄入乙醇性饮料。

6. 不良反应

（1）血液系统偶见白细胞、血小板减少；神经系统偶见言语、步行及意识障碍、锥体外系反应等。

（2）消化道反应有恶心、呕吐、腹痛、腹泻，罕见消化道溃疡。肝、肾功能异常，有时出现胸痛、ECG 异常。

（3）其他有皮疹、发热、水肿等。

7. 禁忌证

（1）对本品过敏者禁用。

（2）孕妇、哺乳期妇女慎用。

8. 药物相互作用

尚不明确。

第三节　靶向治疗药物

靶向治疗药物指一类能使药物浓集于靶器官、靶组织、靶细胞且疗效高、不良反应小的靶向给药系统，为第四代药物剂型，被认为是抗癌药的适宜剂型。此类药物有非细胞毒性和靶向性的特点，主要对肿瘤细胞起调节作用和稳定作用。目前已在临床上广为应用并已取得一定成效的分子靶向治疗药物，有四大类：①表皮生长因子单靶点信号传导抑制剂：如伊马替尼、吉非替尼、厄洛替尼等。②抗肿瘤单克隆抗体：如利妥昔单抗、曲妥珠单抗、西妥昔单抗、尼妥珠单抗等。③新生血管抑制剂：如贝伐珠单抗、重组人血管内皮抑素等。④多靶点抗肿瘤靶向治疗药：如索拉非尼（多吉美）、凡德他尼等。

一、利妥昔单抗

1. 制剂

利妥昔单抗注射液：10mL（100mg）；50mL（500mg）。

2. 药理学

利妥昔单抗是一种嵌合鼠/人的单克隆抗体，该抗体与纵贯细胞膜的 CD20 抗原特异性结合。此抗原位于前 B 细胞和成熟 B 淋巴细胞，但在造血干细胞、后 B 细胞、正常血浆细胞或其他正常组织中不存在。该抗原表达于 95％以上的 B 淋巴细胞型的非霍奇金淋巴瘤。在与抗体结合后，CD20 不被内在化或从细胞膜上脱落。CD20 不以游离抗原形式在血浆中循环，因此，也就不会与抗体竞争性结合。利妥昔单抗与 B 淋巴细胞上的 CD20 结合，并引发 B 细胞溶解的免疫反应。细胞溶解的可能机制包括补体依赖性细胞毒性（CDC）和抗体依赖性细胞的细胞毒性作用（ADCC）。此外，体外研究证明，利妥昔单抗可使药物抵抗性的人体淋巴细胞对一些化疗药的细胞毒性敏感。

3. 适应证

复发或耐药的滤泡性中央型淋巴瘤（国际工作分类 B、C 和 D 亚型的 B 细胞非霍奇金淋巴瘤）。未经治疗的 CD20 阳性Ⅲ～Ⅳ期滤泡性非霍奇金淋巴瘤，应与标准 CVP 化疗（环磷酰胺、长春新碱和泼尼松）8 个周期联合治疗。CD20 阳性弥散大 B 细胞性非霍奇金淋巴瘤（DLBCL），应与标准 CHOP 化疗（环磷酰胺、多柔比星、长春新碱、泼尼松）行 8 个周期联合治疗。

4. 用法和用量

须稀释后静脉滴注。无菌条件下，用氯化钠注射液或 5％葡萄糖注射液稀释到浓度为 1mg/mL，通过专用输液管给药。初次滴注，起始滴注速度 50mg/h；最初 60min 过后，可每 30min 增加 50mg/h，直至最大速度 400mg/h。以后的滴注，起始滴注速度可为 100mg/h，每 30min 增加 100mg/h，直至最大速度 400mg/h。

用于滤泡性非霍奇金淋巴瘤，单药治疗，成人每次 375mg/m^2，每周 1 次，22d 疗程内共给药 4 次。首次治疗后复发患者，一次 375mg/m^2，每周 1 次，连续 4 周。

弥散大 B 细胞性非霍奇金淋巴瘤联合 CHOP，一次 375mg/m^2，每个化疗周期的第 1 天使用，化疗的其他组分应在本品应用后使用。

不推荐本品在治疗期间减量使用，与标准化疗合用时，标准化疗药剂量可以减少。

5. 注意

（1）细胞因子释放综合征或肿瘤溶解综合征。出现严重细胞因子释放综合征的患者应立即停止滴注，并予对症治疗，严密监护至症状和体征消失。

（2）超敏反应。

（3）约 50％的患者会出现输液相关不良反应，约 10％的患者较严重，出现低血压、呼吸困难和支气管痉挛。

（4）滴注期间可能出现一过性低血压，滴注前 12h 及滴注期间应考虑停用抗高血压药。有心脏病史的患者在滴注过程中应严密监护。

（5）可能导致严重的皮肤黏膜反应。

（6）定期检查全血细胞计数。骨髓功能差的患者慎用。

6. 不良反应

疼痛，不适，腹胀，高血压，心动过缓，心动过速，直立性低血压，心律失常，腹泻，消化不良，厌食症，淋巴结病，高血糖，外周水肿，乳酸脱氢酶（LDH）增高，低血钙，肌张力增高，头晕，焦虑，感觉异常，感觉过敏，易激惹，失眠，神经质，咳嗽，鼻窦炎，支气管炎，呼吸道疾病，阻塞性细支气管炎，盗汗，出汗，单纯疱疹，带状疱疹，泪液分泌疾病，结膜炎，味觉障碍。

7. 禁忌证

对本品的任何组分和鼠蛋白过敏者，妊娠期及哺乳期妇女。

8. 药物相互作用

目前尚未见本药与其他药物相互作用的报道。当患者存在人抗鼠抗体（HAMA）或人抗嵌合抗体（HACA）时，若使用其他诊断或治疗性单克隆抗体，会产生过敏或高敏反应。

二、曲妥珠单抗

1. 制剂

注射用曲妥珠单抗：440mg。

2. 药理学

曲妥珠单抗是一种重组 DNA 衍生的人源化单克隆抗体，选择性作用于人表皮生长因子受体-2（HER2）的细胞外部位。此抗体属 IgG1 型，含人的框架区，及能与 HER2 结合的鼠抗-p185 HER2 抗体的互补决定区。人源化的抗 HER2 抗体是由悬养于无菌培养基中的哺乳动物细胞（中国仓鼠卵巢细胞 CHO）产生的，用亲和色谱法和离子交换法纯化，包括特殊的病毒灭活的去除程序。

HER2 原癌基因或 C-erbB2 编码单一的受体样跨膜蛋白，分子量 185kD，其结构上与表皮生长因子受体相关。在原发性乳腺癌患者中观察到有 25% ~ 30% 的患者 HER2 过度表达。HER2 基因扩增的结果是这些肿瘤细胞表面 HER2 蛋白表达增加，导致 HER2 受体活化。

研究表明，HER2 过度表达的肿瘤患者较无过度表达者无病生存期短。HER2 的过度表达可通过以下方法诊断：对肿瘤组织块以免疫组化为基础的评价法，组织或血浆样品的 ELISA 法或荧光原位杂交法（FISH）。

曲妥珠单抗是抗体依赖的细胞介导的细胞毒性作用（ADCC）的潜在介质。在体外研究中，曲妥珠单抗介导的 ADCC 被证明在 HER2 过度表达的癌细胞中比 HER2 非过度表达的癌细胞中更优先产生。

3. 适应证

HER2 过度表达的转移性乳腺癌，已接受过 1 个或多个化疗方案的转移性乳腺癌，联合紫杉类药物治疗未接受过化疗的转移性乳腺癌。

4. 用法和用量

静脉滴注：初次剂量一次 4mg/kg，90min 内输入。

维持剂量，每次 2mg/kg，每周 1 次，如初次剂量可耐受，则维持剂量可于 30min 内输完。治疗持续到疾病进展为止。

5. 注意

（1）须在有经验的医师监测下用药。

（2）观察到有心脏功能症状和体征：与蒽环类药物和环磷酰胺合用时心脏不良事件风险增加。治疗前应进行全面的基础心脏评价，治疗中应评估左室功能，若出现显著的左室功能减退应考虑停药。监测并不能发现全部将发生心功能减退的患者。

（3）在灭菌注射水中，苯甲醇作为防腐剂，对新生儿和 3 岁以下的儿童有毒性。用于对苯甲醇过敏的患者，应用注射用水重新配制。

（4）不能使用 5% 葡萄糖注射液作为溶剂，因其可使蛋白凝固，不可与其他药物混合输注。

6. 不良反应

疼痛，乏力，寒战，发热，感冒样症状，感染，白细胞减少，血小板减少，贫血，肝毒性，心功能不全，血管扩张，低血压，畏食，便秘，腹泻，消化不良，腹胀，呕吐，恶心，周围水肿，关节痛，肌肉疼痛，焦虑，抑郁，眩晕，失眠，感觉异常，嗜睡，哮喘，咳嗽增多，呼吸困难，鼻出血，肺部疾病，胸腔积液，咽炎，鼻炎，鼻窦炎，瘙痒，皮疹。

7. 禁忌证

对本品或其他成分过敏者，妊娠期及哺乳期妇女。

8. 药物相互作用

正式的本药在人体内与其他药物相互作用的研究，未观察到临床试验中与其共同使用的药物有临床明显的相互作用。

三、西妥昔单抗

1. 制剂

西妥昔单抗注射液：50mL（100mg）。

2. 药理学

本品可与表达于正常细胞和多种癌细胞表面的 EGF 受体特异性结合，并竞争性阻断 EGF 和其他配体，如 α 转化生长因子（TGF-α）的结合。本品是针对 EGF 受体的 IgG1 单克隆抗体，两者特异性结合后，通过对与 EGF 受体结合的酪氨酸激酶（TK）的抑制作用，阻断细胞内信号转导途径，从而抑制癌细胞的增殖，诱导癌细胞的凋亡，减少基质金属蛋白酶和血管内皮生长因子的产生。

本品单剂治疗或与化疗、放疗联合治疗时的药动学呈非线性特征。当剂量从 $20mg/m^2$ 增加到 $400mg/m^2$ 时，药时曲线下面积（AUC）的增加程度超过剂量的增长倍数。当剂量从 $20mg/m^2$ 增加到 $200mg/m^2$ 时，清除率（CL）从 $0.08L/（m^2 \cdot h）$ 下降至 $0.02L/（m^2 \cdot h）$，当剂量 $>200mg/m^2$ 时，CL 不变。表观分布容积（V_d）与剂量无关，接近 $2 \sim 3L/m^2$。本品 $400mg/m^2$ 滴注 2h 后，平均最大血药浓度（C_{max}）为 $184\mu g/mL$（$92 \sim 327\mu g/mL$），平均消除半衰期（$t_{1/2}$）为 97h（$41 \sim 213h$）。按 $250mg/m^2$ 滴注 1h 后，平均 C_{max} 为 $140\mu g/mL$（$120 \sim 170\mu g/mL$）。在推荐剂量下（初始 $400mg/m^2$，以后一周 $250mg/m^2$）到第 3 周时，本品达到稳态血药浓度，峰值、谷值波动范围分别为 $168 \sim 235\mu g/mL$ 和 $41 \sim 85\mu g/mL$。平均 $t_{1/2}$ 为 114h（$75 \sim 188h$）。

3. 适应证

与伊立替康联用治疗表达 EGFR、经伊立替康治疗失败的转移性结直肠癌。

4. 用法和用量

静脉滴注：初始剂量一次 $400mg/m^2$，滴注 120min，之后一周给药一次 $250mg/m^2$，滴注 60min，最大滴注速率不得超过 5mL/min。治疗持续至病情进展。

5. 注意

（1）如出现轻中度超敏反应，应减慢本品的滴注速率，一旦发生严重超敏反应，应立即并永久停用，并进行紧急处理。

（2）给药时发生呼吸困难可能与本品相关。老年患者、体能状况低下或伴有肺部疾病的患者可能存在更高的与呼吸困难相关的风险。

（3）发生严重（3 级）皮肤反应，须中断治疗。

（4）体能状况低下或伴有心肺疾病的患者慎用。

（5）注意监测血清中镁的水平，需要时应补充镁。

（6）用药过程中及用药结束后 1h 内，需密切监测患者的状况，并须配备复苏设备。

（7）首次滴注本品之前，患者须接受抗组胺药物治疗，建议在一次使用本品前进行这种治疗。

（8）伊立替康须在本品滴注结束 1h 后开始使用。

（9）本品须在有经验的医师指导下使用。建议检测 EGFR。

6. 不良反应

急性气道阻塞，支气管痉挛，喘鸣，嘶哑，说话困难，风疹，低血压，发热，寒战，恶心，皮疹，结膜炎，呼吸困难，粉刺样皮疹，指甲病，甲床炎，低镁血症。

7. 禁忌证

已知对本品有严重超敏反应（3 级或 4 级）者，妊娠期及哺乳期妇女。

8. 药物相互作用

伊立替康不会影响西妥昔单抗的安全性，反之亦然。一项正式的药物相互作用研究显示，单剂量（$350mg/m^2$ 体表面积）伊立替康不会影响本品的药代动力学性质。同样，本品也不会影响伊立替康的药代动力学性质。尚未进行本品与其他药物相互作用的人体研究。

四、吉非替尼

1. 制剂

吉非替尼片：0.25g。

2. 药理学

吉非替尼是一种选择性表皮生长因子受体（EGFR）酪氨酸激酶抑制剂，该酶通常表达于上皮来源的实体瘤。对于 EGFR 酪氨酸激酶活性的抑制可妨碍肿瘤的生长、转移和血管生成，并增加肿瘤细胞的凋亡。在体内，吉非替尼广泛抑制异种移植于裸鼠的人肿瘤细胞衍生系的肿瘤生长，并提高化疗、放疗及激素治疗的抗肿瘤活性。在临床实验中已证实吉非替尼对局部晚期或转移性非小细胞肺癌具客观的抗肿瘤反应并可改善疾病的相关症状。

3. 适应证

既往接受过铂化合物和多西他赛治疗或不适于化疗的晚期或转移性非小细胞肺癌。

4. 用法和用量

口服：每次 250mg，每日 1 次，空腹或与食物同服。

5. 注意

（1）接受本品治疗的患者，偶尔可发生急性间质性肺病，部分患者可因此死亡。伴有先天性肺纤维化、间质性肺炎、肺尘病、放射性肺炎、药物诱发性肺炎的患者出现这种情况时死亡率增加。若患者气短、咳嗽和发热等呼吸道症状加重，应中断治疗，及时查明原因。当证实有间质性肺病时，应停药并进行相应治疗。

（2）告诫患者有眼部症状、严重或持续的腹泻、恶心、呕吐或畏食加重时应立即就医。

（3）定期检查肝功能，氨基转移酶轻中度升高者慎用，严重升高者停药。

（4）治疗期间可出现乏力症状，影响驾驶及操纵机器能力。

（5）不推荐用于儿童或青少年。

6. 不良反应

腹泻，消化道反应，口腔黏膜炎，脱水，口腔溃疡，胰腺炎，脓疱性皮疹，指甲异常，多形性红斑，血管性水肿，荨麻疹，皮肤干燥，瘙痒，痤疮，肝功能异常，氨基转移酶升高，乏力，脱发，体重下降，外周性水肿，结膜炎，眼睑炎，睫毛生长异常，弱视，角膜糜烂，角膜脱落，眼部缺血/出血，鼻出血，血尿，INR 升高，出血性膀胱炎，胰腺炎，呼吸困难，间质性肺病。

7. 禁忌证

对本品或赋形剂有严重过敏反应者，妊娠期及哺乳期妇女。

8. 药物相互作用

体外试验证实吉非替尼通过 CYP 3A4 代谢。在健康志愿者中将吉非替尼与利福平同时给药，吉非替尼的平均 AUC 降低 83%，在健康志愿者中将吉非替尼与伊曲康唑（一种 CYP 3A4 抑制剂）合用，吉非替尼的平均 AUC 增加 80%。由于药物不良反应与剂量及作用时间相关，该结果可能有临床意义。与能引起胃 pH 持续升高 ≥5 的药物合用，可使吉非替尼的平均 AUC 减低 47%。

五、厄洛替尼

1. 制剂

盐酸厄洛替尼片：25mg；100mg；150mg。

2. 药理学

厄洛替尼的临床抗肿瘤作用机制尚未完全明确。厄洛替尼能抑制与表皮生长因子受体（EGFR）相关的细胞内酪氨酸激酶的磷酸化。对其他酪氨酸激酶受体是否有特异性抑制作用尚未完全明确。EGFR表达于正常细胞和肿瘤细胞的表面。在临床前研究中没有观察到潜在致癌性的证据。

3. 适应证

两个或两个以上化疗方案失败的局部晚期或转移的非小细胞肺癌。

4. 用法和用量

口服：每次 150mg，每日 1 次，进食前 1h 或进食后 2h 服用。

5. 注意

同服华法林或其他双香豆素类抗凝药的患者应定期监测凝血酶原时间或 INR。

6. 不良反应

可见皮疹，腹泻，腹痛，食欲下降，乏力，呼吸困难，咳嗽，恶心，呕吐，感染，口腔黏膜炎，荨麻疹，皮肤干燥，结膜炎，干燥性角结膜炎，肝功能异常，ALT、AST 和胆红素升高。

7. 禁忌证

妊娠期及哺乳期妇女。

8. 药物相互作用

尚不明确。

六、索拉非尼

1. 制剂

甲苯磺酸索拉非尼片：0.2g。

2. 药理学

索拉非尼是一种新颖的二芳基尿素，化学名 4-4-[3-(4-氯-3-三氟甲基-苯基)-酰脲]-苯氧基-吡啶-2-羧酸甲胺，临床使用的是索拉非尼的甲苯磺酸盐。索拉非尼是一种口服多激酶抑制剂，具有靶向抑制肿瘤细胞增殖和肿瘤血管生成的作用。索拉非尼采取"多靶点"方式攻击肿瘤细胞，对 Raf-1 激酶、B-Raf、血管内皮生长因子受体-2、血小板源性生长因子受体、Fms 样酪氨酸激酶-3（FLT-3）和干细胞生长因子（c-KIT）均具有抑制作用。它一方面可以通过上游抑制受体酪氨酸激酶 KIT 和 FLT-3，以及下游抑制 RAF/MEK/ERK 途径中丝氨酸-苏氨酸激酶，减少肿瘤细胞增生；另一方面，通过上游抑制受体酪氨酸激酶 VEGFR 和 PDGFR，以及下游抑制 RAF/MEK/ERK 途径中丝氨酸-苏氨酸激酶，减少肿瘤血管生成。

3. 适应证

不能手术的晚期肾细胞癌。

4. 用法和用量

口服，每次 0.4g，每日 2 次，空腹或伴低脂、中脂饮食服用，治疗持续至患者不能临床受益或出现不可耐受的毒性反应。出现不良反应时，剂量可减为 0.4g，每日 1 次或隔日 1 次，必要时停药。

5. 注意

（1）注意治疗期间血压变化、出血风险、骨髓抑制。

（2）合用华法林的患者应定期进行相关检查。

（3）有活动性出血倾向的患者应慎用，且不宜进行肌内注射，因本品可能诱发血小板减少，使患者易出现出血、碰伤或血肿等情况。

（4）既往进行过骨髓抑制治疗（包括放疗和化疗）的患者慎用。

（5）活动性感染（包括真菌感染或病毒感染）患者在应用本品前宜先进行相关治疗，曾感染过带状疱疹、单纯疱疹等疱疹病毒或有其他病毒感染既往史的患者，化疗后感染可能复发。

（6）本品在儿童患者中的安全性和有效性尚未得到验证。

（7）肝病、黄疸或肾病患者慎用。

6. 不良反应

淋巴细胞减少，白细胞减少，中性粒细胞减少，血小板减少，贫血，低磷血症，低钠血症，脱水，腹泻，皮疹，脱屑、瘙痒、红斑，皮肤干燥，脱发，手足综合征，血压升高，疲劳、虚弱，发热，恶心，呕吐，吞咽困难，食欲减退，口腔炎，头痛，面部潮红，便秘，肢体疼痛，关节炎，脂肪酶升高，淀粉酶升高，胰腺炎，男性勃起功能障碍、乳房发育，声嘶，耳鸣，抑郁。

7. 禁忌证

对本品或非活性成分严重过敏者，妊娠期及哺乳期妇女。

8. 药物相互作用

索拉非尼与多柔比星或伊立替康合用时，后两者的药时曲线下面积（AUC）将分别增加21％和26％~42％，目前尚不清楚上述现象是否具有临床意义，但一般建议索拉非尼与上述两种药物合用时应注意密切观察。索拉非尼与酮康唑合用时较安全。从理论上说，任何能够诱导 CYP 3A4 的药物均能加快索拉非尼的代谢，降低其血药浓度和临床疗效。索拉非尼是 CYP 2C9 的竞争性抑制剂，因此，它有可能会升高其他经 CYP 2C9 代谢的药物的血药浓度。当索拉非尼与其他治疗范围较窄的 CYP 2C9 底物〔如塞来昔布、双氯芬酸、屈大麻酚、四氢大麻酚（THC）、苯妥英或磷苯妥英、吡罗昔康、舍曲林、甲苯磺丁脲、托吡酯和华法林等〕合用时应注意观察，以防出现严重不良反应。

七、舒尼替尼

1. 制剂

苹果酸舒尼替尼胶囊：12.5mg；25mg；50mg。

2. 药理学

苹果酸舒尼替尼是一种能抑制多个受体酪氨酸激酶的小分子，可抑制血小板衍生生长因子受体（PDGFRα 和 PDGFRβ）、血管内皮生长因子受体（VEGFR1、VEGFR2 和 VEGFR3）、干细胞因子受体（KIT）、Fms 样酪氨酸激酶-3（FLT3）、1 型集落刺激因子受体（CSF-1R）和神经胶质细胞系衍生的神经营养因子受体（RET）。在表达受体酪氨酸激酶靶点的肿瘤模型的体内实验中，舒尼替尼能抑制多个受体酪氨酸激酶（PDGFRβ、VEGFR2、KIT）的磷酸化进程；在某些动物肿瘤模型中显示出抑制肿瘤生长或导致肿瘤消退和（或）抑制肿瘤转移的作用。体外实验结果表明舒尼替尼能抑制靶向受体酪氨酸激酶（PDGFR、RET 或 KIT）表达失调的肿瘤细胞生长，体内实验结果表明其能抑制 PDGFRβ 和 VEGFR2 依赖的肿瘤血管形成。

3. 适应证

伊马替尼治疗失败或不能耐受的胃肠道间质瘤（GIST），不能手术的晚期肾细胞癌（RCC）。

4. 用法和用量

口服：每次 50mg，每日 1 次，服药 4 周，停药 2 周（4/2 给药方案）。与食物同服或不同服均可。

5. 注意

（1）若出现充血性心力衰竭的临床表现应停药。无充血性心力衰竭临床证据但射血分数＜50％以及射血分数低于基线20％的患者也应停药或减量。

（2）本品可延长心电图 QT 间期，且呈剂量依赖性，应慎用于已知有心电图 QT 间期延长病史、服用抗心律失常药物或有相应基础心脏疾病、心动过缓和电解质紊乱的患者。

（3）用药期间如果发生严重高血压，应暂停使用，直至高血压得到控制。

（4）育龄妇女用药时应避孕；哺乳期妇女用药时应停止哺乳。

6. 不良反应

食欲减退，恶心，腹泻，腹痛，便秘，乏力，味觉改变，畏食，呕吐，黏膜炎/口腔炎，消化不良，发热，高血压，皮疹，手足综合征，皮肤变色，外周性水肿，出血，左心室功能障碍，心电图 QT 间期延长，静脉血栓事件，可逆性后脑白质脑病综合征（RPLS），头晕，头痛，背痛，关节痛，肢痛，体重改变，灵敏性下降，精神功能改变，视力丧失，结膜炎，嗜睡，呼吸困难，AST/ALT、脂肪酶、碱性磷酸酶、淀粉酶、总胆红素、间接胆红素、肌酐升高；低血钾，高血钠，左室射血分数下降，血小板减少，白细胞减少，淋巴细胞减少，甲状腺功能减低。

7. 禁忌证

对本品或非活性成分严重过敏者。

8. 药物相互作用

尚不明确。

八、伊马替尼

1. 制剂

甲磺酸伊马替尼胶囊：100mg。

2. 药理学

甲磺酸伊马替尼在体内、外均可在细胞水平上抑制bcr-abl酪氨酸激酶，能选择性抑制bcr-abl阳性细胞系细胞、Ph染色体阳性的慢性粒细胞白血病和急性淋巴细胞白血病患者的新鲜细胞的增殖和诱导其凋亡。此外，甲磺酸伊马替尼还可抑制血小板衍化生长因子（PDGF）受体、干细胞因子（SCF），c-Kit受体的酪氨酸激酶，从而抑制由PDGF和干细胞因子介导的细胞行为。

3. 适应证

慢性髓性白血病急变期、加速期或INF-α治疗失败后的慢性期患者，不能切除和（或）发生转移的恶性胃肠道间质肿瘤（GIST）的成人患者。

4. 用法和用量

口服：成人每日1次，儿童和青少年每日1次或分两次服用，宜在进餐时服用，并饮一大杯水，不能吞咽胶囊的患者（儿童），可将胶囊内药物分散于水或苹果汁中。

CML患者慢性期，每日400mg；急变期和加速期，每日600mg，只要有效，就应持续服用。不能切除和（或）转移的恶性GIST：每日400mg，治疗后如未获得满意效果，若无药品不良反应，可考虑增加剂量至每日600mg。治疗剂量应依据出现的不良反应作调整。

5. 注意

（1）儿童患者水潴留可能不出现可以识别的水肿，水潴留可以加重或导致心力衰竭，严重心力衰竭者、青光眼的患者应慎用。

（2）可能出现胃肠道出血和肿瘤内出血，在治疗初始应监测患者的胃肠道症状。

（3）有肝功能损害者慎用。

（4）定期检查血常规、肝功能。

6. 不良反应

恶心，呕吐，腹泻，腹胀，消化不良，便秘，食管反流，口腔溃疡，肌痛，肌痉挛，关节肿胀，水潴留，疲劳，发热，畏寒，胃肠道出血，肿瘤内出血，败血症，肺炎，性功能障碍，肝坏死，单纯疱疹，带状疱疹，上呼吸道感染，胃肠炎，骨髓抑制，中性粒细胞减少，血小板减少，食欲减退，体重增加，脱水，高尿酸血症，低钾血症，低钠血症，抑郁，焦虑，性欲降低，意识模糊，头痛，头晕，味觉障碍，失眠，感觉异常，嗜睡，周围神经病变，记忆损害，结膜炎，流泪增多，视力模糊，视网膜出血，青光眼，心力衰竭，心动过速，高血压，低血压，潮红，四肢发冷，呼吸困难，肝酶升高，皮肤干燥，毛发稀少，色素沉着。

7. 禁忌证

对本品活性物质或任何赋形剂过敏者，妊娠期及哺乳期妇女。

8. 药物相互作用

（1）CYP 3A4抑制剂：健康志愿者同时服用单剂酮康唑（CYP 3A4抑制剂）后，甲磺酸伊马替尼的药物暴露量大大增加，平均最高血浆浓度和曲线下面积可分别增加26％和40％，因此同时服用甲磺酸伊马替尼和CYP 3A4抑制剂（如酮康唑、伊曲康唑、红霉素和克拉霉素）时必须谨慎。

（2）CYP 3A4诱导剂：在临床研究中发现，同时给予苯妥英等药物后，甲磺酸伊马替尼的血浆浓度降低，疗效减低。其他诱导剂如地塞米松、卡他咪嗪、利福平、苯巴比妥和含有St John麦汁浸膏制剂等，可能有类似问题，但尚未进行专门研究，因此同时服用这些药物时须谨慎。

（3）甲磺酸伊马替尼可使下列药物改变血浆浓度甲磺酸伊马替尼使辛伐他汀（CYP3A4 底物）的平均 C_{max} 和 AUC 分别增加 2 倍和 3.5 倍。当同时服用本药和治疗窗狭窄的 CYP 3A4 底物（如环孢素、匹莫齐特）时应谨慎。甲磺酸伊马替尼可增加经 CYP 3A4 代谢的其他药物（如苯二氮䓬类、双氢吡啶、钙离子拮抗剂和 HMG-CoA 还原酶抑制剂等）的血浆浓度。

（4）在与抑制 CYP 3A4 活性相似的浓度下，甲磺酸伊马替尼还可在体外抑制细胞色素 P_{450} 异构酶 CYP 2D6 的活性，因此在与甲磺酸伊马替尼同时服用时，有可能增加全身与 CYP 2D6 底物的接触量，尽管尚未作专项研究，用药时仍应谨慎。

（5）甲磺酸伊马替尼在体外还可抑制 CYP 2C9 和 CYP 2C19 的活性，同时服用华法林后可见到凝血酶原时间延长。因此在甲磺酸伊马替尼治疗的始末或更改剂量时，若同时在使用双香豆素，宜短期监测凝血酶原时间。

（6）应告知患者避免使用含有对乙酰氨基酚的非处方药和处方药。

第八章

临床其他科用药

第一节　外科用药

一、过氧乙酸

1. 其他名称

过乙酸，过氧醋酸，过醋酸。

2. 药理学

由浓过氧化氢液作用于乙酸酐制成，为强氧化剂。遇有机物释放出新生态氧而起氧化作用，杀菌能力强大。可以迅速杀灭各种微生物，包括病毒、细菌、真菌及芽孢，其分解产物无残留毒性。常用为消毒杀菌药。

3. 适应证

可用于对物体表面、皮肤、黏膜、食具、蔬菜、水果、环境的消毒。

4. 用法和用量

用前按规定比例用水稀释。最常用的稀释倍数为 500 倍（1∶500），即用 20％的本品 2mL 加水 998mL 制得，含过氧乙酸实际浓度为 0.04％。

（1）空气消毒：1∶200 液对空气喷雾，每立方米空间用药 30mL。密闭 50～60min。

（2）预防性消毒：食具、毛巾、水果、蔬菜等用 1∶500 液洗刷浸泡，禽蛋用 1∶1 000 液浸泡，时间为 5min。

（3）有可能被污染时的消毒方法：①诊查后洗手：1∶500 液洗刷 2min，接触肺结核或麻风时应用 1∶200 浓度，消毒液每天更换 1～2 次。②体温表：1∶200 液浸泡 30min，消毒液每天更换 1～2 次。③食具、药瓶、注射器、玻片、吸管等：玻璃或瓷器器皿上的油污和血迹应先洗去，再用 1∶200 液浸泡；肺结核患者使用的器皿：用 1∶100 液浸泡。④地面、墙壁、家具、浴盆、运输车等：用 1∶500 液喷雾或擦洗，注意喷洗均匀。⑤衣服、被单、玩具：用 1∶1 000 液浸泡 2h，肺结核患者用品用 1∶200 液。⑥垃圾、废物：用 1∶500 液喷雾或浸泡，肺结核患者的物品用 1∶100 液。⑦生活污水：按 1∶10 万浓度加药并混匀，放置 2h。

5. 不良反应

可见接触性皮炎、急性湿疹、酸性眼结膜损伤，可诱导既往有支气管哮喘、过敏性鼻炎史者旧病复发。

6. 禁忌证

过敏体质者禁用。

7. 注意

（1）对金属有腐蚀性，勿用于金属器械的消毒。

（2）有漂白作用，可使有色织物褪色。

（3）配制过氧乙酸时，忌与碱或有机物质混合，以免发生爆炸。

（4）稀释后的过氧乙酸溶液分解较快，必须临用前配制，稀释液常温下保存不宜超过 2d。

（5）本品的作用与温度有关，如气温低于 10℃，则应延长消毒时间。

（6）若为二元瓶装，可将 A、B 液混合摇匀后放置 24～48h 后使用。

8. 药物相互作用

本品遇热、金属离子、碱性物质和有机物可加速分解，分解产物均为无毒物质。

9. 规格

溶液剂：16%～20%。

二、聚维酮碘

1. 其他名称

碘伏，碘附，强力碘。

2. 药理学

本品是碘与表面活性剂聚维酮相结合而成的松散络合物。聚维酮起载体和助溶作用，有助于溶液对物体的润湿和穿透，从而加强碘的杀菌作用。其中 80%～90% 的结合碘在溶液中可解聚成游离碘。本品有广谱的抗微生物作用，对多种细菌、芽孢、病毒、真菌、衣原体、支原体等有杀灭作用。其作用机制是本品接触创面或患处后，能解聚释放出所含碘使病原体胞膜通透，屏障破坏，核酸漏出，酶活性降低，从而死亡。特点是对组织刺激性小，适用于皮肤、黏膜感染。

3. 适应证

用于化脓性皮炎、皮肤真菌感染、小面积轻度烧伤及念珠菌性阴道炎、细菌性阴道炎、混合性阴道炎、老年性阴道炎等。

4. 用法和用量

（1）皮肤消毒：注射部位消毒，30s 以上。术野皮肤消毒，0.5% 溶液均匀涂擦 2 次。

（2）黏膜创伤或感染：用 0.1%～0.25% 溶液冲洗或涂擦病患部位。

（3）皮肤感染：0.5% 溶液局部涂擦。

（4）阴道或直肠给药：每晚睡前 1 次，每次 1 支软膏（乳膏）或 1 个栓剂，7～10d 为 1 个疗程。

5. 不良反应

极个别病例用药时创面黏膜局部有轻微短暂刺激、烧灼感或瘙痒，片刻后即自行消失，无需特别处理。

6. 禁忌证

孕妇及哺乳期妇女禁用。

7. 注意

（1）本品为外用药，切忌口服。如误服中毒，应立即用淀粉糊或米汤洗胃，并送医院救治。

（2）用药部位如有烧灼感、红肿等情况应停药，并将局部药物洗净，必要时向医师咨询。

（3）对碘过敏者慎用。

（4）创面过大者不宜使用。

（5）有机物可降低其作用。

（6）FDA 对本药的妊娠安全性分级为 D 级。

8. 药物相互作用

（1）本品不得与碱、生物碱、水合氯醛、酚、硫代硫酸钠、淀粉、鞣酸同用或接触。

（2）不可与汞溴红溶液同时涂用。

（3）在高 pH 下杀菌活性降低。本品与过氧化氢混合可引起爆炸。

9. 规格

溶液剂：0.5%；1%；50%。软膏剂：10%。栓剂 0.29g。凝胶剂：10%。

三、氯己定

1. 其他名称

洗必泰。

2. 药理学

本品为表面活性剂，具有相当强的广谱抑菌、杀菌作用，是一种较好的杀菌消毒药，对革兰阳性和阴性菌的抗菌作用比苯扎溴铵强。本品带阳电荷，口腔含漱时吸附在带阴电荷的斑块和口腔黏膜表面，随后吸附的药物从这些部位弥散，逐渐析出产生持续的作用，直至24h后在唾液中浓度降低。本品吸附在细菌胞浆膜的渗透屏障，使细胞内容物漏出，低浓度时呈抑菌作用，高浓度时呈杀菌作用。即使在有血清、血液等存在时仍有效。对芽孢、抗酸杆菌、真菌和病毒无效。

3. 适应证

消毒防腐药。也可用于口腔炎、牙龈炎及咽峡炎等。

4. 用法和用量

（1）手的消毒：以1:5 000水溶液泡手3min。

（2）术野消毒：用0.5%乙醇（70%）溶液，其效力约与碘酊相当，但无皮肤刺激，也不染色，因而特别适用于面部、会阴部及儿童的术野消毒。

（3）创伤伤口消毒：用1:2 000水溶液冲洗。

（4）含漱消炎：以1:5 000溶液漱口，对咽喉炎及口腔溃疡有效。

（5）烧伤、烫伤：用0.5%乳膏或气雾剂涂抹或喷洒。

（6）分娩时产妇外阴及其周围皮肤消毒、阴道镜检滑润：用0.1%乳膏涂抹。

（7）器械消毒：消毒用1:1 000水溶液，储存用1:5 000水溶液，加入0.1%亚硝酸钠浸泡，隔两周换1次。

（8）房间、家具等消毒：用1:200水溶液喷雾或拭擦。

（9）尿路感染：用0.02%溶液行膀胱冲洗。

（10）眼药水防腐：用0.01%溶液。

（11）伤口护理：用贴剂，清洁患处后贴在创伤处，用胶带固定。

（12）阴道感染或子宫糜烂：用栓剂，每次20mg，每日1~2次。

（13）内痔、外痔等肛肠疾病及其手术前后的消毒和预防感染：用栓剂，每次20mg，躺卧15min，每日1~2次。

5. 不良反应

偶见皮肤过敏或接触性皮炎。

6. 禁忌证

对本品过敏者禁用。

7. 注意

（1）误用高浓度溶液作膀胱冲洗可引起血尿，意外静脉用药可造成溶血。

（2）高浓度溶液对眼结膜刺激性强，并可软化口腔上皮而发生溃疡。

（3）本品含漱液使用1周后，能使口腔黏膜着色，使用6个月可使牙齿着色。

（4）FDA对本药的妊娠安全性分级：口腔咽喉给药为B级，牙周植入为C级。

8. 药物相互作用

（1）本品不宜与肥皂、阴离子表面活性剂、碘化钾等合用。

（2）与苯扎溴铵合用，对大肠杆菌有协同杀菌作用，两药混合液的消毒效力呈相加作用。

（3）当遇到黄芪胶、白陶土、钙、镁和锌等其药效会降低。

9. 规格

葡萄糖酸氯己定含漱剂：200mL：0.016g；500mL：0.04g。葡萄糖酸氯己定溶液剂：250mL：50g；

250mL：12.5g。醋酸氯己定外用片：5mg。醋酸氯己定霜剂：1%。醋酸氯己定软膏剂：1%。

四、甲酚磺酸

1. 其他名称
煤酚磺酸。

2. 药理学
本品是甲酚经磺化制得的一种杀菌力强、溶解度高、毒性较小的杀菌消毒剂。与甲酚相比，降低了毒性，提高了水溶性。其杀菌力较煤酚皂溶液强，其0.1%溶液的消毒作用与70%乙醇、0.1%过氧乙酸、3%煤酚皂溶液相当。

3. 适应证
消毒防腐药。

4. 用法和用量
（1）甲酚磺酸溶液：常用浓度为0.1%，可代替过氧乙酸用于环境消毒。

（2）甲酚磺酸钠溶液：可代替煤酚皂溶液用于洗手、洗涤和消毒器械及用具等。

（3）甲酚磺酸烷基磺酸钠皂溶液：可用于公共场所，洗涤毛巾，消毒浴池。用于理发、刮脸兼有肥皂与消毒剂的滑润清洁作用，且无刺激性，可防治头癣、脱发、头皮过多症。

5. 不良反应
尚不明确。

6. 禁忌证
对本品过敏者禁用。

7. 注意
尚不明确。

8. 药物相互作用
尚不明确。

9. 规格
甲酚磺酸溶液：0.1%。

五、戊二醛

1. 其他名称
胶醛。

2. 药理学
（1）本品的碱性水溶液有较好的杀菌作用，其作用主要依靠醛基，此类药物主要作用于菌体蛋白的硫基、羟基、羧基和氨基，可使之烷基化，引起蛋白质凝固，造成细菌死亡。当pH为$7.5 \sim 8.5$时作用最强，可杀灭细菌繁殖体、芽孢、真菌、病毒，作用较甲醛强$2 \sim 10$倍，是一种较好的灭菌剂。

（2）1.5%碱性水溶液（加入0.3%碳酸氢钠，将pH调为$7.7 \sim 8.3$），在20℃下，可以杀灭金黄色葡萄球菌、酿脓链球菌、肺炎双球菌、大肠杆菌、铜绿假单胞菌等繁殖体，作用时间只需$1 \sim 2$min，杀灭真菌所需的时间相同。其2%的碱性水溶液杀灭结核杆菌的作用时间需30min以上；杀灭各种病毒如脊髓灰质炎病毒、柯萨奇病毒、疱疹病毒、牛痘病毒、腺病毒、流感病毒等，需作用10min；杀灭细菌的芽孢则需3h左右。

（3）2%碱性异丙醇水溶液（70%异丙醇加0.3%碳酸氢钠），能在数分钟内杀灭结核杆菌，于$2 \sim 3$h内杀灭枯草杆菌、短小杆菌、破伤风杆菌等的芽孢，可用于消毒内镜、温度计、橡胶与塑料制品以及不能用加热法来消毒的各种医疗器械。

3. 适应证
用于医疗器械、各种餐具和室内各种用具的消毒，也可用于治疗寻常疣、甲癣和多汗症。

4. 用法和用量

（1）碱性戊二醛水溶液或异丙醇溶液（2%，pH 为 7.5 ~ 8.5）：对细菌繁殖体的作用时间为 10 ~ 20min，对细菌芽孢为 4 ~ 12h。用于消毒不宜加热处理的内镜等器械，浸泡 10h。10% 溶液用于治疗寻常疣、甲癣和多汗症，局部涂擦，每日 1 ~ 2 次。配制好的 2% 碱性水溶液在室温下经 14d 后，杀菌作用即明显减退。

（2）酸性强化戊二醛液：由 2% 戊二醛加入 0.25% 聚氧乙烯脂肪醇醚而成，pH 值在 3.2 ~ 4.6。酸性强化戊二醛溶液具有很好的杀菌作用，但对细菌芽孢的杀灭速度低于碱性戊二醛溶液。其稳定性好，可在室温贮存 18 个月。2% 酸性强化戊二醛可直接用于物品的消毒与杀菌。缺点是易致金属器械生锈。

（3）人造心脏瓣膜消毒液：为其 0.65% 溶液，pH 与血液相似，系磷酸盐缓冲液。

（4）戊二醛气体：用于密闭空间内表面的熏蒸消毒，因其不易在物体表面聚合，故优于甲醛。

5. 不良反应

（1）重复使用可引起皮炎和皮肤过敏，对人体组织具有中等毒性。

（2）本品蒸气对鼻、眼、呼吸道有刺激，可引起咳嗽、吞咽困难、喉头痉挛、气管炎和肺炎，甚至导致罕见肺水肿，反复吸入可发生哮喘。

6. 禁忌证

对本品过敏者禁用。

7. 注意

（1）勿用于面部、肛门、生殖器等部位，以免刺激黏膜。

（2）误服后可使消化道黏膜发生炎症、坏死和溃疡，引起剧痛、呕吐、呕血、便血、血尿、尿闭、酸中毒、眩晕、抽搐、意识丧失和循环衰竭。误服后可服用牛奶、水、活性炭或其他可缓和胃肠道刺激的药物，但应避免洗胃和使用催吐药，如有必要可进行辅助通气并治疗休克，纠正酸中毒。

（3）各种物品消毒后，放置 2h 以上未用时，需重新消毒后再使用。

（4）其碱性溶液对光学仪器无损害，但可腐蚀铝制品。

（5）消毒浓度均不得低于 2%。器械消毒需加 0.5% 亚硝酸钠，以防锈蚀。

（6）温度高，杀菌作用增强，温度低于 15℃，杀菌效果下降。但温度系统较甲醛低。

8. 药物相互作用

不宜与肥皂、甲醛、红汞及硝酸银等配合使用。

9. 规格

溶液剂：25% 浓度，供配制各种消毒液之用。

六、氯溴异氰酸

1. 其他名称

氯溴三聚异氰酸，691 饮水消毒剂。

2. 药理学

是氯化异氰尿酸类消毒药之一。本品杀菌谱较广，对细菌繁殖体、病毒、真菌孢子及细菌芽孢等都有较强的杀灭作用。

3. 适应证

临床上可以用作局部抗感染药，也可用以处理污染物品和粪便等排泄物。在卫生防疫方面，除用于饮水消毒外，还可用以配制去垢消毒剂、去污粉和食具洗涤液等。

4. 用法和用量

（1）喷洒消毒：可用于病室的墙壁、地面以及用具、器械等的消毒。如为病室，每 $100m^2$ 用药液 25L（浓度为 0.5% ~ 1%，临用新配），喷洒后保持湿润半小时，即可达到消毒目的（对病毒效果不好）。

（2）烟熏消毒：喷洒消毒不便或不彻底时，可采用本法。每立方米空间用防消散 5g，与 1/2 量的助燃剂（如焦糠）混合点后燃于室内，密闭门窗 2 ~ 12h 后，敞开门窗通风即可。

（3）干粉处理：可用于含水分较多的排泄物或潮湿地面的消毒。用量可按排泄物量的 1/5～1/10 计算。处理时应略加搅拌，待作用 2～4h（必要时，可延长为 6～12h）后再清除。

（4）复方消毒剂：将本类药物与适当的洗涤剂混合配剂，即可得到不同的复方消毒剂。例如本品 8～30g 与基苯磺酸钠 1～5g 及加水至 100mL 配成的去垢消毒剂以及本品 1～3g 与十二烷基苯磺酸钠 1～3g 及加水至 100mL 配成的餐具洗涤液。

5. 不良反应

尚不明确。

6. 禁忌证

尚不明确。

7. 注意

（1）用于喷洒消毒时，由于本类药物具有腐蚀和漂白作用，故使用时应戴好口罩、手套等防护用具。如喷于织物或金属器械上时，应于消毒后用水冲洗干净，以防止其腐蚀和漂白。

（2）因本品的烟熏剂为表面消毒剂，穿透力较差，故消毒时的用具应事先洗刷干净，晾干后方可消毒。如果用硝铵类易燃物作助燃剂，应临用时混合，以免发生自燃或爆炸。

8. 药物相互作用

十二烷基苯磺酸钠对氯溴异氰酸等物有增效作用。

七、二溴海因

1. 其他名称

二溴二甲基乙内酰脲，二溴二甲基海因。

2. 药理学

本品在水中水解主要形成次溴酸，以次溴酸的形式不断地释放出活性溴，起到杀菌效果。是一种高效、安全的杀菌消毒剂，具有强烈杀灭细菌、真菌及病毒的效果，且有杀灭水体不良藻类的功效。

3. 适应证

可用于人类及鱼、虾、蛙、甲鱼等水产养殖中各种疾病的预防和治疗，还可用于游泳池消毒、水果保鲜和工业用循环水灭藻以及日常生活消毒等。

4. 用法和用量

本品曾是中国疾病预防控制中心推荐的预防非典型肺炎的消毒剂之一。

（1）地面、墙壁消毒：用含有效溴 500～1 000mg/L 的二溴海因溶液喷雾，水泥墙、石灰墙用量为 100mL/m²，其喷洒量不宜超过其吸液量，地面喷洒量为 200～300mL/m²。

（2）患者用过的餐（饮）具、污染过的衣物消毒：用含有效溴 250～500mg/L 的二溴海因溶液浸泡 30min，再用清水洗净。

5. 不良反应

尚不明确。

6. 禁忌证

对本品过敏者禁用。

7. 注意

（1）温度对消毒效果略有影响，温度降低，消毒速度变慢。

（2）正常使用剂量范围内无腐蚀性，但在高浓度时具有腐蚀性。使用本品应注意戴橡胶手套，避免与皮肤接触，潮湿的皮肤长期接触本品会有过敏反应，夏季操作尤其应当注意。

（3）对金属除不锈钢之外，均有腐蚀作用。

8. 药物相互作用

尚不明确。

9. 规格

粉剂：活性溴含量为54%~55%。片剂：每片有效溴含量为440~540mg。

八、三氯生

1. 其他名称

氯羟二苯醚，三氯散，玉洁新。

2. 药理学

直接作用于微生物细胞壁，破坏细胞壁的通透性，使细胞内容物大量漏出或有害物质大量渗入，均可使微生物致死。本品对细菌繁殖体有较强的杀灭作用，对革兰阳性菌比革兰阴性菌作用强，对真菌也有明显的杀菌作用。其杀菌作用与氯己定类似，比季铵盐类作用略强，对耐甲氧西林金黄色葡萄球菌的杀灭作用比氯己定强，但对铜绿假单胞菌效果不如氯己定。

3. 适应证

用于皮肤、口腔黏膜及怕腐蚀表面的消毒。

4. 用法和用量

（1）皮肤黏膜的消毒：0.5%~1%乙醇溶液，直接浸泡、冲洗或擦拭。

（2）表面消毒：0.5%~1%水溶液，适宜怕腐蚀表面的消毒。

（3）口腔黏膜的消毒：0.5%水溶液，漱口、涂擦或冲洗。

5. 不良反应

偶见皮肤过敏现象。

6. 禁忌证

对本品过敏者禁用。

7. 注意

原粉剂储存稳定，配制成使用浓度时，水溶液稳定性有所下降。

8. 药物相互作用

尚不明确。

9. 规格

乙醇溶液：0.5%；0.7%。

九、腐植酸钠

1. 其他名称

富新钠。

2. 药理学

本品是一种胶体物质，具有较强的吸附和螯合作用，可以吸附大量的阴道分泌物，保持阴道内壁洁净，并具有一定的抗炎作用。其消炎作用与抑制透明质酸酶活性和活化垂体—肾上腺皮质系统有关。本品在一定条件下具有沉淀蛋白质作用，这与其抗炎、收敛作用有关。

3. 适应证

临床上外用于收敛、止血、止痛、止痒、抗渗出、消炎、消肿等。常用于治疗宫颈糜烂，也可用于老年性阴道炎、外阴炎以及外伤溃疡等。

4. 用法和用量

（1）宫颈糜烂及老年性阴道炎：先用棉球蘸本品1%水溶液擦净患处（或阴道常规消毒），将带线棉球蘸20%本品糊剂均匀涂敷并留置于阴道患处，12~24h后牵线取出棉球，每隔一日上药1次，10d为1个疗程。

（2）炎症、外伤溃疡等：可用本品1%水溶液浸洗、湿敷。

5. 不良反应

偶见小腹隐痛及烧灼感，继续用药几次可自行消失。个别出现出血现象，停药后可自行止血，仍可继续使用。

6. 禁忌证

对本品过敏者禁用。

7. 注意

（1）治疗过程中禁止性交及盆浴。

（2）1%水溶液制成后夏季以不超过1周为宜。

8. 药物相互作用

尚不明确。

9. 规格

粉剂：5g；25g。溶液剂：1%。糊剂：20%。

十、过氧化氢

1. 其他名称

双氧水。

2. 药理学

本品为强氧化性消毒剂，在过氧化氢酶的作用下迅速分解，释放出新生氧，对细菌组分发生氧化作用，干扰其酶系统而发挥抗菌作用。但本品作用时间短暂，有有机物质存在时杀菌作用降低。局部涂抹冲洗后能产生气泡，有利于清除脓液、血块及坏死组织。

3. 适应证

用于化脓性外耳道炎和中耳炎、文森口腔炎、齿龈脓漏、扁桃体炎及清洁伤口。

4. 用法和用量

（1）用3%溶液冲洗或湿敷。尤适用于厌氧菌感染以及破伤风、气性坏疽的创面。

（2）稀释至1%浓度用于扁桃体炎、口腔炎、白喉等的含漱。

5. 不良反应

（1）高浓度对皮肤和黏膜产生刺激性灼伤，形成一疼痛"白痂"。

（2）以本品连续应用漱口可产生舌乳头肥厚，属可逆性。

（3）本品溶液灌肠，若过氧化氢浓度≥0.75%可发生气栓或肠坏疽。

6. 禁忌证

对本品过敏者禁用。

7. 注意

本品遇光、热易分解变质。

8. 药物相互作用

不可与还原剂、强氧化剂、碱、碘化物混合使用。

9. 规格

3%水溶液：100mL；500mL。

第二节　皮肤科用药

一、皮肤抗细菌药

（一）莫匹罗星

1. 其他名称

假单胞菌酸，假单胞酸 A。

2. 药理学

本品为局部外用抗生素，是由荧光假单胞菌产生的一种物质。作用于菌体内的异亮氨酸 tRNA 合成酶与异亮氨酸结合点，阻碍氨基酸的合成，同时耗竭细胞内 tRNA，使敏感菌的 RNA 和蛋白质合成中止而起抑菌和杀菌作用。本品对与皮肤感染有关的各种革兰阳性球菌有很强的抗菌活性，对耐药金黄色葡萄球菌也有效。对某些革兰阴性菌有一定的抗菌作用。与其他抗生素无交叉耐药性。

3. 适应证

用于革兰阳性球菌引起的皮肤感染，例如脓疱病、疖肿、毛囊炎等原发性皮肤感染，及湿疹合并感染、溃疡合并感染、创伤合并感染等继发性皮肤感染。

4. 用法和用量

外用，局部涂于患处。必要时，患处可用敷料包扎或覆盖，每日 3 次，5 天为 1 个疗程，必要时可重复一疗程。

5. 不良反应

局部应用本品一般无不良反应，偶见局部烧灼感、蜇刺感及瘙痒等，一般不需停药。

6. 禁忌证

对莫匹罗星或其他含聚乙二醇软膏过敏者禁用。

7. 注意

（1）本品仅供皮肤给药，请勿用于眼、鼻、口等黏膜部位。

（2）误入眼内时用水冲洗即可。

（3）有中、重度肾损害者慎用。

（4）孕妇慎用；哺乳期妇女涂药时应防止药物进入婴儿眼内。如果是在乳头区域使用请在哺乳前彻底清洗。

（5）FDA 对本药的妊娠安全性分级为 B 级。

8. 药物相互作用

尚不明确。

9. 规格

软膏剂：2%。

（二）过氧苯甲酰

1. 其他名称

过氧化苯酰。

2. 药理学

本品为强氧化剂，极易分解，遇有机物分解出新生态氧而发挥杀菌除臭作用。对厌氧菌感染有效，可杀灭痤疮丙酸杆菌，并有使皮肤干燥和脱屑作用。

3. 适应证

用于寻常痤疮的局部治疗。用于皮脂腺分泌过多而引起的疾病，夏季可用于防止疖肿、痱子等。还可用于慢性皮肤溃疡的治疗。

4. 用法和用量

涂患处，每日 2～3 次。

5. 不良反应

可引起接触性皮炎、皮肤烧灼感、瘙痒、发红、肿胀、皮肤干燥、脱屑等。

6. 禁忌证

对本品过敏者禁用。

7. 注意

（1）本品仅供外用，皮肤有急性炎症、破溃者慎用。

（2）如果出现严重刺激反应立即停药并予以适当治疗。症状消退后可重新恢复治疗，注意开始时用药次数要减少。

（3）本品不得用于眼睛周围或黏膜处。

（4）本品和有颜色物接触时，可能出现漂白或褪色现象。

8. 药物相互作用

本品与肥皂，清洁剂，含有过氧苯甲酰、雷锁辛、硫黄、维 A 酸等的制剂，或含有酒精的制剂，药用化妆品等同用，会增加刺激或干燥作用。

9. 规格

乳膏剂：0.25％；5％；10％。凝胶剂：0.25％；5％；10％。洗剂：5％；10％。

二、皮肤抗真菌药

（一）联苯苄唑

1. 其他名称

白呋唑，苯苄咪唑。

2. 药理学

本品为咪唑类外用抗真菌药，具有较强的抗真菌（表皮癣菌属、酵母样菌、毛癣菌属、小孢子菌属、白色念珠菌和短小棒杆菌等）作用。低浓度时抑制真菌的麦角固醇合成，使真菌细胞形成受阻；高浓度时与细胞膜磷脂发生特异性结合，使细胞膜结构及功能受损，最终杀灭真菌。另外，对革兰阳性球菌也有较强的抗菌作用。

3. 适应证

主要用于手足癣、体癣、股癣、花斑癣及皮肤念珠菌病等浅表皮肤真菌感染，短小杆菌引起的感染，念珠菌性外阴阴道炎。

4. 用法和用量

（1）外用：涂敷患处，每日 1 次，2～4 周为一疗程。

（2）阴道给药：于睡前将阴道栓放入阴道深处，每日 1 次，每次 1 枚。

5. 不良反应

少数患者有局部红斑、瘙痒、龟裂、烧灼感或刺痛感，偶可发生接触性皮炎。

6. 禁忌证

（1）对本品过敏者禁用。

（2）妊娠 3 个月内妇女及哺乳期妇女禁用。

7. 注意

（1）患处有糜烂、渗液和皲裂时慎用。

（2）避免接触眼睛和其他黏膜（如口、鼻等）。

8. 药物相互作用

尚不明确。

9. 规格

溶液剂：25mL：0.25g。乳膏剂：15g：0.15g。阴道栓剂：150mg。

（二）阿莫罗芬

1. 药理学

本品为吗啉的衍生物，是一种新型广谱局部抗真菌药物，通过干扰真菌细胞膜中麦角固醇的生物合成，从而实现抑菌及杀菌的作用。对皮肤癣菌、念珠菌、隐球菌、皮炎芽生菌、荚膜组织胞浆菌、申克孢子丝菌等有抗菌活性。

2. 适应证

（1）由皮肤真菌引起的皮肤真菌病，如足癣、股癣、体癣。

（2）皮肤念珠菌病。

（3）甲真菌病。

3. 用法和用量

（1）皮肤真菌感染及皮肤念珠菌病：局部涂抹，每晚 1 次，临床症状消失后继续使用数日。疗程 2~6 周。

（2）甲真菌病：锉光病甲后均匀涂抹于患处，每周 1~2 次。指甲感染一般连用 6 个月，趾甲感染需连用 9~12 个月。

4. 不良反应

常见皮肤轻微烧灼感、瘙痒、红斑、脱屑，无需停药即可消失。另有渗出、水疱、疼痛、炎症、荨麻疹等。

5. 禁忌证

（1）对本品过敏者禁用。

（2）孕妇及计划怀孕的妇女禁用。

6. 注意

（1）只限于局部应用治疗浅表真菌感染。

（2）治疗甲真菌病期间，避免用指甲油或人工指甲。

7. 药物相互作用

尚不明确。

8. 规格

乳膏剂：5g：0.25%。搽剂：2.5mL：125mg。

（三）舍他康唑

1. 其他名称

立灵奇。

2. 药理学

本品是人工合成的咪唑类广谱抗真菌药，对皮肤真菌、酵母菌、念珠菌、曲霉菌有抑制和杀灭作用，对革兰阳性菌有较强抗菌作用。

3. 适应证

由皮真菌、酵母菌、念珠菌、曲霉菌引起的皮肤感染，如体癣、股癣、足癣。

4. 用法和用量

每日 2 次，把药膏适量涂于患病的皮肤部位，一般连续用28d。

5. 不良反应

极少数患者用药后可出现皮肤发红、瘙痒、灼烧感，停药后自行消失。

6. 禁忌证

对本品过敏者禁用。

7. 规格

乳膏剂：10g：0.2g。

（四）二硫化硒

1. 其他名称

硫化硒，硒硫砂。

2. 药理学

本品具有抗皮脂溢出作用，能抑制核分裂而造成表面细胞更替减少并促成角化。还具有一定的抗真菌、杀寄生虫作用。

3. 适应证

（1）去头屑及治疗皮脂溢出、头皮脂溢性皮炎、花斑癣。

（2）杀灭虱类寄生虫。

4. 用法和用量

（1）治疗头皮屑和头皮脂溢性皮炎：先用肥皂清洗头发和头皮，取5～10g药液于湿发及头皮上轻揉至出泡沫，3～5min后，用温水洗净，必要时可重复一次。每周2次，一个疗程2～4周，必要时可重复1个或2个疗程。

（2）治疗花斑癣：洗净患处，根据病患面积取适量药液涂抹（一般10～30g），保留10～30min后用温水洗净。每周2次，一个疗程2～4周，必要时可重复1个或2个疗程。

5. 不良反应

偶可引起接触性皮炎、头发或头皮干燥、头发脱色。

6. 禁忌证

（1）皮肤有炎症、水疱、糜烂、渗出部位禁用。

（2）外生殖器部位禁用。

（3）对本品过敏者禁用。

7. 注意

（1）在染发、烫发后两天内不得使用本品。

（2）头皮用药后应完全冲洗干净，以免头发脱色。

（3）避免接触眼睛和其他黏膜（如口、鼻等）。

（4）不要用金属器件接触药液。在使用本品时，所有首饰、发夹及其他金属物品均应除去。

（5）用药部位如有烧灼感、红肿等情况应停药，并将局部药物洗净，必要时向医师咨询。

（6）本品有剧毒，切忌口服，使用本品后，应仔细洗手。

8. 药物相互作用

尚不明确。

9. 规格

洗剂：50mL：1.25g；100mL：2.5g；120mL：1.2g。

（五）环吡酮胺

1. 其他名称

环吡司胺，环吡酮。

2. 药理学

本品为合成的抗真菌药环吡酮和乙醇胺结合而成的盐，用于局部真菌感染，主要通过改变真菌细胞膜的完整性，引起细胞内物质外流，并阻断蛋白质前体物质的摄取，导致真菌细胞死亡。对皮肤癣菌、酵母菌、霉菌等具有较强的抑菌和杀菌作用，渗透性强。对各种放线菌、革兰阳性和革兰阴性菌及支原体、衣原体、毛滴虫等也有一定抑制作用。

3. 适应证

用于浅部皮肤真菌感染，如体、股癣，手、足癣（尤其是角化增厚型），花斑癣，亦可用于皮肤和外阴阴道念珠菌感染及甲真菌病。

4. 用法和用量

（1）一般用法：外用，取本品适量涂于患处，每日2次，4周为1个疗程。

（2）甲真菌病：先用温水泡软甲板，尽可能把病甲削薄，将药膏用胶布固定在患处，第1月隔天1次，第2月每周2次，第3月每周1次，至痊愈止，一般需3~6个月。

5. 不良反应

偶见局部发红、瘙痒、刺痛感或烧灼感等刺激症状，偶可发生接触性皮炎。

6. 禁忌证

（1）对本药过敏者禁用。

（2）儿童禁用。

7. 注意

（1）避免接触眼睛，不得内服。

（2）涂药部位如有灼烧感、瘙痒、红肿等，应停止用药，洗净。

（3）FDA对本药的妊娠安全性分级为B级。

8. 药物相互作用

与其他外用皮肤制剂一般应避免合用，尤其禁止合用其他外用抗真菌药。

9. 规格

溶液剂：10mL：0.1g。软膏：10g：0.1g；10g：0.15g。甲涂剂：10mL：0.8g。

（六）吡硫翁钠

1. 药理学

本品为吡啶硫酮类广谱抗真菌药，对多种皮肤癣菌、酵母菌、白色念珠菌等致病菌有较强的抑制和杀灭作用。同时对大肠杆菌、痢疾杆菌、伤寒杆菌、弗氏志贺菌等也有很强的抗菌效力。

2. 适应证

用于手癣、足癣、体癣、股癣等真菌感染引起的各种皮肤癣症的治疗。

3. 用法和用量

外用，涂抹患处，每日2~3次。

4. 不良反应

偶见局部发红、瘙痒、刺痛感或烧灼感等刺激症状，偶可发生接触性皮炎。

5. 禁忌证

对本品过敏者禁用。

6. 注意

仅供外用，不得内服。

7. 药物相互作用

尚不明确。

8. 规格

软膏剂：10g：10mg。

三、皮肤用肾上腺皮质激素

（一）卤米松

1. 其他名称

氟氯米松，卤甲松，卤美他松，卤米松一水合物，氯二氟美松，三卤米他松。

2. 药理学

强效含卤基的外用糖皮质类固醇药物，具有良好的抗炎、抗表皮增生、抗过敏、收缩血管及止痒等作用。通过与甾体受体结合，可改变与病因相应的蛋白质的合成，或作用于炎症细胞及溶酶体，调节炎症反应。

3. 适应证

对肾上腺糖皮质激素类药治疗有效的非感染性炎症性皮肤病，如脂溢性皮炎、接触性皮炎、异位性皮炎、局限性神经性皮炎、钱币状皮炎和寻常型银屑病。

4. 用法和用量

以薄层涂于患处，依症状每日 1~2 次，并缓和地摩擦；如有需要，可用多孔绷带包扎患处，通常毋需用密封性包扎。药效欠佳者或较顽固的患者，可改用短时的密封性包扎以增强疗效。对于慢性皮肤疾患（如银屑病或慢性湿疹），使用本品时不应突然停用，应交替换用润肤剂或药效较弱的另一种皮质类固醇，逐渐减少本品用药剂量。

5. 不良反应

（1）偶发用药部位刺激性症状，如烧灼感、瘙痒。罕见皮肤干燥、红斑、皮肤萎缩、毛囊炎、痤疮或脓肿。如已发生严重的刺激性或过敏症状，应终止治疗。

（2）长期使用或用于大面积皮肤或使用密封性包扎，或用于例如面部、腋下等通透性高的皮肤部位，可能发生萎缩纹、萎缩性变化、出血、口周皮炎或玫瑰痤疮样皮炎、毛细血管扩张、紫癜及激素性痤疮。

（3）当大面积外用或使用密封性包扎（尤其用于新生儿或幼儿）时，皮质类固醇进入血液循环能产生全身性作用（特别是肾上腺功能暂时性抑制），但是突然停药，可继发急性肾上腺功能不全。

6. 禁忌证

（1）对本品过敏者禁用。

（2）细菌和病毒性皮肤病（如水痘、脓皮病、接种疫苗后、单纯疱疹、带状疱疹）、真菌性皮肤病、梅毒性皮肤病变、皮肤结核病、玫瑰痤疮、口周皮炎、寻常痤疮患者禁用。

7. 注意

（1）无论患者的年龄，均应避免长期连续使用，密封性包扎应限于短期和小面积皮肤。如特殊需要大剂量使用本品，或应用于大面积皮肤，或使用密封性包扎，或长期使用，应对患者进行定时的医疗检查。

（2）慎用于面部或擦烂的部位（如腋下），且只能短期使用。

（3）大面积皮肤上使用密封性包扎时（尤其是在儿科），如果用药皮肤发生了感染，应立即加用合适的抗菌药治疗。

（4）本品不能与眼结膜或黏膜接触。

8. 药物相互作用

尚不明确。

9. 规格

软膏剂、乳膏剂、霜剂：0.05%。

（二）糠酸莫米松

1. 其他名称

糠酸莫美松。

2. 药理学

本品为局部外用糖皮质激素，具有抗炎、抗过敏、止痒及减少渗出作用。作用强，其不良反应并不随强度而成比例增加。

3. 适应证

用于湿疹、神经性皮炎、异位性皮炎及皮肤瘙痒症。

4. 用法和用量

局部外用。取本品适量涂于患处，每日 1 次。不应封闭敷裹。

5. 不良反应

（1）使用本品的局部不良反应极少见，如烧灼感、瘙痒刺痛和皮肤萎缩等。

（2）长期大量使用皮质激素类药物，可造成的不良反应有刺激反应、皮肤萎缩、多毛症、口周围皮炎、皮肤浸润、继发感染、皮肤条纹状色素沉着等。

6. 禁忌证

对本品过敏者禁用。

7. 注意

（1）不得用于皮肤破溃处。

（2）孕妇及哺乳期妇女慎用。

（3）婴幼儿、儿童和皮肤萎缩的老年人，对本品更敏感，故使用时应谨慎。

（4）避免接触眼睛和其他黏膜（如口、鼻等）。

（5）用药部位如有烧灼感、红肿等情况应停药，并将局部药物洗净，必要时向医师咨询。

8. 药物相互作用

尚不明确。

9. 规格

软膏剂、乳膏剂、霜剂：0.1%。

（三）哈西奈德

1. 其他名称

氯氟松，氯氟轻松，哈西缩松。

2. 药理学

本品是人工合成的强效糖皮质激素，其特点为抗炎作用强，局部应用不易引起全身性不良反应。

3. 适应证

接触性湿疹、异位性皮炎、神经性皮炎、面积不大的银屑病、硬化性萎缩性苔藓、扁平苔藓、盘状红斑狼疮、脂溢性皮炎（非面部）及肥厚性瘢痕。

4. 用法和用量

外涂患处，每日早晚各 1 次。

5. 不良反应

（1）少数患者涂药部位的皮肤发生烧灼感、刺痛、暂时性瘙痒，长期应用可发生皮肤毛细血管扩张（尤其面部）、皮肤萎缩、萎缩纹（青少年易发生）、皮肤脆弱、多毛症、毛囊炎、粟丘疹、皮肤脱色、延缓溃疡愈合，封包法在皮肤皱褶部位容易继发真菌感染。

（2）经皮肤吸收多时，可发生全身性不良反应。

6. 禁忌证

（1）对本药及肾上腺皮质激素类药物过敏者禁用。

（2）由细菌、真菌、病毒和寄生虫引起的原发性皮肤病变、渗出性皮肤病、溃疡性病变、痤疮、酒渣鼻禁用。

（3）禁用于眼睑部（有引起青光眼的危险）。

7. 注意

（1）大面积大量用药或封包方式用药可使经皮肤吸收量多，发生全身反应，尤其是低龄儿童和婴幼儿，出现可逆性库欣综合征及生长迟缓，突然停药可出现急性肾上腺皮质功能不全。

（2）出现局部不耐受现象，应停药并寻找原因。

（3）警惕留在皮肤皱褶部位和尿布中的药物可吸收入人体内。

8. 药物相互作用

尚未明确。

9. 规格

软膏剂、乳膏剂、溶液剂：0.1%。

（四）无极膏

1. 药理学

丙酸倍氯米松是一种强效局部用糖皮质激素，能减轻和防止组织对炎症的反应，从而减轻炎症的表现。冰片有止痛消肿作用；薄荷脑局部应用时，有促进血液循环及消炎、止痒等作用，可用于消炎、止痒、止痛、减轻水肿等；水杨酸甲酯能透入皮肤而吸收。

2. 适应证

具有消炎、镇痛、止痒、抗菌、局部麻醉等作用，用于虫咬皮炎、丘疹性荨麻疹、湿疹、接触性皮炎、神经性皮炎、皮肤瘙痒等。

3. 用法和用量

外用，涂于患处及周围，每日 2 ~ 3 次。

4. 不良反应

偶见轻度红斑、丘疹和皮肤瘙痒等刺激症状，若出现这些情况，应即停用。

5. 禁忌证

对本品过敏者禁用。

6. 注意

（1）只限外用，避免与眼睛接触，严禁口服。

（2）在使用本品过程中，若出现红斑或皮肤过敏，应即停用。

（3）适用于无破损皮肤表面，忌用于皮肤损伤、糜烂或开放性伤口。

7. 药物相互作用

尚不明确。

8. 规格

软膏剂：10g，薄荷脑 0.35g、合成樟脑 0.56g、水杨酸甲酯 0.3g、冰片 0.05g、麝香草酚 0.025g、丙酸倍氯米松 0.001g。

四、银屑病用药

（一）阿维 A

1. 其他名称

阿维 A 酸。

2. 药理学

本品为视黄醛类药物，阿维 A 酯的活性代谢产物，具有促进表皮细胞分化和增殖等作用，但其对银屑病及其他角化性皮肤病的作用机制尚不清楚。

3. 适应证

（1）严重的银屑病：包括红皮病型银屑病、脓疱型银屑病等。

（2）其他角化性皮肤病：如先天性鱼鳞病、毛发红糠疹、毛囊角化病等。

4. 用法和用量

本品个体差异较大，剂量需要个体化，以达到最佳疗效和减少不良反应。

（1）银屑病：开始治疗时为每次 25mg 或 30mg，每日 1 次，进主食时服用。如用药 4 周未达满意疗效，且无毒性反应，一日最大剂量可逐渐增至 60 ~ 75mg。治疗开始有效后，可给予每日 20 ~ 30mg 维持剂量。皮损充分消退后，应停药；如复发，可按初始治疗方法再治疗。

（2）其他角化性皮肤病：剂量为每日 10mg，最大剂量为每日 50mg。

5. 不良反应

本品主要和常见的不良反应为维生素 A 过多综合征样反应，主要表现为：①皮肤：瘙痒、感觉过敏、光过敏、红斑、干燥、鳞屑、甲沟炎等。②黏膜：唇炎、鼻炎、口干等。③眼：眼干燥、结膜炎等。④肌肉骨骼：肌痛、背痛、关节痛、骨增生等。⑤神经系统：头痛、步态异常、颅内压升高、耳鸣、耳痛等。⑥其他：疲劳、厌食、食欲改变、恶心、腹痛等。⑦实验室异常：可见谷草转氨酶、谷丙转氨酶、碱性磷酸酶、甘油三酯、胆红素、尿酸、网织红细胞等短暂性轻度升高；也可见高密度脂蛋白、白细胞及磷、钾等电解质降低。继续治疗或停止用药，改变可恢复。

6. 禁忌证

（1）孕妇、哺乳期妇女及两年内有生育愿望的妇女禁用。

（2）对本品或其他维 A 酸类药物过敏者禁用。

（3）严重肝肾功能不全者、高脂血症患者、眼干燥、结膜炎、骨质增生、维生素 A 过多症或对维生素 A 及其代谢物过敏者禁用。

7. 注意

（1）育龄期妇女在开始阿维 A 治疗前 2 周内，必须进行血液或尿液妊娠试验，确认妊娠试验为阴性后，在下次正常月经周期的第 2 天或第 3 天开始用阿维 A 治疗。在开始治疗前，治疗期间和停止治疗后至少 2 年内，必须使用有效的避孕方法。治疗期间，应定期进行妊娠试验，如妊娠试验为阳性，应立即与医生联系，共同讨论对胎儿的危险性及是否继续妊娠等。FDA 对本药的妊娠安全性分级为 X 级。

（2）在阿维 A 治疗期间或治疗后 2 个月内，应避免饮用含酒精的饮料，并忌酒。

（3）在服用阿维 A 前和治疗期间，应定期检查肝功能。若出现肝功能异常，应每周检查。若肝功能未恢复正常或进一步恶化，必须停止治疗，并继续监测肝功能至少 3 个月。

（4）对有脂类代谢障碍、糖尿病、肥胖症、酒精中毒的高危患者和长期服用阿维 A 的患者，必须定期检查血清胆固醇和甘油三酯。

（5）对长期服用阿维 A 的患者，应定期检查有无骨异常。

（6）正在服用维 A 酸类药物治疗及停药后 2 年内，患者不得献血。

（7）治疗期间，不要使用含维生素 A 的制剂或保健食品，要避免在阳光下过多暴露。

8. 药物相互作用

（1）本品不宜与四环素、甲氨蝶呤、苯妥英、维生素 A 及其他维 A 酸类药物同服。

（2）本品可干扰去氧孕烯、炔雌醇、依托孕烯、去甲基孕酮、炔诺酮等药的避孕效果。

（3）与炔雌醇、依托孕烯、去甲基孕酮同服，可增加本品吸收。

9. 规格

胶囊剂：10mg。

（二）地蒽酚

1. 其他名称

蒽三酚、蒽林。

2. 药理学

本品通过抑制酶代谢，降低增生表皮的有丝分裂活动，使表皮细胞生成速度和皮肤角化速度恢复正常，缩小和消退皮损。外用后能通过皮肤少量吸收。

3. 适应证

主要用于寻常型斑块状银屑病、斑秃等。

4. 用法和用量

（1）浓度递增疗法：开始治疗时，使用低浓度至少 5d，待皮肤适应后，再增加浓度，递增浓度从 0.05%、0.1%、0.25%、0.5%、0.8%、1% 到 3%。门诊患者可每日 1 次治疗，入睡前涂药，第二天清晨用肥皂洗去，白天涂润肤剂以保持皮肤润滑。住院患者可每日早晚两次治疗，每次治疗前进行焦油浴可增加疗效。

（2）短程接触疗法：经不同浓度和接触时间的试验，发现以 3% 浓度为终剂量，作用 20min 后洗去，每日 1 次治疗，为最佳浓度和接触时间。低浓度、短程接触疗法，即用 0.1% 软膏作用 5～20min 或用 1% 软膏作用 5min 然后用肥皂洗去，均可产生足够的抗银屑病活性，而且不良反应最小。所以对于静止期皮损，更适用该疗法。对于大的持久性皮损，可用较高浓度治疗，开始可用 1% 软膏，每日 1 次，持续 10～20min 用肥皂洗去，以后逐步延长持续时间至 30、40 和 60min，直至出现轻度红斑。

（3）联合疗法：地蒽酚可与其他药物或疗法联合应用。经典联合应用是地蒽酚与 UVB 联合应用或与焦油浴和 UVB 联合应用。短程接触疗法与 UVB 联用可显著延缓复发并能减轻红斑刺激的症状。与焦油联合应用，比单用地蒽酚刺激性小，而且不影响其抗银屑病活性。

对于较厚的皮损，可先用角质溶解剂处理，然后应用地蒽酚。

当皮损消退后，酌情维持治疗。

5. 不良反应

（1）主要的不良反应是对皮肤有刺激作用，引起发红、灼热、瘙痒等症状。

（2）指甲可染为红褐色，并使衣物黄染。

6. 禁忌证

（1）对本品过敏者禁用。

（2）急性皮炎、有糜烂或渗出的皮损部位及面部、外生殖器、皱褶部位禁用。

（3）进展期脓疱型银屑病禁用。

7. 注意

（1）避免接触眼和其他黏膜，接触眼睛后能发生严重结膜炎、角膜炎或角膜浑浊。

（2）本品可将皮肤、头发、衣服、床单、浴缸染色。本品所造成的皮肤染色可外用水杨酸软膏，在 2～3 周内即可去除。

（3）肝功能障碍者慎用。

8. 药物相互作用

（1）与皮质类固醇激素联合应用，可减轻地蒽酚的刺激性，并缩短皮损的清除期，但由于皮质类固醇激素较高的复发率及可引起脓疱型银屑病反跳，所以地蒽酚与皮质类固醇激素的联合应用值得斟酌。

（2）与尿素联合应用，尿素能增加药物透皮吸收，可降低地蒽酚的使用浓度，从而减轻对皮肤的炎症刺激。

（3）水杨酸可防止地蒽酚被氧化为蒽酮而具有保护地蒽酚的作用。

（4）碱性的胺能通过促进地蒽酚氧化而使其失活。短程接触治疗后，再涂以脂溶性胺可抑制存留在角质层中的地蒽酚所引起的炎症反应。

（5）与内服具有光敏性（如四环素、氟喹诺酮、酚噻嗪、磺胺）的药物共用，能引起光敏感反应。

（6）与硅油合用比单用本品刺激性小，且不影响本品抗银屑病活性。

9. 规格

软膏剂：0.05%；0.1%；0.25%；0.5%；1%；2%；3%；蜡棒剂：0.3%；1%。

（三）他卡西醇

1. 其他名称

他骨化醇。

2. 药理学

为活性维生素 D_3 衍生物，能抑制皮肤角质形成细胞的过度增生和诱导其分化，从而使银屑病表皮细胞的增生及分化异常得以纠正。局部应用本品后 2～3 周开始发挥作用。

3. 适应证

外用于寻常性银屑病。

4. 用法和用量

涂患处，每日 2 次。有效后可减少为每日 1 次。

5. 不良反应

偶见皮肤瘙痒、发红、刺激、微痛、接触性皮炎及皮肤肿胀。

6. 禁忌证

对本品过敏者禁用。

7. 注意

（1）不宜全身大面积、长期使用。

（2）避免涂于眼角膜、结膜上。

（3）大量涂搽有引起血清钙升高的可能性。

（4）老年人、孕妇、哺乳期妇女及婴幼儿慎用。

8. 药物相互作用

（1）本品不抑制表皮生长因子受体，与地蒽酚、维 A 酸及糖皮质激素局部合用，可增加疗效。

（2）与维生素 D 及其衍生物合用可能使血清钙升高。

9. 规格

软膏剂：0.000 2%。

（四）卡泊三醇

1. 其他名称

钙泊三醇。

2. 药理学

维生素 D 的类似物，药效学性质与维生素 D_3 活性代谢物骨化三醇相似，能抑制皮肤细胞（角朊细胞）增生和诱导其分化，从而使银屑病皮损的增生和分化异常得以纠正。

3. 适应证

寻常性银屑病。

4. 用法和用量

将本品少量涂于患处皮肤，每日 2 次。某些患者在生效后减少用药次数仍可维持疗效。本品仅供外用，每周用药不超过 100g。

5. 不良反应

少数患者用药后可能有暂时性局部刺激，极少数患者可能发生面部皮炎。

6. 禁忌证

（1）对本品过敏者禁用。

（2）钙代谢性疾病者禁用。

7. 注意

（1）不宜用于面部、眼部及其他黏膜部位。

（2）涂药后应小心洗去手上残留之药物。

（3）不宜全身大面积、长期使用。

（4）FDA 对本药的妊娠安全性分级为 C 级。

8. 药物相互作用

禁止与水杨酸制剂合用。

9. 规格

软膏剂：15g；0.75mg。

（五）他扎罗汀

1. 其他名称

乙炔维甲酸、乙炔维 A 酸。

2. 药理学

本品为皮肤外用的维生素 A 酸类的前体药，具有调节表皮细胞分化和增殖以及减小炎症反应等作用。在动物和人体中通过快速的脱酯作用而被转化为他扎罗汀酸，该活性产物可相对选择性地与维 A 酸受体的 β 和 γ 亚型结合，但其治疗银屑病和寻常痤疮的确切机制尚不清楚。

3. 适应证

用于治疗寻常性斑块型银屑病及寻常痤疮。

4. 用法和用量

（1）银屑病：外用，每晚临睡前半小时将适量本品涂于患处。用药前，先清洗患处，待皮肤干爽后，将药物均匀涂布于皮损上，形成一层薄膜。涂药后应轻轻揉擦，以促进药物吸收，之后再用肥皂将手洗净。

（2）痤疮：清洁面部，待皮肤干爽后，取适量涂于患处，形成一层薄膜，每天 1 次，每晚用药。

5. 不良反应

（1）银屑病：本品外用后，主要不良反应为瘙痒、红斑和灼热，少数患者有皮肤刺痛、干燥和水肿，有的出现皮炎、湿疹和银屑病恶化。

（2）寻常痤疮：用药后主要的不良反应有脱屑、皮肤干燥、红斑、灼热，少数患者（1%～5%）出现瘙痒、皮肤刺激、疼痛和刺痛。

6. 禁忌证

（1）孕妇、哺乳期妇女及计划妊娠妇女禁用。

（2）对本品或其他维 A 酸类药物过敏者禁用。

（3）急性湿疹类皮肤病患者禁用。

7. 注意

（1）育龄期妇女在开始他扎罗汀乳膏治疗前 2 周内，必须进行血清或尿液妊娠试验，确认为妊娠试验阴性后，在下次正常月经周期的第 2 天或第 3 天开始治疗。在治疗前、治疗期间和停止治疗后一段时间内，必须使用有效的避孕方法。FDA 对本药的妊娠安全性分级为 X 级。

（2）避免药物与眼睛、口腔和黏膜接触，并尽量避免药物与正常皮肤接触。如果与眼接触，应用水彻底冲洗。

（3）如出现瘙痒等皮肤刺激作用，尽量不要搔抓，可涂少量润肤剂；严重时，停用本品或隔天使用 1 次。

（4）治疗期间，避免在阳光下过多暴露。

8. 药物相互作用

（1）患者在同时服用具有光敏性药物时（如四环素、氟喹诺酮、酚噻嗪、磺胺），应谨慎，因为该类药物增加光敏性。

（2）应避免同时使用能使皮肤变干燥的药物和化妆品。

9. 规格

凝胶剂：15g：7.5mg；30g：15mg。乳膏剂：15g：15mg；30g：30mg。

五、痤疮用药

（一）维 A 酸

1. 其他名称

维甲酸、维生素 A 酸、维生素甲酸。

2. 药理学

（1）本品显著的药理活性之一是诱导表皮增生，使颗粒层和棘细胞层增厚，受作用的表皮细胞可见到 DNA 合成和有丝分裂指数增加。另一个重要作用是在表皮细胞分化后期通过影响 K1、K10 角蛋白酶解，影响丝聚蛋白原至丝聚蛋白过程及交联包膜形成促进表皮颗粒层细胞向角质层分化。维 A 酸可显著抑制实验性粉刺生成，通过调节毛囊皮脂腺上皮角化异常过程去除角质栓，从而起到防止及消除粉刺皮损作用。

（2）本品可影响黑色素细胞的黑色素生成，对酪氨酸羟化酶、多巴氧化酶及二羟基吲哚氧化酶等三型催化酶活性都有抑制作用，从而减少黑色素形成，减轻皮肤色素沉着。维 A 酸对正常人黑色素细胞酪氨酸酶活性和黑色素成分无影响。

（3）当皮肤发生生理性老化或受药物、紫外线辐射及创伤伤害时，维 A 酸可纠正或预防有害因素对真皮结缔组织生化成分及形态结构引起的异常，刺激皮肤细胞外基质蛋白合成，在真皮上部加速形成新的结缔组织带，并可提高伤口部位的张力强度。维 A 酸对正常皮肤胶原合成无影响。

（4）维 A 酸对白细胞趋化有抑制活性，从而起到抗炎作用。

3. 适应证

用于寻常痤疮、扁平苔藓、黏膜白斑、毛发红糠疹、毛囊角化病及银屑病的辅助治疗。还可用于治疗多发性寻常疣以及角化异常的各种皮肤病，如鱼鳞病、毛囊角化症等。

4. 用法和用量

（1）口服：每日 2~3 次，每次 10mg。

（2）外用：寻常痤疮，每晚 1 次，于睡前将药轻轻涂于患处；银屑病、鱼鳞病等皮疹位于遮盖部位的可每日 1~3 次。用毕应洗手。

5. 不良反应

（1）本品内服可产生头痛、头晕、肌肉关节疼痛、唇炎、结膜炎、甲沟炎、脱发、高脂血症、口干、脱屑等不良反应，控制剂量，或同时服用谷维素、维生素 B_1、维生素 B_6 等药物，可使头痛等反应减轻或消失。

（2）外用本品可能会引起皮肤刺激症状，如烧灼感、红斑及脱屑，可能使皮损更明显，但同时表明药物正在起作用，不是病情加重。皮肤多半可适应及耐受，刺激现象可逐步消失。若刺激现象持续或加重，可间歇用药，或暂停用药。

6. 禁忌证

（1）哺乳期妇女及孕妇禁用。

（2）急性或亚急性皮炎、湿疹类皮肤病患者禁用。

（3）对本品任何成分过敏者禁用。

（4）严重肝肾功能损害者禁用。

7. 注意

（1）本品有致畸性，育龄期妇女及其配偶在口服本品前 3 个月、服药期间及服药后 1 年内应严格避孕。

（2）不宜使用于皮肤皱褶部位。

（3）用药期间勿使用其他可导致皮肤刺激及破损的药物、化妆品或清洁剂，以免加重皮肤反应，导致药物吸收增加，引起系统不良反应。

（4）日光可加重维 A 酸对皮肤的刺激，导致维 A 酸分解。动物实验提示维 A 酸可增强紫外线致癌能力。因此本品最宜在晚间及睡前应用，治疗过程应避免日晒，或采用遮光措施。

（5）本品不宜大面积应用，日用量不应超过 20g。

（6）因本品有引起严重刺激和脱屑的可能，开始可采取隔天或每 3 天用药一次的治疗方案，最好先采用浓度低的制剂，待耐受后再改用较高浓度的制剂。

8. 药物相互作用

（1）与肥皂、清洁剂、含脱屑药制剂（如过氧苯甲酸、雷琐辛、水杨酸、硫黄）、含乙醇制剂（如剃须后搽洗剂）、异维 A 酸等共用，可加剧皮肤刺激或干燥。

（2）与光敏性药合用有增加光敏性的危险。

（3）避免与维生素 A 及四环素同服。

9. 规格

片剂：5mg；10mg；20mg。乳膏剂、乳膏剂、霜剂剂、凝胶剂：10g：2.5mg；10g：5mg；10g：10mg。外用溶液：0.05%。

（二）异维 A 酸

1. 其他名称

13-顺维甲酸。

2. 药理学

本品是维 A 酸的光学异构体，内服用于治疗痤疮时具有缩小皮脂腺组织，抑制皮脂腺活性，减少皮脂分泌，减轻上皮细胞角化及毛囊皮脂腺口的角质栓塞，并抑制痤疮丙酸杆菌数的生长繁殖。局部使用时，可以诱导表皮细胞增生，促进表皮颗粒层细胞向角质层分化，通过调节毛囊皮脂腺上皮角化异常过程去除角质栓，起到防治及消除粉刺皮损作用。

3. 适应证

用于重度难治性结节性痤疮。由于使用异维 A 酸后有明显的不良反应，故应该在其他常规治疗（包括系统性抗生素治疗）无效时才能考虑。

4. 用法和用量

（1）外用：取少量涂于患处，每日 1～2 次，6～8 周为 1 个疗程。用药前应清洁患处皮肤，等其干燥后再用药。

（2）口服：开始量为每日 0.5mg/kg，4 周后改用维持量，每日按 0.1～1mg/kg 计，视患者耐受情况决定，但每日不得超过 1mg/kg，饭间或饭后服用，用量大时分次服，一般 16 周为 1 个疗程。如需要，停药 8 周后，再进行下 1 个疗程。

5. 不良反应

（1）外用可能会出现烧灼感或轻中度刺激感，也可能出现发红或脱皮现象，这些反应在停药后可能会消失。如果刺激感持续并很严重，需停止用药。

（2）口服时有下列不良反应：①常见的不良反应包括口唇及皮肤干燥、唇炎、脱屑、瘙痒、疼痛、皮疹、皮肤脆性增加、掌跖脱皮、瘀斑，还可出现继发感染等。②结膜炎、角膜浑浊、视力障碍、视盘水肿、头痛、头晕、精神症状、良性颅内压增高。③毛发疏松、指甲变软。④骨质疏松，肌肉无力、疼痛，胃肠道症状，鼻衄等。⑤妊娠期服药可导致自发性流产及胎儿发育畸形。⑥实验室检查可引起血沉快、肝酶升高、血脂升高、血糖升高、血小板下降等。

上述不良反应大多为可逆性，停药后可逐渐得到恢复。不良反应的轻重与本药的剂量大小、疗程长短及个体耐受性有关。

6. 禁忌证

（1）妊娠期或即将妊娠的妇女禁用。

（2）哺乳期妇女、肝肾功能不全、维生素 A 过量及高脂血症患者禁用。

（3）对本品任何成分过敏者禁用。

（4）有皮肤上皮细胞肿瘤（皮肤癌）个人史或家族史的患者禁用。

（5）破损、湿疹样或太阳灼伤区皮肤禁用。

7. 注意

（1）本品有致畸作用，育龄期妇女及其配偶服药期间及服药前、后 3 个月避孕。

（2）用药期间及停药后 3 个月内不得献血。

（3）避免太阳光及紫外线过度照射。

（4）糖尿病、肥胖症、酗酒及高脂血症、脂质代谢紊乱者慎用。

（5）治疗初期痤疮症状或许有短暂性加重现象，若无其他异常情况，可在严密观察下继续用药，不宜同时服用其他角质分离剂或表皮剥脱性抗痤疮药。

（6）服药期间应定期做血常规、尿常规、血脂、肝功能等检查。

（7）嘴唇、口、眼睛或其他黏膜部位以及鼻角处、皮肤皱褶处避免使用。

8. 药物相互作用

（1）与四环素类抗生素合用，可导致假脑瘤产生而引起良性颅内压升高，临床表现为伴有头痛的高血压、眩晕和视觉障碍。

（2）与维生素 A 同时使用，可产生与维生素 A 超剂量时相似的症状。

（3）与卡马西平同时应用，可导致卡马西平的血药浓度下降。

（4）与华法林同时使用，可增强华法林的治疗效果。

（5）与甲氨蝶呤同时使用，可因甲氨蝶呤的血药浓度增加而增加对肝脏的损害。

（6）使用本品治疗期间，其他局部治疗粉刺的药物应慎用，特别是含有剥脱剂（如过氧化苯甲酰）或具有剥脱作用的清洁剂的药品。

（7）与光敏性药物合用，可加剧光敏性作用。

9. 规格

胶囊剂、胶丸剂：5mg；10mg。凝胶剂：10g：5mg。

（三）维胺酯

1. 其他名称

维甲酰胺。

2. 药理学

本品为维 A 酸衍生物，结构式近似全反式维 A 酸，作用机制与 13-顺维 A 酸及芳香维 A 酸较相似，但不良反应较全反式维 A 酸轻。口服具有调节和控制上皮细胞分化与生长，抑制角化，减少皮脂分泌，抑制角质形成细胞的角化过程，使角化异常恢复正常，抑制痤疮丙酸菌的生长，并有调节免疫及抗炎作用。还具有除皱褶、减轻色斑、增加皮肤弹性作用。

3. 适应证

用于治疗中重度痤疮，对鱼鳞病、银屑病、苔藓类皮肤病及某些角化异常性皮肤病也有一定疗效。

4. 用法和用量

（1）口服：按每日 1 ~ 2mg/kg 计算，成人每次 25 ~ 50mg，每日 2 ~ 3 次。治疗痤疮疗程为 6 周，治疗脂溢性皮炎疗程为 4 周。

（2）外用：涂搽患处，每日 1 次，宜夜间使用。

5. 不良反应

（1）常见的不良反应包括皮肤干燥、脱屑、瘙痒、皮疹、脆性增加、掌跖脱皮、瘀斑、继发感染等；口腔黏膜干燥、疼痛、结膜炎、角膜浑浊、视力障碍、视盘水肿、头痛、头晕、精神症状、抑郁、良性颅内压增高；骨质疏松、肌肉无力、疼痛，胃肠道症状，鼻衄等。

（2）妊娠期服药可导致自发性流产及胎儿发育畸形。

（3）实验室检查可引起血沉快、肝酶升高、血脂升高、血糖升高、血小板下降等。

不良反应的轻重与本药的剂量大小、疗程长短及个体耐受有关。轻度不良反应可不必停药，或减量使用，重度不良反应应立即停药，并做相应处理。

6. 禁忌证

（1）孕妇及哺乳期妇女禁用。

（2）对本品过敏者禁用。

（3）重症糖尿病、脂质代谢障碍、维生素 A 过量者禁用。

（4）肝肾功能严重不全者禁用。

7. 注意

（1）本品有强致畸性，女性患者服药期间及停药后半年内严禁怀孕。

（2）禁与维生素 A 同服。

（3）酗酒者慎用。

（4）避免强烈日光或紫外光过度照射。

（5）不宜用于急性和亚急性皮炎、湿疹类皮肤病及皮肤皱褶部位。

（6）避免接触眼和黏膜。

8. 药物相互作用

（1）与四环素类抗生素合用时，可导致假性脑瘤引起颅内压增高、头痛和视力障碍。

（2）与维生素 A 合用时，可产生维生素 A 过量的相似症状。

（3）与甲氨蝶呤合用时可使甲氨蝶呤的血药浓度增加而加重肝脏毒性。

9. 规格

胶囊剂、胶丸剂：25mg。乳膏剂：每 100g 含维胺酯 3g、维生素 E 5g。

（四）阿达帕林

1. 药理学

类似维 A 酸，具有抑制角质形成细胞过度增生作用，还具有抗炎作用，可抑制中性粒细胞趋化因子，并抑制花生四烯酸酯氧化酶的作用而减少白三烯形成。本品很少经皮吸收，对光和氧的稳定性较强。

2. 适应证

用于以粉刺、丘疹和脓疱为主要表现的寻常型痤疮的治疗。亦可用于治疗面部、胸和背部的痤疮。

3. 用法和用量

睡前清洗患处，待干燥后涂搽适量，注意避免接触眼、嘴唇。

4. 不良反应

主要不良反应为皮肤刺激性，减少用药次数或停药后可恢复。

5. 禁忌证

（1）对本药过敏者禁用。

（2）孕妇及哺乳期妇女禁用。

6. 注意

（1）本品不得用于皮肤破损处（割伤、摩擦伤），也不得应用于十分严重的痤疮患者，或有湿疹样的皮肤创面。

（2）不能同时使用酒精或香水。

（3）用药期间避免过度日晒。

（4）避免将本品涂抹于眼、口腔、鼻黏膜及其他黏膜组织。

7. 药物相互作用

（1）不宜与含硫、雷锁辛或水杨酸制剂合用。

（2）不宜与其他有相似作用机制的药物（如维 A 酸）及磨砂膏、脱皮剂等物质合用。

8. 规格

凝胶剂：15g：15mg；30g：30mg。

六、其他皮肤科用药

（一）鬼臼毒素

1. 其他名称

足叶毒素、鬼臼酯素、鬼臼酸内酯。

2. 药理学

本品是一种细胞毒性药物，活性成分为足叶草酯毒素。它容易穿过细胞膜，能抑制正常皮肤角质生成细胞的分裂增殖，抑制细胞对核苷酸的摄取和 DNA 的合成。外用时，通过抑制人乳头瘤病毒感染上皮细胞的分裂增殖，使其坏死脱落，起到治疗尖锐湿疣的作用。

3. 适应证

用于治疗生殖器或肛门周围的尖锐湿疣。

4. 用法和用量

涂患处，每日 2 次，连续 3d，然后停药观察 4d。若疣体未见消退，可同法重复治疗，最多不超过 3 个疗程。

5. 不良反应

（1）对皮肤有较强的刺激性。

（2）本品涂在松脆、出血或接近活检疣的部位，可引起肾衰竭、肝脏中毒。

6. 禁忌证

（1）对本药过敏者禁用。

（2）孕妇及哺乳期妇女禁用。

7. 注意

（1）疣体直径大于 2cm 或病损巨大、范围广泛者不宜使用。

（2）外用和误服可引起严重系统性毒性作用，正常是可逆的，但也有致死的。口服本品 300mg，即可致死。

（3）本品能透过胎盘，且有致畸作用。

（4）本品不能接触眼和其他黏膜。

8. 药物相互作用

尚不明确。

9. 规格

酊剂、软膏剂：0.5%。

（二）咪喹莫特

1. 其他名称

咪喹莫德。

2. 药理学

局部免疫反应调节剂。在体内外均能有效诱导局部产生 α 干扰素、肿瘤坏死因子及细胞因子 IL-1、IL-6、IL-8、IL-10 等，从而产生抗病毒、抗增生及调节局部炎症反应的作用。

3. 适应证

用于治疗外生殖器或肛门周围的尖锐湿疣。

4. 用法和用量

涂药前先将患处洗净、擦干，然后用棉签将本品均匀涂于疣体一层，保留 6～10h 后用清水将药物洗净。睡前涂抹，隔日 1 次，8～12 周为 1 个疗程，最多不超过 16 周。

5. 不良反应

可出现皮肤烧灼感、色素减退、瘙痒、潮红、刺痛、红斑、溃疡、皮肤剥脱、水肿等，停药后可迅速恢复。局部轻度红斑者，不必停药，可持续用药；如出现全身不适或较为明显的皮肤局部反应，应停药数次，待反应减轻后再继续用药。

6. 禁忌证

对本品过敏者禁用。

7. 注意

（1）局部破损时不宜使用。

（2）不适用于尿道、阴道内、子宫颈和肛管内尖锐湿疣的治疗。

（3）用药期间避免性生活。

（4）FDA 对本药的妊娠安全性分级为 B 级。

8. 药物相互作用

尚不明确。

9. 规格

乳膏剂：5%。

（三）克罗米通

1. 其他名称

巴酰乙胺。

2. 药理学

本品具有局部麻醉作用，可治疗各型瘙痒症。并有特异性杀灭疥螨作用，可作用于疥螨的神经系统，从而使疥螨麻痹死亡。另外，对链球菌和葡萄球菌的生长也有抑制作用。

3. 适应证

用于治疗疥疮、皮肤瘙痒及继发性皮肤感染。

4. 用法和用量

（1）用于疥疮时，治疗前洗澡、擦干，用本品涂搽颈以下全身皮肤，特别是皱褶处、手足、指趾间、腋下和腹股沟，24h 后涂第 2 次，再隔 48h 后洗澡将药物洗去，穿上干净衣服，更换床单。配偶及家中患者应同时治疗。1 周后可重复 1 次。

（2）用于止痒时，局部涂于患处，每日 3 次。

（3）化脓性皮肤病，将患处用浸有本品的敷料覆盖。

5. 不良反应

可引起接触性皮炎，偶见过敏反应。

6. 禁忌证

（1）对本品过敏者禁用。

（2）急性炎症性、糜烂性或渗出性皮肤损害者禁用。

7. 注意

（1）避免接触眼睛和其他黏膜。

（2）疥疮治疗期间不应洗浴，在完成治疗后再彻底清洗。与患者同居住的人应一起治疗。

（3）不能大面积用于婴儿及低龄儿童的皮肤。

（4）FDA 对本药的妊娠安全性分级为 C 级。

8. 药物相互作用

尚不明确。

9. 规格

乳膏剂、洗剂、霜剂：10%。

（四）林旦

1. 其他名称

丙体六六六。

2. 药理学

本品与疥虫或虱体体表直接接触后，透过体壁进入体腔和血液，引起神经系统麻痹而致死。是杀灭疥虫的有效药物，也有杀灭虱和虱卵的作用。

3. 适应证

用于疥疮和阴虱病。

4. 用法和用量

（1）疥疮：自颈部以下将药物均匀涂擦全身，无皮疹处也需擦到，尤其应涂擦至皱褶部位。成人一次不超过30g。擦药后24h洗澡，同时更换衣被和床单。首次治疗1周后，如未痊愈，可进行第2次治疗。

（2）阴虱病：剃去阴毛后涂擦本品，每日3～5次。

5. 不良反应

（1）可有局部刺激症状，数日后消退。

（2）擦药后偶有头晕，1～2d后消失。长期大量使用后，也可能由于药物经皮肤吸收后，对中枢神经系统产生较大的毒性作用，如癫痫发作等。

（3）少数患者可出现荨麻疹。

6. 禁忌证

（1）对本品过敏者禁用。

（2）有癫痫病史者禁用。

（3）4岁以下婴幼儿、孕妇及哺乳期妇女禁用。

7. 注意

（1）擦药前勿用热水和肥皂洗澡，以免增加吸收。

（2）避免眼和黏膜与药物接触。

（3）使用中若出现过敏症状或对中枢神经系统产生不良反应，应立即停药。

（4）勿用于皮肤破溃处。

（5）FDA对本药的妊娠安全性分级为C级。

8. 药物相互作用

尚不明确。

9. 规格

乳膏剂、霜剂：1%。

（五）聚甲酚磺醛

1. 其他名称

施比灵。

2. 药理学

聚甲酚磺醛是由亚甲基连接的甲酚磺酸聚合物，其链长短不一。作用机制为：①抗细菌、真菌和原虫感染。②选择性作用于坏死组织和柱状上皮并使之变性，但对正常鳞状上皮无作用。③通过使血浆蛋白凝固和显著的刺激血管收缩而起止血作用。聚甲酚磺醛具有广谱的抗菌作用，包括革兰阳性菌、革兰阴性菌和某些真菌，尤其值得一提的是对加那菌、厌氧菌和滴虫有效。本品无耐药性的报道。

3. 适应证

（1）妇科：用于治疗宫颈糜烂、宫颈炎、各类阴道感染（如细菌、滴虫和霉菌引起的白带增多）、外阴瘙痒及使用子宫托造成的压迫性溃疡、宫颈息肉切除或切片检查后的止血、尖锐湿疣及加速电凝治疗后的伤口愈合，还可用于乳腺炎的预防（乳头皲裂的烧灼）。

（2）外科与皮肤科：用于皮肤伤口与病变的局部治疗（如烧伤、肢体溃疡、压疮、慢性炎症等），能加速坏死组织的脱落、止血和促进愈合过程，也用于尖锐湿疣的治疗。

（3）耳鼻喉科：用于治疗口腔黏膜和齿龈的炎症、口腔溃疡及扁桃体切除后的止血。

4. 用法和用量

（1）妇科。

1）溶液剂：用于阴道冲洗时，溶液应按1:5的比例以水稀释，而用于局部涂抹或敷贴时则无需稀释，通常敷贴每周进行1～2次。治疗前先彻底清洁宫颈及宫颈管，去除分泌物。为此可将浸有溶液的棉签插入宫颈管，转动数次取出，然后再将浸有药液的纱布块轻轻敷贴于病变组织，持续1～3min。一般敷贴 1~2min 即可达到止血目的。

2）阴道栓：每 1~2 日将一粒栓剂放入阴道，如果采用聚甲酚磺醛浓缩液病灶烧灼，则于两次烧灼间隔日放入 1 粒栓剂。为了使用方便，患者最好取仰卧位，先将栓剂用水浸湿，然后插入阴道深部，通常以晚间睡前用药为宜，配合使用卫生巾防止污染衣物和被褥。

（2）外科与皮肤科：终止伤口出血，可将浸有药液的纱布块压在出血部位 1~2min，止血后最好擦干残留药液。治疗局部烧伤、压疮和肢体溃疡也可采用同样的方法，以使其坏死组织易于脱落。口腔黏膜与牙龈的病变，在使用本品溶液治疗后必须彻底漱口。

5. 不良反应

用药后偶有局部刺激症状（如烧灼感或疼痛），通常可耐受并会很快消失。

6. 禁忌证

（1）对本品过敏者禁用。

（2）孕妇及哺乳期妇女禁用。

7. 注意

（1）本品为外用药，切忌内服。

（2）本品应避免与眼睛接触。

（3）本品会加速和增强修复过程，如果用药后出现坏死组织从病灶处脱落，有时甚至是大片脱落，无需惊恐。

（4）经期停止治疗。治疗期间避免性生活。不要使用刺激性肥皂清洗患处。

（5）棉织物及皮革与该药液接触后，须在制剂未干前立即用水洗净。

8. 药物相互作用

聚甲酚磺醛只能局部应用，由于不能排除与其他药物的相互影响，故同一部位避免同时使用两种以上的药物。

9. 规格

阴道栓剂：90mg。

第三节　眼科用药

一、降眼内压药

（一）地匹福林

1. 其他名称

肾上腺素异戊酯，二匹福林。

2. 药理学

本品是肾上腺素和异戊酸所形成的双酯化合物。地匹福林本身无生物活性，在眼内角膜酯酶的作用下，迅速水解成肾上腺素而发挥生物效应，引起散瞳、降眼压。本品具有高度脂溶性，滴眼液滴眼后极易透过角膜屏障进入眼内。

3. 适应证

用于治疗开角型青光眼和高眼压症。对闭角型青光眼虹膜切除后的残余性青光眼有效。对其他类型的继发性开角型青光眼和青光眼睫状体炎综合征也有效。

4. 用法和用量

每次 1~2 滴，每日 1~2 次，滴于结膜囊内，滴后用手指压迫内眦角泪囊部 3~5min。

5. 不良反应

本品浓度仅为肾上腺素的 1/10~1/20，因此不良反应的发生率要比肾上腺素低得多。

（1）溶液滴眼对血压和心率影响较小，但能引起散瞳（未经手术的闭角型青光眼禁用）和无晶体性黄斑病变。

（2）局部滴眼后有轻度烧灼和刺痛感，其他有滤泡性结膜炎、结膜血管收缩后反跳性充血、视物模糊、额痛及畏光和角结膜色素沉着等，停药后消失。

（3）全身不良反应一般不发生，偶有枕部疼痛、心律失常、心率增快、血压增高、脸色苍白、发抖和出汗等。

6. 禁忌证

（1）未经手术的闭角型青光眼患者禁用。

（2）甲状腺功能亢进、高血压、冠状动脉供血不全、心律不齐、糖尿病等患者禁用。

（3）对本品过敏者禁用。

（4）配戴角膜接触镜者禁用。

7. 注意

（1）无晶体的患者应用肾上腺素 30% 出现黄斑水肿。

（2）无晶体青光眼者慎用。

（3）孕妇、哺乳期妇女和小儿慎用。FDA 对本药的妊娠安全性分级为 B 级。

8. 药物相互作用

与毛果芸香碱或 β 受体阻滞剂联合应用有相加作用。

9. 规格

滴眼液：5mL：5mg。

（二）卡替洛尔

1. 其他名称

卡特洛尔，喹诺酮心安。

2. 药理学

本品为非选择性 β 受体阻滞剂，对 β_1 和 β_2 受体均有阻滞作用。主要是减少房水生成，对高眼压和正常眼压患者均有降眼压作用，可使眼压下降 22%～25%。对房水经葡萄膜巩膜外流、房水流出易度及巩膜上静脉压无影响。此外，本品的主要代谢产物 8-羟基卡替洛尔，是一种眼部 β 受体阻滞剂，也有降眼压作用，与降眼压作用持续时间较长有关。

3. 适应证

用于原发性开角型青光眼。部分继发性青光眼、高眼压症、手术后未完全控制的闭角型青光眼及其他药物和手术无效的青光眼，加用本品可进一步增强降眼压疗效。

4. 用法和用量

滴眼，每日 2 次，每次 1 滴。滴于结膜囊内，滴后用手指压迫内眦角泪囊部 3～5min。效果不明显时，改用 2% 制剂，每日 2 次，每次 1 滴。

5. 不良反应

（1）1/4 的患者出现暂时性眼烧灼、眼刺痛、流泪、结膜充血水肿。

（2）一些患者出现视物模糊、畏光、上睑下垂、结膜炎、角膜着色及中度角膜麻醉。

（3）长期连续用于无晶体眼或有眼底疾患者时，偶在眼底黄斑部出现水肿、浑浊，故需定期测定视力，进行眼底检查。

（4）一些患者出现心率减慢及血压下降。

（5）偶见下列不良反应：心律失常、心悸、呼吸困难、无力、头痛、头晕、失眠、鼻窦炎、皮肤过敏反应（包括局部和全身皮疹）、脱发。

6. 禁忌证

（1）支气管哮喘或有支气管哮喘病史及严重慢性阻塞性肺疾病者禁用。

（2）窦性心动过缓、Ⅱ 或 Ⅲ 度房室传导阻滞、明显心衰和心源性休克者禁用。

（3）对本品过敏者禁用。

7. 注意

（1）本品慎用于 β 受体阻滞剂禁忌证的患者，包括异常心动过缓、Ⅰ 度以上房室传导阻滞。

（2）对有明显心脏疾病患者应用本品应监测心率。

（3）本品慎用于对其他 β 受体阻滞剂过敏者。

（4）已有肺功能低下的患者慎用。

（5）本品慎用于自发性低血糖患者及接受胰岛素或降糖药治疗的患者，因 β 受体阻滞剂可掩盖低血糖症状。

（6）本品不宜单独用于治疗闭角型青光眼，只能与缩瞳药合用。

（7）与其他滴眼液联合使用时，应间隔 10min 以上。

（8）本品含氯化苯烷胺，戴软性角膜接触镜者不宜使用。

（9）定期复查眼压，根据眼压变化调整用药方案。

8. 药物相互作用

（1）与肾上腺素合用可引起瞳孔扩大。

（2）正在服用儿茶酚胺耗竭药（如利血平）者，使用本品时应严密观察，因可引起低血压和明显的心动过缓。

（3）不主张两种局部 β 受体阻断剂同时应用，对正在应用 β 受体阻滞剂口服治疗的患者应慎用本品。

（4）本品与钙通道拮抗剂合用应慎重，因可引起房室传导阻滞，左心室衰竭及低血压。对心功能受损的患者，应避免两种药合并使用。

（5）本品与洋地黄类和钙通道拮抗剂合用可进一步延长房室传导时间。

（6）酚噻嗪类药物可增加 β 受体阻滞剂的降血压作用，因可使相互的代谢途径受到抑制。

9. 规格

滴眼液：5mL：50mg；5mL：100mg；10mL：200mg。

（三）阿可乐定

1. 其他名称

阿拉可乐定、安普乐定。

2. 药理学

本品为相对选择性 α_2 受体激动剂，是可乐定的衍生物。主要通过抑制房水生成达到降低眼压的目的。本品能降低血—房水屏障的通透性，故可显著抑制眼前节激光手术后的急性眼压升高和减轻内眼手术（如晶状体超声乳化和人工晶状体植入术）后的早期前房炎症反应。本品有收缩血管的作用，可用于眼部手术中的止血。本品还有轻度的散瞳作用，有利于白内障和玻璃体视网膜手术的进行。本品对血脑屏障的穿透力较低，难以进入中枢神经系统，因而不影响血压调节中枢，对血压不产生影响。

3. 适应证

（1）0.5%的滴眼液用于其他药物不能将眼压降到预定目标的某些青光眼患者。

（2）1%的滴眼液主要用于某些眼科手术（如激光小梁成形术、激光虹膜切除术、Nd：YAG 激光后囊切开术等）的前后，防止手术诱发的急性眼压升高。

4. 用法和用量

（1）治疗青光眼：0.5%滴眼液，滴眼，每日 2～3 次，每次 1 滴。滴于结膜囊内，滴后用手指压迫内眦角泪囊部 3～5min。

（2）防止激光手术前后的眼压升高：1%滴眼液，滴眼，术前 1h 1 滴，术后立即再滴 1 滴。

5. 不良反应

（1）激光手术时使用盐酸阿可乐定滴眼液的不良反应有眼刺激、上眼睑隆凸、心律不齐、鼻腔充血、眼炎、结膜变白、瞳孔放大，发生率均低于 2%。

（2）下列不良反应发生在使用盐酸阿可乐定滴眼液每天 1～2 次，用药长达 28d 的非激光手术患者的研究中：①眼部：结膜变白，上眼睑隆凸，瞳孔放大，眼部烧灼感、不适、异物感，干眼、眼痒、眼部肌张力减退、视物模糊或不清、眼部过敏反应、结膜微血管出血。②胃肠道：腹痛、腹泻、胃部不适、呕吐。③心血管：心动过缓、血管迷走神经反应、心悸、直立性低血压、血压降低。④中枢神经系统：失眠、睡眠障碍、易怒、性欲减退。⑤其他：味觉异常、口干、鼻烧灼感或干燥、头痛、头冷、胸闷或烧心、手掌滑腻或出汗、体热、气促、咽部分泌物增多、四肢疼痛或麻木、疲倦、感觉异常、非皮疹性瘙痒。

6. 禁忌证

（1）接受单胺氧化酶抑制剂治疗的患者以及严重心血管疾病患者禁用。

（2）对本品或可乐定过敏者禁用。

7. 注意

（1）哺乳期妇女在眼科手术前后滴用1%本品时要停止哺乳。

（2）本品可使抑郁症、心血管疾患和高血压患者的病情加重，应慎用。

（3）肝、肾功能不全者慎用。

8. 药物相互作用

治疗开角型青光眼，用于毛果芸香碱的辅助治疗，两者合用有相加作用。

9. 规格

滴眼液：0.5%；1%。

（四）溴莫尼定

1. 药理学

本品为一种眼用的相对选择性α$_2$受体激动剂，对α$_2$受体有高度选择性。可使房水生成率减少和葡萄膜巩膜外流增加，从而导致眼压下降。对青光眼和正常眼都有降压作用，对心血管系统和呼吸系统功能的影响很小。

2. 适应证

用于治疗开角型青光眼、高眼压症以及防治眼前节激光手术后的眼压升高。

3. 用法和用量

滴眼，每日3次，每次1滴，滴于结膜囊内，滴后用手指压迫内眦角泪囊处3~5min。

4. 不良反应

（1）10%~30%的患者出现口干、眼部充血、烧灼及刺痛感、头痛、视物模糊、眼睛异物感、乏力倦怠、结膜滤泡、眼部过敏反应以及眼部瘙痒。

（2）3%~9%的患者出现角膜染色溃疡、干燥、流泪、上呼吸道感染症状、眼睑水肿、结膜水肿、头晕、睑腺炎、眼部刺激、胃肠道症状、虚弱无力、结膜变白、视物异常以及肌肉痛。

（3）有少于3%的患者出现结膜出血、味觉异常、失眠、结膜分泌物增多、精神抑郁、高血压、焦虑、心悸、鼻干以及晕厥。

5. 禁忌证

（1）对本品过敏者禁用。

（2）使用单胺氧化酶抑制剂治疗者禁用。

（3）严重心血管疾病、肝脏疾病、精神抑郁、大脑或冠状动脉功能不全、雷诺病、体位性低血压、血栓闭塞性脉管炎患者，以及同时应用β受体阻滞剂、抗高血压药或糖苷类心脏病药物者禁用。

6. 注意

（1）滴眼剂中的防腐剂为苯扎氯铵，而苯扎氯铵有可能被软性隐形眼镜所吸收，因此应在滴用本药后至少等待15min，再戴上软性隐形眼镜。

（2）对使用降低眼内压药物的患者，应按常规定期监测其眼内压。

（3）老年人、小儿、孕妇及哺乳期妇女慎用。FDA对本药的妊娠安全性分级为B级。

7. 药物相互作用

（1）与其他降眼压药物联合应用有加强作用。

（2）不宜与肾上腺素受体拮抗药同时应用。

8. 规格

滴眼液：0.2%。

（五）布林佐胺

1. 药理学

本品为局部应用的碳酸酐酶抑制剂，具有良好的眼部耐受性和对眼角巩膜缘的穿透性。进入眼内后集聚在睫状体内，通过抑制睫状体内的碳酸酐酶，减少房水生成，从而使眼压下降。

2. 适应证

用于治疗原发性和继发性开角型青光眼和高眼压症。也可用于防治激光手术后的眼压升高。

3. 用法和用量

用前摇匀，滴眼，每日 2 ~ 3 次，每次 1 滴。滴于结膜囊内，滴后用手指压迫内眦角泪囊部 3 ~ 5min。

4. 不良反应

（1）常见视物模糊、眼部不适（滴药时灼烧感或者刺痛）、异物感和眼部充血。

（2）少见眼干、眼痛、眼分泌物增多、瘙痒、角膜炎、睑腺炎、结膜炎、睑缘硬结、发黏感、流泪、眼疲惫、角膜病变、结膜滤泡和视力异常。

（3）滴眼后可全身吸收，常见不良反应有头痛、味觉异常（苦味、酸味和异味），还可能产生磺胺类药物的不良反应。

5. 禁忌证

（1）对本品或磺胺类药物过敏者禁用。

（2）严重肝肾功能障碍者禁用。

6. 注意

（1）长期使用应进行血、尿常规检查和肝功能检查。

（2）本品能被全身吸收，因此磺胺药的不良反应在眼部滴用时仍然可能出现。如果出现严重的药物反应或者过敏，应立即停用。

（3）本品含有苯扎氯胺，它可能被软性角膜接触镜吸收，因此必须在滴用本品 15min 后才能配戴软性角膜接触镜。严禁在配戴角膜接触镜同时滴用本品。

7. 药物相互作用

本品不可与口服碳酸酐酶抑制剂同时使用。

8. 规格

滴眼液：1%。

（六）拉坦前列素

1. 其他名称

拉坦普罗、拉他诺前列腺素。

2. 药理学

本品为前列素 F2a 异丙基酯前药的类似物。本品既不使房水生成减少，也不使通过小梁网的房水排出增加，而是通过松弛睫状肌，增宽肌间隙，使房水通过葡萄膜巩膜途径外流增加而使眼压下降。降眼压作用比多佐胺、噻吗洛尔强，对视力、调节、瞳孔直径、泪液分泌均无影响，也不影响血压和心率。

3. 适应证

用于青光眼和高眼压症。

4. 用法和用量

每日 1 次，每次 1 滴，最好在睡前使用。

5. 不良反应

眼部可有轻度刺激、异物感和结膜充血，少数出现皮疹。某些患者会出现角膜的棕色素沉着（6 个月后有 7%，12 个月后有 16%），停药后即可停止进展，但明显者不能恢复。

6. 禁忌证

（1）对本品过敏者禁用。

（2）孕妇、准备怀孕及哺乳期妇女禁用。

（3）软性角膜接触镜配戴者禁用。

（4）严重哮喘和眼睛发炎充血期间禁用。

7. 注意

（1）本品不适用于治疗闭角型或先天性青光眼、色素沉着性青光眼以及假晶状体症的开角型青光眼。

（2）本品含有苯扎氯胺，它可能被软性角膜接触镜吸收，因此必须在滴用本品 15min 后才能配戴角膜接触镜。

8. 药物相互作用

与噻吗洛尔、毛果芸香碱、地匹福林、碳酸酐酶抑制剂联合应用都能使降眼压作用增强。

9. 规格

滴眼液：2.5mL：125μg。

（七）曲伏前列素

1. 药理学

本品是一种选择性的前列腺素类受体激动剂，可通过松弛睫状肌，增宽肌间隙，增加葡萄膜巩膜通路房水外流而降低眼压。

2. 适应证

用于降低开角型青光眼或高眼压症患者升高的眼压。

3. 用法和用量

每晚 1 次，每次 1 滴，滴入患眼。剂量不能超过每天 1 次。同时使用不止一种眼药时，每种药物的滴用时间至少间隔 5min。

4. 不良反应

常见眼部充血，其他不良反应包括视力下降，眼部不适、异物感、疼痛、瘙痒，视力异常，眼睑炎，视物模糊，白内障，结膜炎，干眼，眼部不适，虹膜异色，角膜炎，睑缘结痂，眼畏光，结膜下出血和流泪等。

5. 禁忌证

（1）对本品过敏者禁用。

（2）软性角膜接触镜配戴者禁用。

（3）急性眼部感染的患者禁用。

6. 注意

（1）具有眼部感染史（虹膜炎、葡萄膜炎）患者应谨慎使用本品。

（2）本品可引起虹膜色素颜色改变，主要针对混合色虹膜（蓝棕、绿棕、黄棕），但不会造成病理性改变，即不会引起色素细胞增生。

（3）本品含有苯扎氯胺，它可能被软性角膜接触镜吸收，因此必须在滴用本品 15min 后才能配戴角膜接触镜。

（4）FDA 对本药的妊娠安全性分级为 C 级。

7. 药物相互作用

尚不明确。

8. 规格

滴眼液：2.5mL：0.1mg。

（八）卡巴胆碱

1. 其他名称

氨甲酰胆碱、碳酰胆碱。

2. 药理学

本品为人工合成的拟胆碱药，能直接作用于瞳孔括约肌产生即刻的缩瞳效果，同时具有抗胆碱酯酶作用，能维持较长的缩瞳时间。还能预防人工晶体植入、白内障摘除等眼科手术后眼内压的升高。

3. 适应证

适用于人工晶体植入、白内障摘除、角膜移植等需要缩瞳的眼科手术。

4. 用法和用量

前房内注射，每次0.2~0.5mL。

5. 不良反应

常见的不良反应为视物模糊，眼痛、眼刺激或烧灼感；偶见头痛、眼刺激或充血、眼睑颤搐。上述症状一般均可自行消失。

6. 禁忌证

（1）对本品过敏者禁用。

（2）心血管疾患包括心律不齐、心搏徐缓、低血压的患者以及迷走神经兴奋、癫痫、甲亢、帕金森病、支气管哮喘、消化道溃疡和尿路梗塞的患者禁用。

7. 注意

（1）注射液为眼科使用药品，不得口服、肌内注射和静脉注射。

（2）BDA对本药的妊娠安全性分级为C级。

8. 药物相互作用

眼局部同时使用非甾体抗炎药治疗时，使用本品无效。

9. 规格

注射液：1mL：0.1mg。

二、白内障用药

（一）吡诺克辛

1. 药理学

本品通过保持和改善晶状体膜的功能、阻止多元糖醇的积累而防止或减少晶状体浑浊。此外，本品还可对抗自由基对晶状体损害而导致的白内障，减少白内障囊外摘除术后后囊膜浑浊的发生率。

2. 适应证

用于初期老年性白内障、外伤性白内障、先天性白内障、轻度糖尿病性白内障或并发性白内障等。

3. 用法和用量

将吡诺克辛钠0.8mg放入配套专用溶剂中使溶解，滴入眼睑内，每次1~2滴，每日3~4次。

4. 不良反应

极少数患者可有轻微眼部刺痛。

5. 禁忌证

对本品过敏者禁用。

6. 注意

（1）使用前需将 1 药片投入 1 瓶溶剂中，待药物完全溶解后，方可使用。片剂溶解入溶剂后，应连续使用，在 20d 内用完。

（2）糖尿病引起的白内障患者，应在使用本品的同时，在医师指导下结合其他方法治疗。

（3）眼外伤及严重感染时，暂不宜使用。

7. 药物相互作用

尚不明确。

8. 规格

滴眼液：每粒药片含吡诺克辛钠 0.8mg，每瓶内装溶剂 15mL。

（二）苄达赖氨酸

1. 药理学

本品是醛糖还原酶（AR）抑制剂，滴眼液能进入眼内组织和房水，并在晶体内浓集，对晶状体 AR 有抑制作用，抑制眼睛中 AR 的活性，达到预防或治疗白内障的目的。

2. 适应证

早期老年性白内障。

3. 用法和用量

滴眼，每日 3 次，每次 1～2 滴。

4. 不良反应

常见一过性灼烧感、流泪等反应，但能随着用药时间延长而适应。极少可能有吞咽困难、恶心、呕吐、腹泻、流泪、接触性皮炎等。

5. 禁忌证

对本品过敏者禁用。

6. 注意

（1）本品经冰箱冷藏（4℃左右）后使用可以降低刺激性的发生率和强度。

（2）一过性刺激的发生率和强度与眼部的其他感染或炎症有关，建议眼部有感染或炎症的白内障患者在使用本品时，最好在医师指导下同时治疗上述眼疾。

（3）眼外伤及严重感染时，暂不宜使用。

7. 药物相互作用

尚不明确。

8. 规格

滴眼液：5mL：25mg；8mL：40mg；10mL：50mg。

三、其他眼科用药

（一）羧甲基纤维素钠

1. 药理学

本品为一种人工泪液，能润湿眼部，并在一定时间内保持眼部的水分。

2. 适应证

用于缓解眼部干燥或因暴露于阳光或风沙所引起的眼部烧灼、刺痛等不适感，也是防止进一步刺激的保护剂。

3. 用法和用量

滴眼，每次 1～2 滴。

4. 不良反应

极少数患者可能会出现眼部不适，如眼睛疼痛、视物模糊、持续结膜充血及眼睛刺激感。

5. 禁忌证

（1）配戴角膜接触镜者禁用。

（2）对本品过敏者禁用。

6. 注意

如果应用时感觉眼痛、视力改变、眼睛持续充血或刺激感，或者症状加重或持续 72h 以上，则应停止用药。

7. 药物相互作用

尚不明确。

8. 规格

滴眼液：0.4mL：2mg；0.4mL：4mg。

（二）羟糖苷

1. 其他名称

新泪然。

2. 药理学

湿润眼部，并在一定时间内保持眼部的水分。

3. 适应证

减轻由于泪液分泌不足或暴露在风沙、阳光下、久视屏幕等原因所引起的眼部干涩、刺痛等不适症状，保护眼球免受刺激。

4. 用法和用量

根据需要滴入患眼 1~2 滴。

5. 不良反应

偶见眼部不适，如眼睛疼痛、视物模糊、持续结膜充血及眼睛刺激感。

6. 禁忌证

（1）配戴角膜接触镜者禁用。

（2）对本品过敏者禁用。

7. 注意

使用本品后如果感到眼部疼痛、视物模糊、持续充血及刺激感加重，或者滴眼后病情加重或持续 72h 以上，应停用本品。

8. 药物相互作用

尚不明确。

9. 规格

滴眼液：5mL：右旋糖酐（70）5mg、羟丙甲纤维素（2910）15mg 和甘油 10mg。

（三）重组牛碱性成纤维细胞生长因子

1. 药理学

本品对来源于中胚层和外胚层的细胞具有促进修复和再生作用，可促进角膜上皮细胞的再生，从而加速角膜愈合时间。

2. 适应证

用于各种原因引起的角膜上皮缺损和点状角膜病变、复发性浅层点状角膜病变、轻中度干眼症、大泡性角膜病变、角膜擦伤、轻中度化学烧伤、角膜手术及术后愈合不良、地图状（或营养性）单疱性角膜溃疡等。

3. 用法和用量

滴眼，每次 1~2 滴，每日 4~6 次。

4. 不良反应

未见不良反应。

5. 禁忌证

（1）配戴角膜接触镜者禁用。

（2）对本品过敏者禁用。

6. 注意

（1）本品为蛋白类药物，应避免置于高温或冰冻环境。

（2）对感染性或急性炎症期角膜病患者，须同时局部或全身使用抗生素或抗炎药，以控制感染和炎症。

（3）对某些角膜病，应针对病因进行治疗，如联合应用维生素及激素类等药物。

7. 药物相互作用

尚不明确。

8. 规格

滴眼液：5mL：21 000IU。眼用凝胶剂：5g：21 000IU。

（四）玻璃酸钠

1. 其他名称

透明质酸钠。

2. 药理学

本品为大分子的黏多糖，分子量100万，在水中形成黏稠的透明液体，其黏稠度比房水或生理盐水高20万倍，具有生理性的酸碱度和离子强度，无毒，不引起炎症反应。在眼科手术中使用，可保护角膜内皮、虹膜、晶状体和视网膜，维持前房深度和手术野的高清晰度，使手术者有良好的视觉，便于操作。注入玻璃体腔有助于视网膜复位。青光眼手术时注入可防止粘连形成，保持滤枕隆起。

3. 适应证

（1）滴眼液：用于伴下列疾患的角结膜上皮损伤：①干燥综合征、Stevens-Johnson综合征、干眼综合征等内因性疾患。②手术后、药物性、外伤、配戴角膜接触镜等外因性疾患。

（2）注射液：用于白内障囊内或囊外摘除术、抗青光眼手术、角膜移植手术等眼科手术辅助用药。也用于变形性膝关节病、肩关节周围炎等。

4. 用法和用量

（1）眼科手术辅助用药：根据手术方式选择剂量，眼前节手术常用量约为每次0.2mL，前房内注射，术毕根据需要清除残留药液。

（2）角结膜上皮损伤：滴眼，每次1滴，每天5~6次。

（3）变形性膝关节病、肩关节周围炎：每次25mg，每周1次，连续5次注入膝关节腔内或肩关节腔内，根据症状轻重增减给药次数。

5. 不良反应

（1）骨骼肌肉：胀痛。关节内注射有大量关节渗出液时应停药。

（2）眼：刺激感、异物感、瘙痒、充血及弥漫性表层角膜炎等，出现上述症状时应停药。眼科手术后残留本药可引起炎症及眼压短暂升高。

（3）其他：过敏症，有时可能会发生眼睑炎、眼睑皮肤炎等，出现上述症状应停药。

6. 禁忌证

（1）对本药过敏者禁用。

（2）配戴角膜接触镜者禁用。

（3）腿部静脉和淋巴回流障碍者禁用。

（4）膝关节感染或炎症患者禁用。

7. 注意

（1）注入前房后可引起暂时性眼压升高。

（2）眼科手术中不宜使用过多，以能充盈前房为度，手术结束时用平衡盐溶液取代。如果手术后眼压升高，可短期用噻吗洛尔滴眼和口服乙酰唑胺。

（3）眼科手术结束时，可采用注洗法或抽吸法清除残留玻璃酸钠。

8. 药物相互作用

本品勿与含苯扎氯铵药物接触，以免产生浑浊。

9. 规格

注射液：0.5mL：5mg。滴眼液：0.1%。

（五）维替泊芬

1. 其他名称

维速达尔。

2. 药理学

苯唑卟啉衍生物，为第二代卟啉类光敏剂，可选择性进入不正常的血管，通过非热能激光照射患者的视网膜而产生一种活性，闭塞不正常血管，从而终止血管的渗漏，而正常的视网膜血管不受影响。并可限制异常细胞生长而造成的视力损失。

3. 适应证

静脉注射本品配合激光，用于治疗年龄相关性黄斑变性、病理性近视和可疑眼组织胞浆菌病综合征等疾病引起的脉络膜新生血管形成等，尚可用于治疗巴雷特瘤、近视眼、皮肤癌、牛皮癣等疾病。在光敏作用下，能产生有毒性的成分，导致癌细胞死亡，故也用于皮肤癌的治疗。

4. 用法和用量

每支维替泊芬用 7mL 无菌注射用水配制成 7.5mL 浓度为 2mg/mL 的注射液。配制好的溶液必须避光保存，并且在 4h 内使用。建议在注射前观察配制好的溶液是否出现沉淀和变色现象。配制好的溶液是一种深绿色的透明液体。按 6mg/m^2 体表面积剂量配制维替泊芬，溶解于 5% 的葡萄糖注射液，配成 30mL 溶液。用合适的注射泵和过滤器，以每分钟 3mL 的速度在 10min 完全经静脉输注完毕。激光治疗自输注开始后 15min，用波长 689nm 激光照射患者。维替泊芬的光活化程度由所接受的激光总量决定。治疗脉络膜新生血管形成时，在病灶局部推荐使用激光剂量 50J/cm^2，激光强度 600mW/cm^2。此剂量在 83s 内照射完毕。

5. 不良反应

头痛，注射局部反应（包括药液外渗和皮疹），视力障碍（视物模糊、视敏度下降、视野缺损）。

6. 禁忌证

（1）卟啉症患者及已知对本品制剂中任何成分过敏者禁用。

（2）对本品或其他卟啉类衍生物过敏者禁用。

7. 注意

（1）有肝肾功能不全的患者和以前对光动力学疗法不适应的患者慎用。

（2）在注射本品后 6d 内，要避免阳光直接照射皮肤、眼睛。

（3）一旦在输注过程中出现药液外渗，外渗局部必须完全遮光，直到局部肿胀和变色完全消失，否则会出现严重局部灼伤。

（4）可能会出现短暂的视力紊乱，因此，患者不要驾驶车辆或者操作机械。

（5）本品会在其他溶液中发生改变，不要将本品和其他药物溶解于同一溶液中。

（6）避免药物受到直接光照。

8. 药物相互作用

目前尚无人体内维替泊芬药物相互作用的研究。维替泊芬主要以原形通过肝脏快速排泄。药物代谢局限于肝和血浆酯酶。细胞色素 P450 并不参与维替泊芬的代谢。根据维替泊芬的作用机制，许多药物联合使用会影响维替泊芬的疗效。例如：钙通道阻断剂、多黏菌素 B 或放疗会增加血管内皮细胞摄取维替泊芬；其他光敏剂（如四环素、磺胺类药物、酚噻嗪、磺脲类降血糖药、噻嗪类利尿药和灰黄霉素）可以增加皮肤光敏反应性；可以消除活性氧类或清除自由基的复合物，如二甲基亚砜、β-胡萝卜素、乙醇、甲酸盐和甘露醇可能会降低维替泊芬的活性；减少凝血、血管收缩和血小板聚集的药物如血栓素 A_2 抑制剂，可以降低维替泊芬的疗效。

9. 规格

注射液：15mg（以维替泊芬计）。

（六）普罗碘铵

1. 其他名称

安妥碘。

2. 药理学

本品为有机碘化物，是促进病理性浑浊物吸收的辅助治疗药。注射后吸收缓慢，大部分存在于脂肪组织与神经组织中，在体内逐渐分解成为游离碘，分布于全身。能促进组织内炎症渗出物及其他病理沉着物的吸收和慢性炎症的消散。

3. 适应证

用于晚期肉芽肿或非肉芽肿性虹膜睫状体炎、视网膜脉络膜炎、眼底出血、玻璃体浑浊、半陈旧性角膜白斑、斑翳，也可作为视神经炎的辅助治疗。

4. 用法和用量

（1）结膜下注射：每次 0.1 ~ 0.2g，每 2 ~ 3 日 1 次，5 ~ 7 次为一疗程。

（2）球后注射：每次 0.1 ~ 0.4g，每 1 ~ 2 日 1 次，5 次为 1 个疗程，两疗程间隔 2d。

（3）肌内注射：每次 0.4g，每日或隔日 1 次，10 次为 1 个疗程，每疗程间隔 7 ~ 14d，一般用 2 ~ 3 个疗程，中间停药 1 ~ 2 周。

5. 不良反应

（1）眼部注射可引起局部疼痛。可在本药 2mL 中加入 2% 普鲁卡因 1mL，以预防注射局部疼痛。

（2）长期使用可引起轻度碘中毒，如恶心、瘙痒、皮肤红疹等。

6. 禁忌证

（1）对本品或碘过敏者禁用。

（2）严重肝肾功能减退、活动性肺结核、消化道溃疡隐性出血者禁用。

7. 注意

（1）甲状腺肿大及有甲状腺功能亢进家族史者慎用。

（2）因本品能刺激组织水肿，一般不用于病变早期。

8. 药物相互作用

不得与甘汞制剂合并使用，以防生成碘化高汞毒性物。

9. 规格

注射液：1mL：0.2g；2mL：0.4g。

（七）酮洛酸氨丁三醇

1. 其他名称

酮咯酸氨丁三醇。

2. 药理学

本品为非甾体类抗炎药。全身应用时，有镇痛、抗炎及退热作用。眼部应用可降低房水内 PGE_2 的水平，阻止炎症介质对眼部的刺激及损害，而对眼内压无明显影响。全身应用本品，不会引起瞳孔收缩。

3. 适应证

用于暂时缓解因季节性过敏性结膜炎引起的眼部瘙痒，也可用于治疗内眼手术后（如白内障摘除术）的炎症反应。

4. 用法和用量

（1）治疗过敏性结膜炎：滴眼，每次 1 滴，每日 3 次。

（2）防治白内障摘除术后炎症：手术前 24h 开始滴用，每次 1～2 滴，每日 3～4 次，术后继续用 3～4 周。

5. 不良反应

最常见的不良反应为用药后有一过性刺痛或灼热感。偶有过敏反应、角膜水肿、眼干、视物模糊等症状。罕有角膜溃疡、头痛、充血等反应。

6. 禁忌证

（1）对非甾体类抗炎药过敏或对本品中任何成分过敏者禁用。

（2）配戴角膜接触镜者禁用。

7. 注意

（1）本品与乙酰水杨酸、苯乙酸衍生物及其他非甾体类抗炎药可能有交叉过敏反应，因此对上述药物有过敏反应者应慎用本品。

（2）有出血倾向或因接受其他药物致出血时间延长的患者慎用。

8. 药物相互作用

（1）由于酮洛酸氨丁三醇在酸性较强的情况下可析出酮洛酸，有可能引起眼部刺激，并影响药物的吸收，因此应避免与强酸性药物合用。

（2）避免合并应用可能延长出血时间的药物。

9. 规格

滴眼液：5mL：25mg。

（八）洛度沙胺

1. 其他名称

洛草氨酸氨丁三醇。

2. 药理学

本品除含活性成分洛草氨酸氨丁三醇，尚含有泪膜成分羟丙基甲基纤维素。洛草氨酸是一种肥大细胞稳定剂，通过抑制肥大细胞脱颗粒，降低靶细胞膜对钙离子的通透性，而抑制Ⅰ型速发性变态反应，防止致敏原导致的支气管痉挛及肺功能降低，也可抑制由于反应素、IgE 及抗原介导反应出现的皮肤血管通透性增加。用本药点眼时，可对睑结膜血管产生同样的反应，用于治疗过敏性眼病。本品还可阻止受刺激后钙离子向肥大细胞内的转移，从而抑制组胺释放，并且抑制嗜酸性粒细胞的趋化作用。

3. 适应证

（1）用于各种过敏性眼病，如春季卡他性角结膜炎、卡他性结膜炎、巨大乳头性睑结膜炎、过敏性或特异反应性角结膜炎，以及那些病因不明，但一般由空气传播的抗原及隐形眼镜引起的过敏反应。

（2）对由Ⅰ型速发性变态反应（或肥大细胞）引起的炎症性眼病有效。

4. 用法和用量

滴眼，每日 4 次，每次 1～2 滴。

5. 不良反应

偶有短暂轻微不适感，如灼热、刺痛及流泪。

6. 禁忌证

（1）配戴角膜接触镜者禁用。

（2）对本品过敏者禁用。

7. 注意

（1）经眼给药后症状改善通常需数天，有时需持续治疗达 4 周。用药后若症状减轻，应坚持用药至进一步改善，必要时可与皮质激素类药物同用。

（2）FDA 对本药的妊娠安全性分级为 B 级。

8. 药物相互作用

尚不明确。

9. 规格

滴眼液：5mL：5mg；8mL：8mg。

（九）酞丁安

1. 其他名称

酚丁安，增光素。

2. 药理学

本品为抗病毒药。具有抗沙眼衣原体和抗疱疹病毒活性。其作用机制主要是抑制病毒 DNA 和早期蛋白质合成。酞丁安不能直接抑制疱疹病毒 II 型 DNA 多聚酶，也不能直接灭活疱疹病毒。本品对皮肤癣菌具有一定抗真菌作用。

3. 适应证

用于治疗各种沙眼，也可用于单纯疱疹病毒 I 型与 II 型及水痘—带状疱疹病毒引起的角膜炎。

4. 用法和用量

滴眼，每次 1 滴，每日 2~4 次。

5. 不良反应

偶见过敏反应。

6. 禁忌证

（1）配戴角膜接触镜者禁用。

（2）对本品过敏者禁用。

（3）孕妇禁用。

7. 注意

（1）用药部位如有烧灼感、瘙痒、红肿等情况应停药，并将局部药物洗净。

（2）育龄期妇女慎用。

8. 药物相互作用

尚不明确。

9. 规格

滴眼液：8mL：8mg。

（十）丙美卡因

1. 药理学

本品为表面麻醉剂，作用强度略大于相同浓度的丁卡因，作用开始迅速，约 20s 即可有充分麻醉效果，可维持 15min。

2. 适应证

用于眼科表面麻醉，如眼压计测量眼内压、手术缝合及取异物、结膜及角膜刮片、前房角膜检查、三面镜检查以及其他需表面麻醉的操作。

3. 用法和用量

滴眼。

（1）短时间麻醉：操作前 1~2 滴，必要时可追加 1 滴。

（2）取异物或缝线拆除等小手术：每 5~10min 1~2 滴，用 1~3 次。

（3）长时间麻醉如白内障摘除术等：每 5~10min 1~2 滴，用 3~5 次。

4. 不良反应

可有过敏现象，若发生则停止使用本品。

5. 禁忌证

对本品过敏者禁用。

6. 注意

（1）甲状腺功能亢进或心脏病患者使用本品应特别慎重。

（2）表面麻醉剂不宜长期使用，长期使用可能引起角膜损伤、视力减退或伤口愈合延迟。

（3）使用本品时应防止异物进入眼内并禁止揉擦眼睛。

7. 药物相互作用

尚不明确。

8. 规格

滴眼液：15mL：75mg。

第四节　耳鼻喉科及口腔科用药

一、羟甲唑啉

1. 其他名称

甲酚唑啉，氧甲唑啉。

2. 药理学

本品为咪唑啉类衍生物，是 α 受体激动剂，具有良好的外周血管收缩作用，直接激动血管 α_1 受体引起鼻腔黏膜血管收缩，从而减轻炎症所致的充血和水肿。本品尚能抑制组胺等致敏致炎物质的释放，具有抗组胺作用，能抑制鼻、喉黏膜腐生菌生长，具有较强的抑菌消炎作用。

3. 适应证

适用于急慢性鼻炎、鼻窦炎、过敏性鼻炎、肥厚性鼻炎、鼻息肉、航空性鼻窦炎、航空性中耳炎、鼻出血、鼻阻塞打鼾和其他鼻阻塞性疾病。

4. 用法和用量

（1）滴鼻：成人和 6 岁以上儿童每次 1~3 滴，早晨和睡前各 1 次。

（2）喷鼻：成人和 6 岁以上儿童每次每侧 1~3 喷，早晨和睡前各 1 次。

5. 不良反应

（1）个别患者可能有轻微的烧灼感、针刺感、鼻黏膜干燥等。

（2）喷雾过频易致反跳性鼻充血，久用可致药物性鼻炎。

6. 禁忌证

（1）接受单胺氧化酶抑制剂治疗的患者禁用。

（2）对本品过敏的患者禁用。

（3）孕妇、哺乳期妇女及 3 岁以下小儿禁用。

（4）萎缩性鼻炎和干燥性鼻炎禁用。

7. 注意

（1）本品不宜大量长期连续应用，连续使用时间不宜超过 7d。

（2）有冠心病、高血压、甲状腺功能亢进、糖尿病等疾病的患者慎用。

8. 药物相互作用

避免与单胺氧化酶抑制剂其他收缩血管类滴鼻剂同时应用。

9. 规格

滴鼻液：3mL：1.5mg；5mL：2.5mg；10mL：5mg。喷雾剂：5mL：2.5mg；10mL：5mg。

二、赛洛唑啉

1. 其他名称

丁苄唑啉。

2. 药理学

本品为咪唑啉类衍生物，属于肾上腺素受体激动药，对 α 受体有特殊的兴奋作用。本品直接作用于鼻黏膜小血管上的 α 受体，产生血管收缩作用，从而减少血流量，减轻炎症所致的鼻黏膜充血和水肿。

3. 适应证

用于减轻急、慢性鼻炎，鼻窦炎，过敏性鼻炎，肥厚性鼻炎等疾病引起的鼻塞症状。

4. 用法和用量

（1）滴鼻：成人滴用0.1%溶液，每次 2～3 滴，每日 2 次；6～12 岁儿童滴用 0.05%溶液，每次 2～3 滴，每日 2 次。

（2）喷鼻：成人每次每侧 2～3 喷，早晨和睡前各 1 次。

连续使用不得超过 7d。长期大量使用疗程之间应有间隔。

5. 不良反应

（1）滴药过频易致反跳性鼻充血，久用可致药物性鼻炎。

（2）少数人有轻微烧灼感、针刺感、鼻黏膜干燥以及头痛、头晕、心率加快等反应。

6. 禁忌证

（1）萎缩性鼻炎及鼻腔干燥者禁用。

（2）2 岁以下小儿禁用。

（3）正在接受单胺氧化酶抑制剂（如异卡波肼、苯乙肼、异烟肼等）或三环类抗抑郁药治疗的患者禁用。

（4）对本药过敏者禁用。

7. 注意

（1）孕妇、高血压、冠心病、甲状腺功能亢进、糖尿病、闭角型青光眼等患者慎用。

（2）使用本品时不能同时使用其他滴鼻剂。

8. 药物相互作用

避免与单胺氧化酶抑制剂、三环类抗抑郁剂或其他收缩血管类滴鼻剂同时应用。

9. 规格

滴鼻液：10mL：5mg；10mL：10mg。喷雾剂：10mL：5mg；10mL：10mg。

三、地喹氯铵

1. 药理学

本品为阳离子表面活性剂，能吸附于细菌的细胞壁改变其通透性，使菌体内酶、辅酶和代谢中间产物外漏，妨碍细菌的呼吸和糖酵解过程，并使菌体蛋白变性，从而发挥杀菌作用。其作用较广而快，效力较强，且不受血清等有机物影响。本品对革兰阳性菌、革兰阴性菌、抗酸菌及真菌均有较强的抗菌作用，对厌氧菌也有抑菌作用。

2. 适应证

用于急慢性咽喉炎、口腔黏膜溃疡、齿龈炎。

3. 用法和用量

口含，每次 1～2 片，每 2～3h 1 次，必要时可重复用药。

4. 不良反应

偶见恶心、胃部不适，罕见皮疹等过敏反应。

5. 禁忌证

对本品过敏者禁用。

6. 注意

（1）本品只用于体表及开放体腔，不用于体内给药。

（2）本品应逐渐含化，勿嚼碎口服。

（3）本品遇光易引起变质。

7. 药物相互作用

本品不宜与肥皂、苯酚、阳离子表面活性剂等配伍。

8. 规格

含片：0.25mg。

四、西地碘

1. 药理学

本品活性成分为分子碘，在唾液作用下迅速释放，直接氧化和卤化菌体蛋白质，对多种微生物包括细菌繁殖体、真菌、芽孢、病毒等均有杀灭作用，且不易产生耐药性。本品尚有收敛、止痛、消除黏膜水肿、消除口臭等作用。

2. 适应证

用于慢性咽喉炎、白色念珠菌口炎、口腔溃疡、慢性牙龈炎、牙周炎及糜烂扁平苔藓等。

3. 用法和用量

口含，成人每次1片，每日3～5次。

4. 不良反应

（1）偶见皮疹、皮肤瘙痒等过敏反应。

（2）长期含服可导致舌苔染色，停药后可消退。

5. 禁忌证

（1）对本品过敏者或对其他碘制剂过敏者禁用。

（2）孕妇及哺乳期妇女禁用。

6. 注意

（1）本品可能影响甲状腺摄碘功能检查结果。

（2）连续使用5d症状未见缓解应停药。

（3）甲状腺疾病患者慎用。

7. 药物相互作用

尚不明确。

8. 规格

含片：1.5mg。

五、溶菌酶

1. 其他名称

胞壁质酶，细胞壁溶解酶。

2. 药理学

本品是在生物体内广泛分布的一种黏多糖水解酶，能分解革兰阳性菌细胞壁的不溶性多糖，将其水解成可溶性黏肽，是一种具杀菌作用的天然抗感染物质，具有抗菌、抗病毒、抗炎、增强抗生素疗效及加快组织恢复的作用。还能分解稠厚的黏蛋白，使炎性分泌物和痰液液化而易排出。

3. 适应证

（1）含片：用于急慢性咽喉炎、口腔溃疡及咳痰困难。

（2）肠溶片：用于慢性鼻炎、急慢性咽喉炎、口腔溃疡、水痘、带状疱疹和扁平疣等。

4. 用法和用量

（1）口含：每次 20mg，每日 4~6 次。

（2）口服：每次 50~100mg，每日 3 次。

5. 不良反应

偶见过敏反应、皮疹等。

6. 禁忌证

（1）对本品过敏者禁用。

（2）对鸡蛋清过敏者禁用。

7. 注意

连续使用 5d 后炎症仍未消除，应向医师咨询。

8. 药物相互作用

与青霉素、氯霉素、呋喃妥因等合用时，可增强上述药物对细菌的渗透作用，提高其抗菌活性。

9. 规格

含片：20mg（12.5 万 U）。肠溶片：10mg（6.25 万 U）。

参考文献

［1］ 程德云. 临床药物治疗学［M］.4 版. 北京：人民卫生出版社，2012.

［2］ 钟赣生. 中药学［M］. 北京：中国中医药出版社，2016.

［3］ 李兆申. 现代消化病药物治疗学［M］. 北京：人民军医出版社，2015.

［4］ 沈映君，孙建宁. 中药药理学［M］.2 版. 北京：人民卫生出版社，2014.

［5］ 阚全程. 医院药物高级教程［M］. 北京：人民军医出版社，2015.

［6］ 平其能，屠锡德，张俊寿. 药剂学［M］.4 版. 北京：人民卫生出版社，2013.

［7］ 赵越. 中药学（中药基础与应用）［M］.2 版. 北京：人民卫生出版社，2013.

［8］ 杨世杰. 药理学［M］.2 版. 北京：人民卫生出版社，2012.

［9］ 杨宝峰. 药理学［M］.8 版. 北京：人民卫生出版社，2013.

［10］ 袁伟杰. 现代肾病药物治疗学［M］. 北京：人民军医出版社，2011.

［11］ 梅全喜，曹俊岭. 中药临床药学［M］. 北京：人民卫生出版社，2013.

［12］ 李泛珠. 药剂学［M］. 北京：中国中医药出版社，2011.

［13］ 陈吉生，陈慧，马建春. 新编临床药物学［M］. 北京：中国中医药出版社，2013.

［14］ 姜远英. 临床药物治疗学［M］.3 版. 北京：人民卫生出版社，2011.

［15］ 陈新谦，金有豫，汤光. 新编药物学［M］.17 版. 北京：人民卫生出版社，2011.

［16］ 崔福德. 药剂学［M］.7 版. 北京：人民卫生出版社，2011.

［17］ 朱家壁. 现代生物药剂学［M］. 北京：人民卫生出版社，2011.

［18］ 侯世科，刘振华，刘晓庆. 抗菌药物临床应用指南［M］. 北京：科学技术文献出版社，2012.

［19］ 陈琼，李恒. 中药制剂技术［M］.2 版，北京：中国农业大学出版社，2014.

［20］ 王建，张冰. 临床中药学［M］.2 版. 北京：人民卫生出版社，2016.

［21］ 张玉. 临床药物手册［M］.2 版. 北京：人民卫生出版社，2012.

［22］ 李学林，崔瑛，曹俊玲. 实用临床中药学［M］. 北京：人民卫生出版社，2013.